中医疗法进社区系列

贴贴肚脐能治病

秦丽娜　主编

中国纺织出版社

图书在版编目（CIP）数据

贴贴肚脐能治病 / 秦丽娜主编 . --北京：中国纺织出版社，2015. 10 （2024.1重印）

（中医疗法进社区系列）

ISBN 978 － 7 － 5180 － 1046 － 2

Ⅰ . ①贴… Ⅱ . ①秦… Ⅲ . ①脐－中医疗法 Ⅳ . ① R244. 9

中国版本图书馆 CIP 数据核字（2015）第 188631 号

策划编辑：张天佐　　责任编辑：张天佐
版式设计：陈双丽　　责任印制：王艳丽

中国纺织出版社出版发行
地址：北京市朝阳区百子湾东里 A407 号楼　邮政编码：100124
销售电话：010—67004422　传真：010—87155801
http：//www.c-textilep.com
E-mail：faxing@c-textilep.com
官方微博 http://weibo.com/2119887771
北京兰星球彩色印刷有限公司　各地新华书店经销
2015 年 10 月第 1 版　2024 年 1 月第 3 次印刷
开本：710×1000　1 / 16　印张：14
字数：196 千字　　定价：48.00 元

前　言

前段时间，我正在出诊，一位出版社的编辑敲开了诊室的门，他希望我从中医角度出一本关于肚脐敷贴的书，刚刚听到这个选题我确实很感兴趣，因为我当时正在做一个中医外治疗法的课题，我很希望能将中医这一博大精深的外治疗法发扬光大，可是我内心深处却又出现了许多担忧，首先最让人无法掌控的就是时间问题，大家都知道医生这个职业是极其繁忙的，琐事众多，我担心不能拿出整块时间参与写作而延误出书日期，再者，我担心内容太过于专业，普通读者不易接受，毕竟我是一名医生，一切病例分析、贴方用药都要从专业角度出发，我还担心……

出版社的编辑很专业，他看出了我的顾虑，对我说："秦主任，您不要有太多的顾虑，好书是经过千锤百炼的，是需要用时间去打磨的，所以我们会给您充足的时间组织编写稿件，另外我们也会有医学专业的编辑为您进行文稿修饰，您只要把贴脐疗法的精华内容及切实可用的药方写出来，相信读者们一定会大赞的。"

在与出版社编辑的一番沟通后，我那颗摇摆不定的心才算放下。经过一年多的写作，这本肚脐敷贴的稿件终于完成了。为保证贴方的科学性，我参阅了古今众多医学文献并结合多年的临床经验，给出了100多种贴方，并根据不同病症给予了详细的病理说明及开出了切实可用的贴脐方。

说实话，这本书的顺利完稿我要真心感谢出版社的编辑。在写稿过程中编辑花费了大量的时间与我磨合语句文字的大众化问题，并将书中晦涩难懂的中医理论改成通俗易懂的亲民语言，他们还经常对我说："秦主任，咱们的文字要'接地气儿'"，每每听到这样的提示，我都会抿嘴而笑，心里反复重复着"接地气儿"。编辑们还在版式设计上花费了大量的时间，绞尽脑汁地查找元素，希望给读者们一种即时尚又有传统感的视觉效果。我再次向参与本书的编辑、美编们表达谢意。

最后我希望普天之下的所有读者们都能从本书中受益，也希望读者朋友们用一颗宽容的心接受本书的不足之处，并提出您的宝贵意见！

祝大家身体健康、工作顺利、生活愉快！

——秦丽娜

肚脐，人体的第一枚“印章”

肚脐，简称脐，俗称肚脐眼。从祖国医学角度看，肚脐即为“神阙穴”，是任脉上的一个重要穴位，乃十二正经之根、五脏六腑之本。从解剖医学角度看，肚脐位于腹部正中央，在剑突与耻骨联合连线的中点。肚脐形如铜钱，直径在1~2厘米之间，用手触摸是一个小凹陷，中央一个小凸出。

♀ 肚脐的来头可不小

追根求源，肚脐的前身就是脐带。怀胎十月，胎儿在母亲的肚子里，有嘴却不能吃东西，有鼻也无法呼吸，胎盘主要负责吸收来自于母体的营养与氧气，随后通过脐带输送到胎儿体内。婴儿呱呱落地的那一刻，脐带便被结扎剪断，残端脱落后就会留下一道永久的疤痕，这就是所谓的“肚脐”。从这一层意义上说，肚脐实乃先天之本、生命之源。

肚脐虽然已经完成了在母体内传送营养物质的重要责任，但它仍然是人体的一个重要部位。如果肚脐着凉、抠肚脐等，腹胀、腹泻、腹痛、便秘等不适就会出现。

黄金分割律，大家并不陌生，它是一个重要的美学法则，也是流传已久的经典审美规律。在人体结构中存在3个与肚脐有关的黄金点：肚脐为头顶与足底的黄金分割点，咽喉为头顶与肚脐的黄金分割点，膝关节为肚脐与足底的黄金分割点。

♀ 肚脐的功能也不小

道家与佛家将肚脐及其周围部分称为丹田，脐中自古以来就是道家练功所讲究的玄关一窍，即为气穴。他们认为，人体就是一个以脐为中心的太极图，直径可达3寸左右，中间是两条阴阳鱼，紧紧相抱在一起，阴阳相互感应，气血升降出入，生命得以维系。可见脐乃生命之根本。

不仅如此，脐又是先天、后天联系的纽带。换言之，肚脐与丹田、命门是相通的。前面已经说过，肚脐是内脏获得氧气的重要来源之一。这也就是说，肚脐与脏腑也是相通的。肚脐的上下、左右与五脏之气有着密切的联系。脐下为人体元气聚集、生长的所在。肚脐中部对应脾气、肚脐上部对应心气、肚脐下部对应肾气、肚脐左边对应肝气、肚脐右边对应肺气。

从肚脐的位置上看，肚脐还与十二经脉、奇经八脉有着紧密的联系，也与四肢百骸、五官九窍、皮肉筋膜等存在一定联系。

你真的了解肚脐吗

肚脐，原来在这里

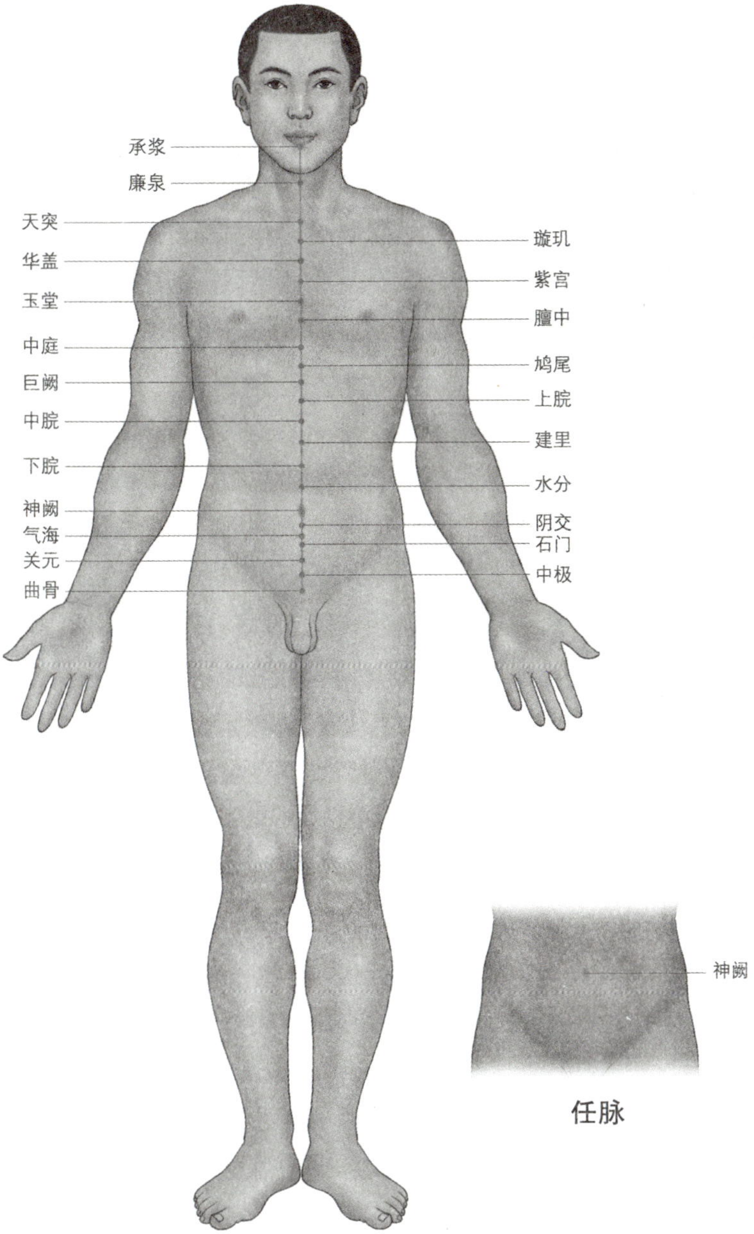

任脉

目 录

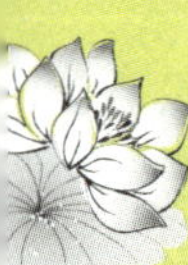

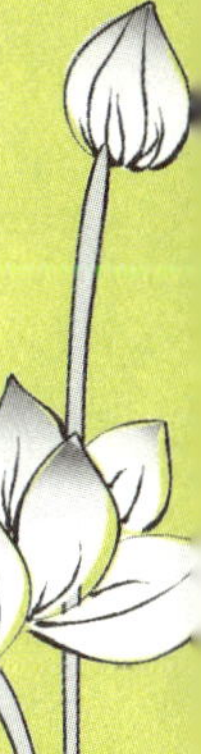

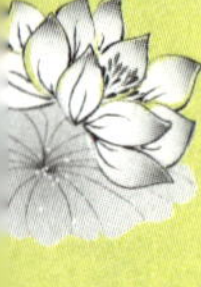

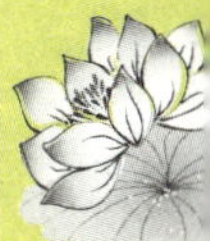

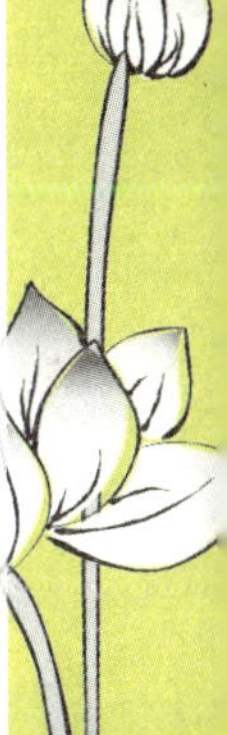

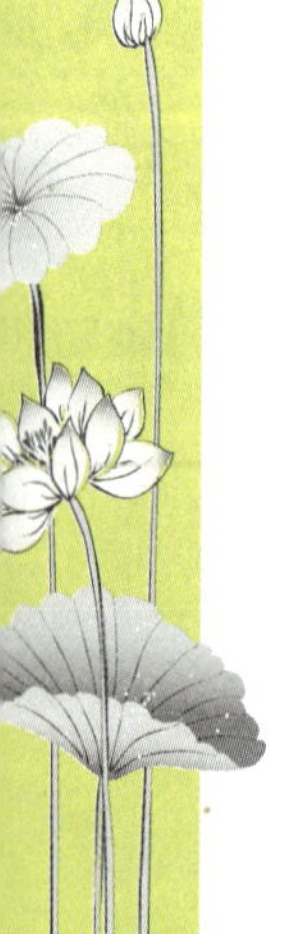

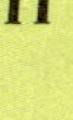

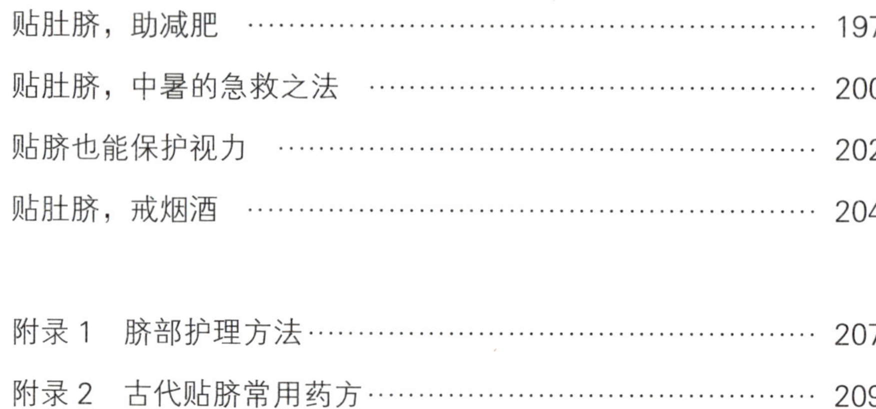

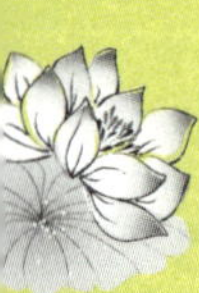

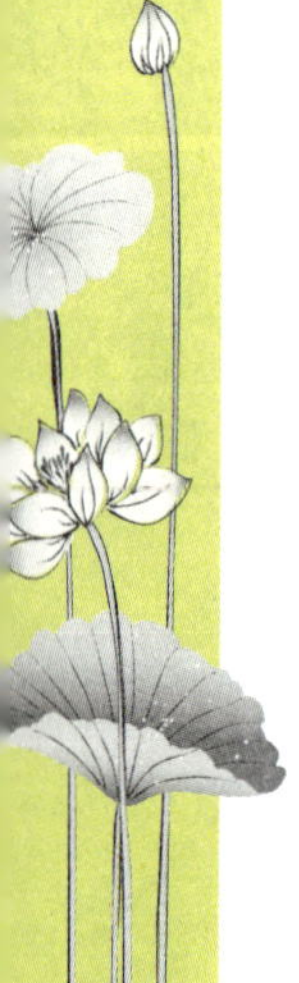

第一章

细说中医的治病瑰宝

——贴脐疗法

贴脐是中医外治疗法的一种方式，主要以经络和脏腑学说为理论依据，运用适当的药物，制成一定的方剂，如丸、膏、饼、糊……贴敷于脐部及其周围，使药效通过经络，内达脏腑，发挥扶正祛邪、平衡阴阳的作用，达到增强人体抵抗力、防病治病等目的。贴脐疗法操作起来一点都不复杂，在民间广受欢迎，不良反应也不足为惧，因此对它进行初步了解还是非常有必要的，你是不是对它也产生了极大的兴趣呢？

说说贴脐疗法的悠久历史

贴脐疗法作为祖国医学的一大瑰宝，同其他中医疗法一样，历史源远流长，内容丰富多样，临床应用广泛。

贴脐疗法的源头

1973 年，考古队在湖南长沙发现马王堆 3 号汉墓，其中挖出了春秋战国时期的一本著作——《五十二病方》。据考证，这是我国乃至全世界学术界中已发现的最古老的医学著作。这本书中共记载了 283 个方子，外治方法占据了一大半，其中不乏肚脐填药、敷药、涂药等内容，这极有可能就是贴脐疗法的历史源头！

秦汉时期的贴脐疗法

秦汉时期，中医经典巨著——《黄帝内经》诞生，这里大量论述了脐与十二经脉、五脏六腑之间的相关原理，为贴脐疗法奠定了坚实的理论基础。比如，《灵枢·营气》中说道，“从肝上注肺……其支别者，循脊入骶，是督脉也。络阴器，上过毛中，入脐中”。又比如，《素问·气穴论》也明确指出了“脐一穴”的说法。

到了汉代，直截了当地出现了温熨脐部的具体治疗方法，这在医圣张仲景的笔下便有记载。《金匮要略·杂疗方》论述：“屈草带绕暍人脐，使两三人溺其中，令温。亦可用热泥和屈草。”这就是说，中暑患者若是处于虚寒状态了，则可用屈草温熨脐部。

唐宋时期的贴脐疗法

发展到了唐代，脐疗法越来越受重视，药王孙思邈在《备急千金要方》《千金翼方》中甚至专门用一个小节来介绍脐疗法，其中贴脐方剂甚是不少。比如，用东壁土或苍耳子或露蜂房烧灰敷脐来治疗肚脐流水；将杏仁捣成泥，混合猪骨髓，敷脐，治疗小儿肚脐红肿，等等。这些都为贴脐疗法成为一种专门的中医外治疗法奠定了基础。宋代初期，名医王怀隐奉朝廷之命，在民间收集了上万例方剂，编撰了一部医学巨著《太平圣惠方》，记录了诸多药物填脐的方剂。比如，将附子研成细末，敷脐，辅之以灸脐，可治疗中风晕厥、不省人事等病症。当然，这里所记载的方剂都是供朝廷官方使用的，所以在制作方法上比较精细，疗效自然也更为切实可靠。宋代还有一本医学著作《圣济总录》，也是由官方组织编撰的，其中也有不少来自民间有关贴脐的验方与秘方，比如治疗小便不利时，可取葱白、蛤蜊壳少许，研磨成粉末，调和成泥，贴敷于脐部，并用热手捂着，片刻即可。这些贴脐方剂简单易操作，对后世医家运用贴脐疗法治病有着深远的影响。

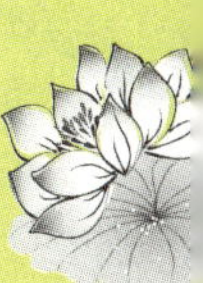

明清时期的贴脐疗法

到了明代，不得不提及医药学家李时珍的传世之作《本草纲目》。它记载了较多贴脐疗法的方剂，比如将五倍子研成细末，调成糊，填脐，可治自汗、盗汗；将黑牵牛研成细末，加水调和，敷脐，可治疗小儿夜啼。明代的另一位名医龚廷贤的《寿世保元》中也提出了用麝香、樟脑、莴苣籽与莴苣叶捣为膏，敷脐，治疗惊恐所致的缩阳症。

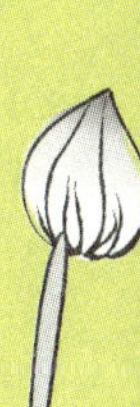

清代时期的贴脐疗法开始有所创新，当时颇具盛名的民间医药学家赵学敏著有《串雅内篇》《串雅外篇》等书，详细介绍了有关贴脐的单方验方，比如以生姜、水胶等煎水制成药膏，贴于肚脐处，可治疗腰痛；用绿豆、胡椒、麝香、胶枣等捣烂贴于肚脐上，可治疗痢疾。从中可见，民间的独到用药经验被广泛运用于贴脐疗法中，大大推动了贴脐疗法的发展。直到晚清，贴脐疗法更是有了深入的认识、研究与应用。此时的一位著名的外治专家吴尚先编写了一部名为《理瀹骈文》的著作，实乃中医史上的第一部外治专著。书中明确记载了300多例方剂，并认为："中焦之病，以药切粗末炒香，布包敷脐上为第一捷法。"另外，书中还详细记载了贴脐方剂的一些临床应用，并从理论上对其治病原理进行了系统的分析。之后，历代医家开始不断地探索与实践贴脐疗法，最终使其逐渐成熟，成为外治法的一大特色。到了现代，传统的贴脐疗法受到了越来越多学者的重视与推崇，贴脐疗法的科学性与实用性也被大力弘扬。

全方位视角，探寻贴脐疗法的科学原理

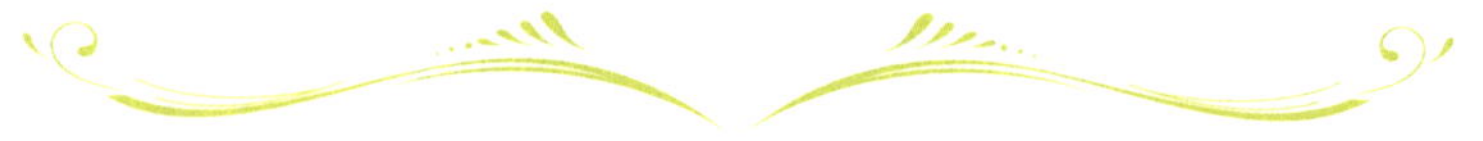

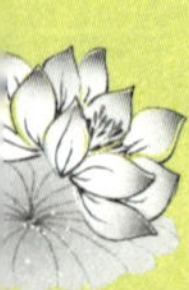

肚脐，乃神阙穴之所在。贴脐，可使药物不断刺激神阙穴，激发经络之气，透过皮肤的吸收与输送，发挥药效，防病治病，提高机体的抗病能力。这恰恰与内服药物的作用机制、作用途径大不相同。换句话说，贴脐疗法与内治法在本质上也是一致的，都必须究其根本，辨清病源，选对方法，对症施治。

人体是一个内外统一的有机整体，全身遍布纵横交错的经络，全身器官、系统在大脑皮层的指挥下，相互分工协作，互相协调地维持着整个机体的活动。在这一过程中，若是人体受了外感或内伤，就会使阴阳失调，脏腑功能发生紊乱，产生病变。施治时，首先要遵循一定的治病原则，即寒者温之，热者清之，虚则补之，实则泻之，从而达到调和阴阳，恢复健康的目的，贴脐法也应遵循这一原则。当然，贴脐疗法的治病机制并非三言两语可带过，其中的复杂性值得我们一探究竟。

通过经络来传导

人体组织结构离不开经络，它可沟通表里、连通上下。向外，与皮肤、骨骼相连；向内，与五脏六腑相通。贴脐后，药物不仅会刺激脐部穴位，还可透过经络传输到身体各个部位，最大程度地发挥药效，使得经络畅行无阻，气血循行顺达，阴阳调理平衡，虚实补泻得当，机体逐渐恢复正常，疾病得以消除或缓解。

通过皮肤来渗透

人体皮肤由外而内分为表皮、真皮、皮下组织这三个部分，而真皮中 90% 以上是一些有着丰富血管的结缔组织。所以贴脐之后，药物一旦能够透过表皮，真皮中活跃的血液循环则可将药物快速传输至人体各处。再者，肚脐在胚胎发育过程中，因为属于腹部最后的闭合处，因此表皮的角质层相对最薄，屏障功能相对也较弱，而且从解剖学角度看，肚脐下没有任何脂肪组织，皮肤的筋膜与腹膜直接连接在一起。从这一角度看，肚脐的渗透性是最强的，药物最容易透过肚脐皮肤的角质层，进入到细胞间质中，并迅速随血液扩散至全身。所以，中医学家认为，脐穴给药，是使药物到达肝脏的一条捷径，可大大提高药物的利用率。

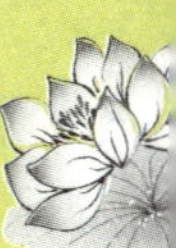

通过神经来调节

现代医学已发现，穴位、经络与神经末梢、神经束、神经节等有着密切的联系，所以将药物直接作用于穴位，必然会刺激到大脑神经。从这一角度看，药物贴脐，会使脐部皮肤上的神经末梢处于活跃状态，从而调节人体神经与体液，提高机体免疫力，改善组织器官的功能活动，发挥自主神经功能，起到防病治病的作用。

通过药物来助力

不论是中医内治还是中医外治，药物都发挥了至关重要的作用，通过药物的作用达到调理着人体阴阳平衡以及脏腑气血的盛亏等。清代名医徐大椿曾说过："用膏药贴之，闭塞其气，使药性从毛孔而入腠理，通经贯络，或托而出之，或攻而散之，较之服药尤有力。"这说明，药物贴脐疗法，药物中的有效成分透过脐部皮肤的渗透与吸收作用得以进入人体内部，从而遍布全身，使有害物质排出或直接被消灭。具体来说，药物可发挥以下三大作用：

第一，通过药物刺激，使局部血管扩张，血液循环加快，局部周围组织的营养得以改善，有助于消炎祛肿。但此时需要控制刺激量，若刺激性较强，会使局部高度充血，损害身体的正常组织；若是刺激性太弱，则达不到预期的疗效。

第二，药物贴脐，透过皮肤使药物成分渗透至皮下组织内，对局部产生较强的药理作用，从而激发全身的经气，通过微小血管的吸收与输送，使其发挥出最大程度的药效。

第三，不同的药物贴敷脐部将会产生不同的药用效果。比如，辛香药物除了本身所具备的药用价值外，还可削弱脐部表皮角质层的屏障作用，加强药物的渗透力度，加水调和后药物与皮肤的贴合作用会更强。

肚脐贴虽小，作用却很大

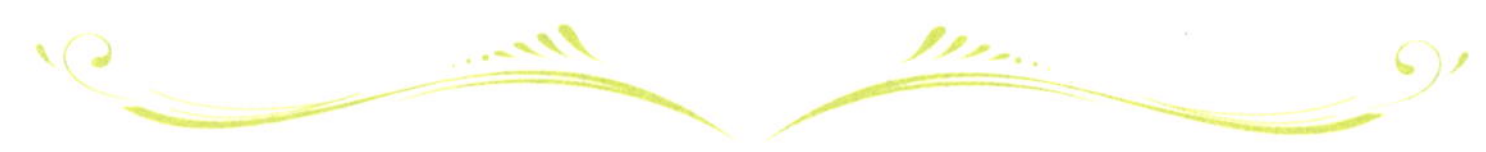

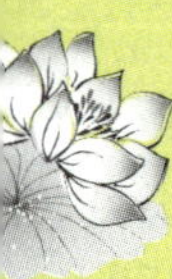

肚脐贴就像一张小小的膏药，所占人体面积小得可怜，却有着强大的功能作用。贴脐疗法，根据症状的不同，所选用的药方与贴敷的方式各不相同，功能主治也大不相同。即便同方同法，因病变部位与症状表现不同，功能作用自然也会有所差别。结合名医名家的论述与本人的临床经验，关于贴脐疗法的主要功用概括起来大致具有以下 9 个方面。

1. 使毛孔收张有度　凡是风、寒、暑、湿、燥、火等六淫袭来，不论是从皮毛或口鼻渗入人体内，都会侵入肺部，使人体产生肺部病变。这多半是因为外邪在表、在卫、在上。然而，药入肚脐，则可使毛孔收缩与扩张自如且有度。若是毛孔扩张得较开，则汗液排出，有害物质随之排出；若是毛孔收缩乃至闭合，则可止住大汗淋漓，汗闭则尿液从膀胱排出，同样可以将有害物质排出。

2. 升清降浊　人体脾胃功能若是受损，则升降秩序会发生紊乱，该升时升不上去，该降时降不下来，从而清浊混在一起，疾病由此生成。患病部位虽然主要集中在中焦，但上、中、下焦本是同根生，故中焦不适，上、下二焦必受其连累。此时药物贴脐，则可经由脏腑、经络的作用，使脾胃功能得以恢复正常，脾继续主升清，胃则主降浊。唯有这样升降有序，各司其职，则可使疾病自愈，增强机体的抵抗力。

3. 调和阴阳　阴阳乃人体生命之根本，阴阳平衡，人体才可得平和；阴阳若是失衡，则会使疾病生。所以想要防病治病，则需要调和阴阳，使阴阳保持相对平衡状态。贴脐疗法表面上只作用于局部，但因肚脐与脏腑相联，与经络相通，故药物虽然只是作用于肚脐，却可通过脏腑与经络而输布全身，从而直达病变所在，从而使脏腑功能得以恢复，阴阳得以平衡，病体恢复安康。

4. 驱邪安正　邪入体内，则疾病生；邪从体内出，则疾病除。也就是说，驱邪也有利于身体健康。比如，虚证不一定非补不可，也可用攻。

《理瀹骈文》中指出："虚证也可用攻者，有病当先去，不可以养患也，且以气相感，虚人亦能盛，无虚虚之祸也……须知外治者，气血流通即是补，不药补亦可。"这段论述足以说明虚证可攻。这时有碍生理功能正常发挥的病邪被驱除，气血必可顺畅，正气得以恢复，病体恢复健康。而肚脐敷贴配合相应中药，则可达到祛邪扶正的目的。

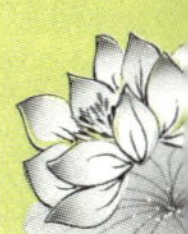

5. 热因热用　《黄帝内经》有言："逆者正治，从者反治……寒因热用，热因寒用，塞因塞用，通因通用，必伏其所主，而先其所因，其始则同，其终则异。"贴脐，以温散、温通为主，多为芳香走窜类药物，这固然适合对治表证、寒证，但对热证、虚证似乎有点背道而驰，事实上这是贴脐用药的妙处之所在，实乃"热因热用"的治疗方法。正如清代吴师机所指出，热证亦可用热者，一则可温通使其畅行无阻，二则可使热向外而出。

6. 疏通经络　经络在人体中占据着重要的地位，连接着四肢骨骼、五官九窍、五脏六腑、上下表里等。气统帅着血，血为气之母，气血不分昼夜地运行着，唯有顺畅运行才可使机体的生命力旺盛。若外感六淫，内伤七情，或者内伤瘀滞，都可以运用贴脐疗法治疗。正如上文所言，贴脐疗法就是通过药物作用来发散邪气，疏通经络，顺畅气机，从而防病治病、强身健体等。

7. 对症选药　《黄帝内经》中明确指出："热者清之，寒者温之。"贴脐所用的药物也要辨证选择。我们也知道内治与外治之理基本相同，用药方面基本也可保持一致。也就是说，贴脐所用的药物不论是一病一方还是一方多病，抑或是一病多方，都得按病对症施治。

8. 温经散寒　贴脐疗法会使皮肤受到温热刺激，局部皮肤一旦感应到这一刺激，必定会通过经络传导至相应的内脏器官中，从而驱散寒邪，达到温经、散寒、通络的目的。

9. 行气活血　寒易使气机凝滞，瘀则易使气机阻滞，而热则可使气机畅通。气机畅通无阻了，血液运行自然也不会受阻。这种寒、气、血互为因果的关系，使得人体出现气滞血瘀的病理变化。贴脐疗法则可产生良性刺激的神经反射作用，从而促进血液循环，气血运行顺畅，机体变得健康。

肚脐贴的优点多多

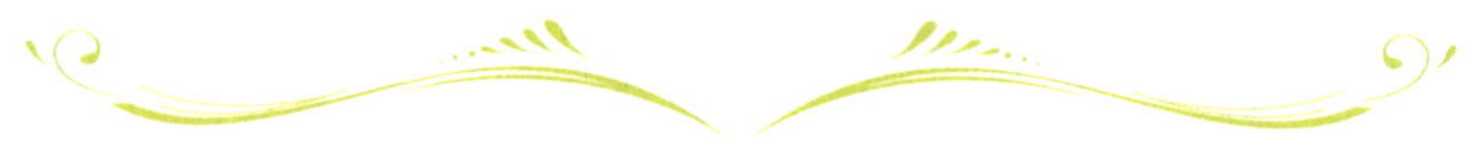

小儿发烧，可以用退热贴；小儿腹泻，可以用肚脐贴；小儿腹痛，可以将双手搓热贴敷在肚脐眼及其周围……着实受妈妈们的喜欢。小儿生病，这种不吃药、不打针的安全可靠的治疗方式颇受妈妈们的喜欢。在追求养生保健的现代生活中，人们生病了或者想要强身健体，即便是美容养颜，都希望通过外治的方式来实现，于是贴脐疗法越来越受欢迎。当然，贴脐疗法之所以如此受青睐，离不开它本身所具备的一定优越性。

1. 安全可靠 所谓的安全可靠，是指贴脐疗法的不良反应少。贴脐药方大多是即时配制的，遇病即可治疗，一般不会出现不良反应，即使出现了不良反应，立即停用即可。

2. 操作简单 贴脐疗法易学易懂，取材便捷，操作简单，一般进行短时学习即可掌握其中的基本操作，应用起来非常方便。这种治疗方式可使普通患者进行自诊自疗。

3. 经济实惠 贴脐疗法所用的药物一般都是常见的中药或食材，药源比较广泛，药价相对较低，不需要花费太多钱。另外，贴脐所用的药物量不需要太多，既可节省医疗费用，还可节约药源，确实是物美价廉、经济实惠。

4. 见效快而准 凡是可用贴脐疗法所治的病症，只要坚持施治，一般都可获得良好的效果。虽然有的病症并不能痊愈，但也会起到缓解病情、改善病势的作用。

5. 应用广泛 贴脐疗法能调理阴阳失衡及脏腑功能紊乱等相关病症。

6. 患者容易接受 这一疗法适用人群比较广泛，尤其适用于那些不能吃药或难以吃药的人群。比如，口服药物后呕吐不止者，不能吃药或觉得药苦难以下咽者，体虚、衰老、年幼而不能吃药者。

应用前必须了解的基本方法

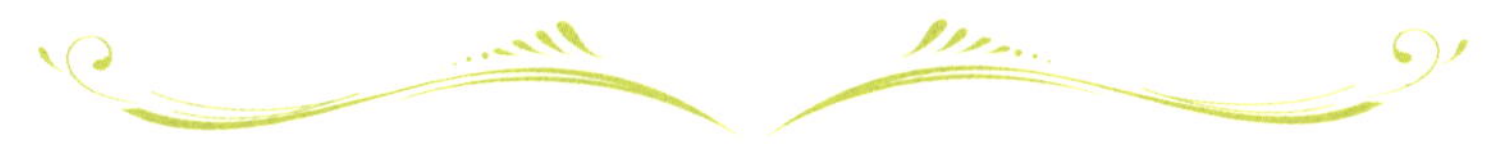

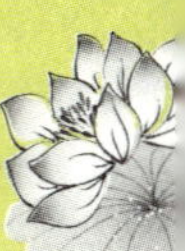

外治肚脐的方式、方法多种多样，贴脐只是其中一个重要的方面。网罗古今中外的医书，仅贴脐这一疗法本身就包含不少有效实用的方法，比如给肚脐涂药、撒药、敷药、填药，甚至热敷或冰敷等，而且每一种方法在临床经验中都屡试不爽，每种方法不仅可以单独使用，也可多种方法搭配在一起使用，药物作用发挥得更加显著。目前，比较常用的贴脐方法有以下 5 种，具体操作方法如下所述：

1. 敷脐法　敷脐法是贴脐疗法的一种普遍方法。可将所用药物研磨成细粉末，装入瓶中，备用即可。用纱布包裹住药末，敷贴在脐中，外加绷带固定；或用酒、醋、水、油等与药末一起调和成糊状，贴敷在脐窝，外用纱布覆盖，并用胶布固定。该疗法作用相对和缓，药效比较持久，应用范围相当广泛，疗效也比较显著。

2. 撒脐法　该法也是贴脐疗法中的常用方法。将药物研磨成细末，然后直接撒在肚脐处。该法作用相对较强，药效比较显著，应用范围较广，使用起来也很方便。

3. 填脐法　填脐法同样是贴脐疗法中的普遍方式。将药末、药丸、药膏直接填塞进肚脐眼中，外用膏药或消毒纱布包扎固定即可。该法具有疗效快、应用广、作用持久等特点。

4. 涂脐法　涂脐法也被称为搽脐法，是贴脐疗法中较为常见的用药方式。可取适量膏剂，涂搽在脐部，反复多次涂搽，不加覆盖，但可以稍微包扎一下。本法适用于大部分脐部疾病，见效快，疗效也是非常明显的。

5. 熨脐法　熨脐法也是贴脐疗法中的一种常见方法。将所用的药物研磨成粗粉末，备用即可。每次贴脐时取药末 30~50 克，炒热，用纱布包好，趁热温熨在肚脐上，药冷的话再炒。反复温熨，每次大约 20 分钟。也可以在敷脐之后拿一个热水袋来温熨，以帮助药力更快地渗透进去，增强药效。该法适用于全身性疾病，见效快、疗效也非常明显。

贴脐疗法离不开的基本膏方

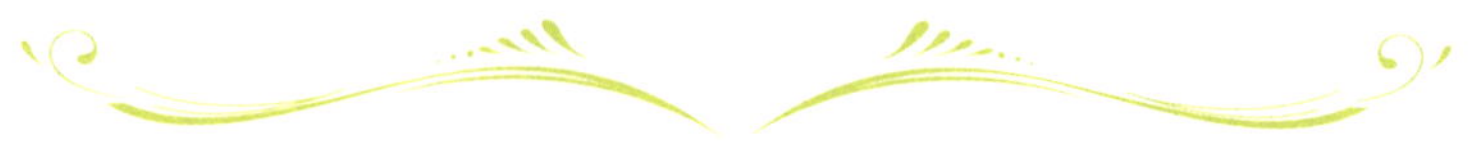

贴肚脐要对症选用药方，每一个药方都应该被制作成合适的膏方才可以发挥出应有的疗效。然而，制作贴脐膏方的关键之处在于选择合适的溶剂或熬膏等。那么，适用于贴脐疗法的基本膏方有哪些呢？

鲜药泥

【制作方法】采集新鲜的生药，用水清洗干净，切碎，放入碗中，反复捣碎直至软烂，制成泥状制剂。

【使用方法】敷脐，外盖油纸、纱布，用胶布固定，药干后再更换新药。

【基本特点】制作方式简单快捷，药量的增减易于操作。制剂呈泥状。但是鲜药比较容易变质，故最好现用现做。

【主要功效】消肿、泄热、拔毒。

鲜药汁

【制作方法】采集新鲜的生药，洗净，切碎，倒入碗中，捣烂成泥；将药泥倒入纱布中，用纱布将药泥裹紧，使劲挤压，使药汁从药泥中挤出，装入器皿中，制成药汁制剂。

【使用方法】将纱布或脱脂棉放入药汁中浸泡一会儿，用浸泡过的纱布或脱脂棉敷脐，外盖油纸、纱布，再以胶布固定。亦可调药使用。

【基本特点】制作方法简单，制剂呈液体状。药汁也为鲜品，容易发生变质，最好现做现用。

【主要功效】善治热证、肿毒等。

药液

【制作方法】将药材放入锅中，加入适量清水，以水没过药材为宜，再用小火煎煮，去渣取液，制成药液制剂。

【使用方法】将纱布或脱脂棉放入药液中浸泡一会儿，用浸泡过的纱布或脱脂棉敷脐，外盖油纸、纱布，再以胶布固定。

【基本特点】制作方法简单，制剂呈液体状，应用起来也比较方便。

【主要功效】消肿、止痒等。

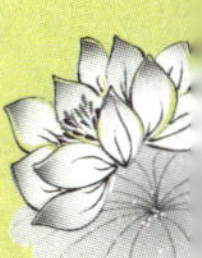

药糊

【制作方法】将药物研磨成细粉末，在药末中加入调和剂（水、油、酒、醋、蜂蜜、茶水等均可），调和均匀，制成糊状。或者将鲜药汁与面粉一起调和成糊状，制成糊状制剂。

【使用方法】敷脐，外盖油纸、纱布，以胶布固定。

【基本特点】制作方法简单，制剂呈糊状，应用起来比较方便。

◎以水调和的称为水糊膏。◎以油调和的称为油糊膏。◎以酒调和的称为酒糊膏。◎以醋调和的称为醋糊膏。◎以蜂蜜调和的称为蜜糊膏。◎以茶水调和的称为茶糊膏。

【主要功效】消炎、止痒、吸水、保护创面等，善治热证、肿毒、损伤等病症。

药膏

【制作方法】也被称为油膏，是一种硬糊制剂。将药粉直接与油脂类物质调和均匀，制成硬糊状的膏剂即可。油脂类物质主要包括猪油、羊油、松脂、香油、黄油、白蜡、蛋清、饴糖、凡士林等。

【使用方法】将药膏涂抹在棉垫或桑皮纸上，贴敷在脐部，并用胶布固定即可。

【基本特点】使用起来比较方便，临床应用较为广泛。制剂柔软、润滑、穿透性强、涂抹起来方便，对皮肤无刺激性。制剂呈半固体状。

【主要功效】适用于干燥肥厚性的皮肤病以及少许湿润的创面等。

膏药

【制作方法】膏药在古代又被成为薄贴。将药粉搭配上香油、黄丹、蜂蜡等共同炼制，制成硬膏，再将药膏涂抹在一定规格的布、皮、桑皮纸等之上即可。

【使用方法】将膏药置于火上烤软，之后进行搓揉，再将四周的药料调和抹匀，贴于肚脐上。

【基本特点】遇到温热即可融化，并具有相当大的黏性，便于粘贴在肚脐，使用起来很方便，药效比较持久，便于收藏与携带，经济实用。

【主要功效】膏药由多种药物搭配组合而成，故适用于多种疾病。

药丸

【制作方法】将药物研磨成细粉末，用调和剂制成丸剂。

【使用方法】取适量药丸，填入脐部，用纱布覆盖，并用胶布固定。

【基本特点】便于贮存，使用起来很方便。

【主要功效】自制及各种内服药丸均可用于贴脐，适用于多种病症。

药散

【制作方法】将药物研磨成极细的粉末，避光密封保存即可。

【使用方法】取适量药散填放在肚脐内，外盖纱布，以胶布固定。

【基本特点】便于贮存，使用方便。

【主要功效】自制及各种内服散剂均可直接贴于脐部，善治多种病症。

药饼

【制作方法】将药物研磨成细粉末，加入适量的清水，搅拌均匀，制成大小不等的饼状药片。将新鲜的植物茎叶、根茎等捣碎，制成药饼即可。

【使用方法】贴敷脐部，外盖纱布，以胶布固定。

【基本特点】穿透性好，对皮肤的刺激性较小，应用广泛。

【主要功效】适用于皮肤病以及少许湿润的创面。

药袋

【制作方法】将应用的药物研磨成细粉末，装入纱布药袋中，放在脐部即可。

【使用方法】直接贴敷在脐部，胶布固定即可。

【基本特点】便于贮存，使用起来方便。

【主要功效】适用于多种病症。

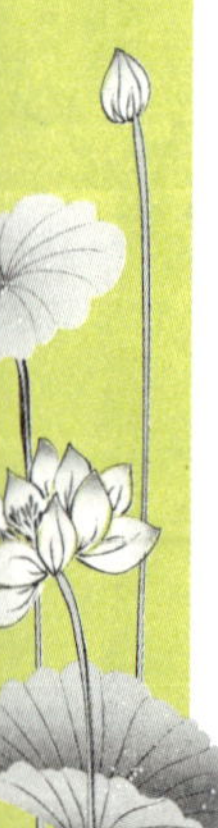

贴肚脐出现不良反应，别惊慌

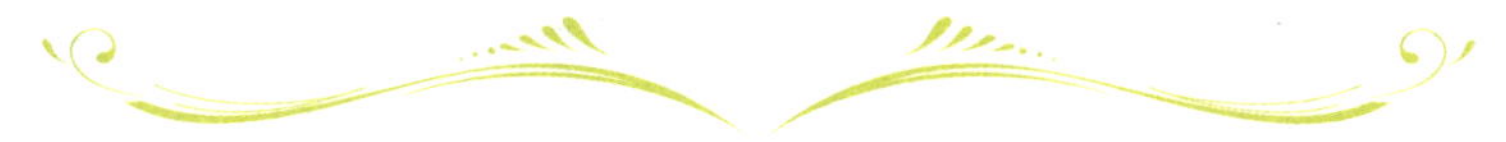

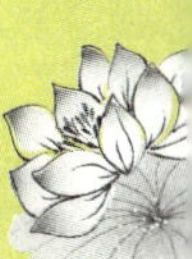

相对于吃药、打针，贴脐疗法的副作用较小，所产生的不良反应也几乎很少，偶尔会引起一些皮肤问题请大家不要惊慌，事先有所准备，处理起来就能得心应手了。

疼痛

药物贴脐时，敷药处往往会出现热、凉、麻、痒或非重度疼痛的感觉，这些症状的出现也比较正常，一般不需要处理，等到贴敷时间到达时将药物除去，这些不适感觉就会消失了。但若是贴敷时，出现灼热、针刺样的疼痛，患者几乎难以忍受时，则最好提前将药物除去。

水疱

贴脐过程中，局部出现水疱也是较为常见的现象，而且从某种意义上说，出现水疱反而是治疗效果良好的表现。当出现水疱时，只需在表面涂一层甲紫溶液，待其自然吸收即可。水疱较大者，可用消毒针直接挑破，待水疱挑尽后涂一层甲紫溶液即可。若是溃疡性水疱，也可以涂一层消毒软膏，然后用消毒纱布包扎，以免感染。为了防止局部起疱或者避免水疱过大，可以先在肚脐处涂一层石蜡油或植物油，也可以适当缩短贴脐的时间。

过敏

长时间反复用药物贴肚脐，可能会出现过敏反应，轻者局部皮肤瘙痒、色素沉着、起丘疹或水疱等，重者局部皮肤则会出现溃烂。前者，应适当缩短药物贴脐的时间，甚至可以延长两次贴敷的间歇时间，抑或中止贴脐治疗一段时间，并在局部涂上抗过敏软膏。后者则最好到医院进行对症处理。

贴脐注意事项

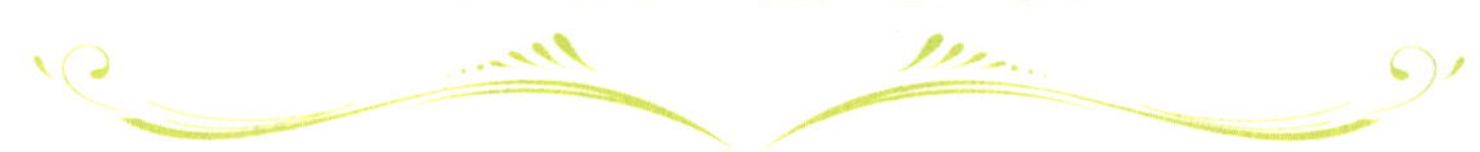

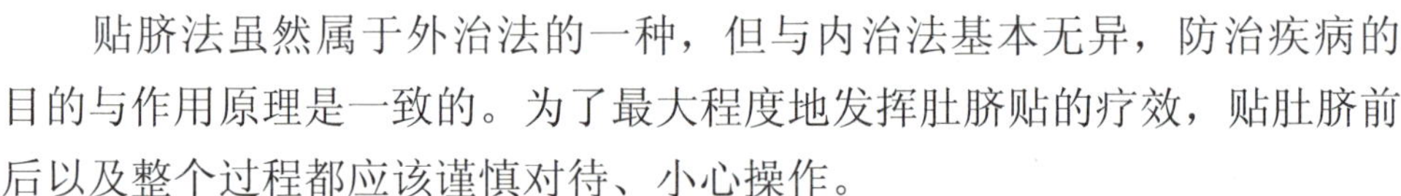

贴脐法虽然属于外治法的一种，但与内治法基本无异，防治疾病的目的与作用原理是一致的。为了最大程度地发挥肚脐贴的疗效，贴肚脐前后以及整个过程都应该谨慎对待、小心操作。

◎保持舒适的治疗环境，确保患者有一个舒畅的心情。所谓的舒适环境，即室温适宜、空气流通、安静整洁。所谓的舒畅心情，即患者思想放松，精神不紧张。当然，患者治疗过程中一定要避开风口，以免着凉。

◎用药或施术部位（脐部）要进行常规消毒。因为脐部皮肤受药物的刺激很有可能会出现发红、水疱或破损等问题，发生感染的可能性也较高，所以在贴脐前最好在脐部及其周围涂抹一层凡士林或者浓度为 75% 的乙醇。

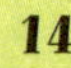

◎贴敷药物后最好能用纱布之类的物品来固定，以免药物脱落或弄脏衣服、被子。不论是何种剂型的药物，药泥、药膏还是药散等，都应用一层或数层消毒纱布覆盖，再以胶布或绷带固定。

◎贴脐时间不宜过长。时间一旦过久，药物的刺激量过大，极有可能造成局部皮肤充血，甚至引起溃烂，反而会影响疗效，甚至不得不中止之后的治疗。

◎有些药物，如麝香，孕妇是忌用的。所以在治疗孕妇的病症时，最好避免使用含有麝香的药方以及麝香胶布，以免造成流产等严重后果。

◎小儿的皮肤特别娇嫩，贴敷所用的药物最好避免使用刺激性太强的药物，贴敷的时间尤其不能过长，以免损伤皮肤，引起感染，发生溃疡等。固定时最好也不要用胶布，而以绷带为宜。

◎对于皮肤容易过敏、脐部有伤的患者，也最好不要用贴敷、温熨药物的方式，以免引起不良反应。

◎使用药物贴敷、温熨时，一定要严格控制温度，一般以患者的耐受程度为准。

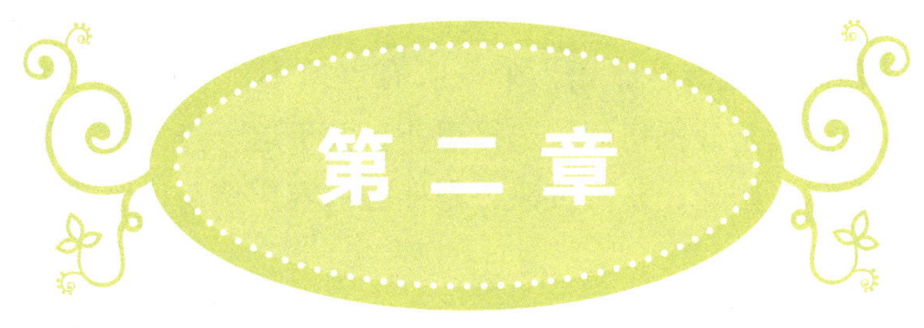

第二章 贴脐疗法，辨证论治是王道

中医治病讲究辨证施治，贴脐疗法属于中医外治法中的佼佼者，自然也离不开辨证论治这一原则。在具体敷贴肚脐的过程中，应用辨证论治即便不能百分百祛病治病，至少可以缓和病势、改善病情、减轻病态等。所以，在选药、选方、选法等环节，都应该遵循辨证论治这一法则。

何为辨证论治

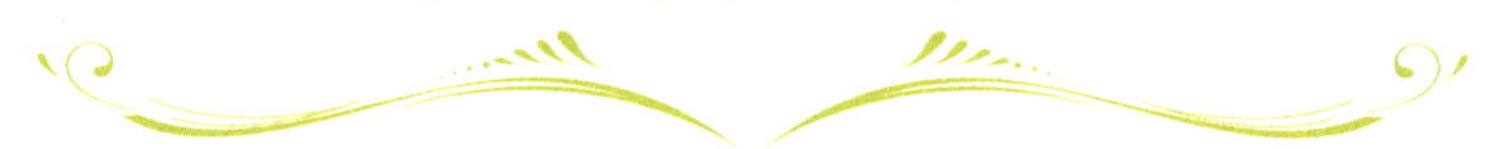

辨证论治是中医专业术语，乍一听有点摸不着头脑吧！其实，简单点说，辨证论治就是分析病症、选择用药。关于这一点，首先就要了解中药的四气、五味、归经、升降沉浮、毒性等内容，然后按照中医的理法方药来贴脐治病。

单看辨证论治这四个字，我们不难发现，这里包含中医诊断疾病、治疗疾病的一套完整理论与方法。所谓论治，就是指选择治法，这关乎采用什么样的方法、用什么药物两方面的问题。辨证实则在为论治提供科学的依据，论治则必须以辨证为基本前提。辨证论治的最终目的就在于平衡阴阳、调理脏腑、防病治病。

首先，贴脐疗法有一套与内治法相同的总纲，即寒者热之，热者寒之；虚则补之，实则泻之；高者抑之，下者举之；散者收之，结者散之。意思就是，寒证用热法，热证用寒法；虚证得补，实证得泻；散证用敛法，结证用散法，等等。

其次，贴脐法应用得当，首先得选对贴敷药，在中医辨证论治的原则下，配制简便易行且疗效好的药方是配药的根据。另外，选药时也要依据临床实际，绝不拘泥于成方。凡是被实践证明有效的汤剂、丸剂，一般都可以制成粉末状或熬成膏药来贴敷。比如，治疗急性肠炎，可将平胃散炒热，然后温熨在肚脐上。又比如，治疗肝热，可用清肝膏贴敷在肚脐上。

再次，贴脐疗法一般情况下必需遵循中医治疗八法，具体内容请仔细参看下文所述。

♀ 第一：汗法

【方法综述】促进毛孔正常开合，促进发汗，使病邪随汗排出。

【功效作用】通畅气血、调和营卫、解表透疹、祛湿消肿等。

♀ 第二：吐法

【方法综述】用具有催吐效果的药物来引起患者呕吐。

【功效作用】善治伤食、痰多不出、中毒等症。

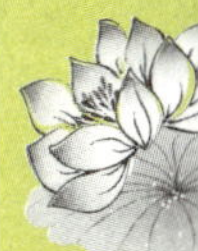

♀ 第三：清法

【方法综述】通过寒凉泻热的药物来清除内热。

【功效作用】适用范围广，可清热、凉血、解毒、除湿等。

♀ 第四：下法

【方法综述】通便、下积、祛实、逐水等方法，具有寒、湿、润、逐4种类型。用药时最好能分清轻重缓急以及虚实等。

【功效作用】通利二便、消积化滞等。

♀ 第五：消法

【方法综述】用消散法来化积聚已久的病邪。

【功效作用】化食、消积、利水、祛痰等。

♀ 第六：补法

【方法综述】包含补益阴、阳、气、血等方法。

【功效作用】大补气血，适用于内外诸多虚证。

♀ 第七：温法

【方法综述】又名为“温阳法”，是扶助人体阳气的方法。

【功效作用】驱寒、回阳、消除寒证等。

♀ 第八：和法

【方法综述】又名为“和解法”，通过调理表里来理顺脏腑功能。

【功效作用】疏肝利胆、调和脾胃等。

综上所述，贴脐疗法可以辅助治疗多种疾病，只是给药的方式、途径不同。内服药物一般先入胃部，经过消化系统后开始区分清与浊，再将其输送至全身上下表里。这时，能入经脉者即为药物的四性五味。

贴脐同样是将药物的四性五味透过皮肤直接到达经脉，然后被人体摄取，在津液中融化，发挥内外一贯的妙用。这就正如“切于皮肤，彻于肉理，摄与吸气，融于渗液”之说，具有驱邪、扶正、理阴阳、安五脏、理顺营卫等作用。

贴脐疗法在实际运用中必须以八纲辨证、脏腑辨证为基础，并结合药物的性能、气味、厚薄以及归经等来具体操作，尽量做到辨证求因，按证选方，对症用药，调和阴阳，调节脏腑功能等。

贴脐疗法之八纲辨证

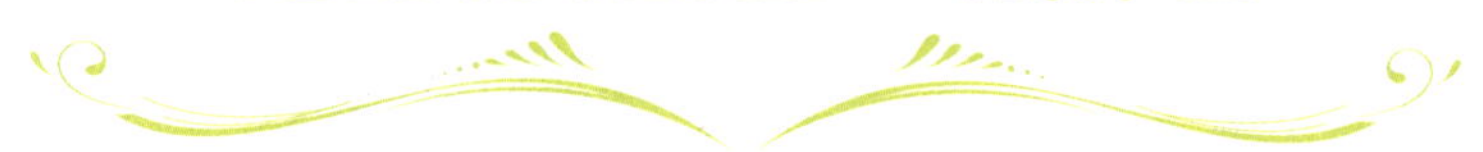

根据疾病所表现出来的症状，可将其分为阴阳、表里、寒热、虚实等证型。一般来说，表、热、实属阳，里、虚、寒属阴，即所谓的八纲辨证。

阴阳辨证

阴阳辨证乃八纲辨证的总纲。一般来说，凡是急性的、动的、兴奋的、正在发展中的症状，均属于阳证；而慢性的、虚弱的、静止的、抑制的、正在衰退中的症状，均属于阴证。前者以身热怕冷、烦渴多饮为主要症状表现；后者以身寒、肢冷、喜热不怕冷为主要症状表现。

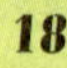

表里辨证

这主要针对的是病情的轻重以及病变位置的深浅。

【表证】致病因素集中于体表，表现为发热、恶风、恶寒、头身痛。

【里证】致病因素集中于人体内脏，表现为咳喘、失眠、心悸等。

寒热辨证

这主要针对的是机体的阴阳盛衰情况，可以直接辨别疾病的性质。

【表寒证】证见恶寒、无汗、头身痛。

【里寒证】证见口不渴，喜欢喝热饮，腹部冷痛、痰多且稀薄。

【表热证】证见身热、汗多、咽干、喉痛、舌尖红。

【里热证】证见口渴喜喝冷饮，痰多且黄，大便干燥甚至便秘。

虚实辨证

这主要针对的是人体正气的强弱与病邪的盛衰情况。

【虚证】专指人体正气不足的病症，包括气虚、血虚、阴虚、阳虚等。

【实证】专指病邪亢奋有余的病理表现，多见于急性病患者。

贴脐疗法之脏腑辨证

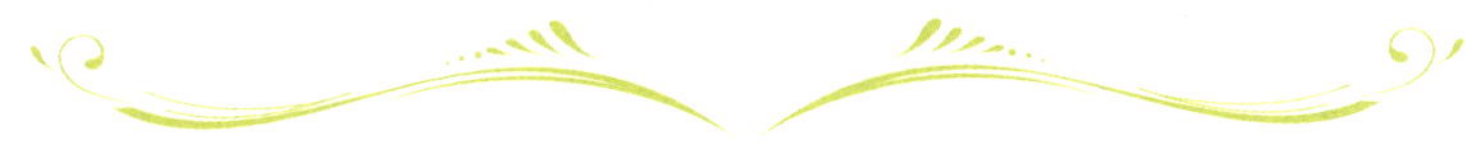

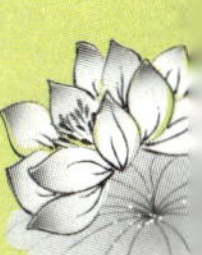

脏腑辨证是各类辨证方法的核心，是用于疾病诊断最主要的辨证方法。其中心、肝、脾、肺、肾这五脏辨证以及胃的辨证最常用。

脏腑类型	脏腑辨证	症状表现
心之辨证	心气虚	心悸、气短、乏力、自汗
	心血虚	失眠、心悸、面色苍白
	心阴虚	心烦失眠、低热、手心热、咽干、舌苔少、津液不足
	心阳虚	心悸、四肢冰冷、怕冷、舌苔白且滑
	心火旺	烦躁、失眠、口苦、舌尖红
肝之辨证	肝阳上亢	头胀、头晕、面红耳赤、易发怒、舌质红
	肝血虚	头晕目眩、指甲色淡、乏力、舌质淡
	肝阴虚	双眼干涩、头晕、胁痛、易疲倦、舌苔少
	肝气郁结	胁部胀痛、常常叹气、舌苔白
脾之辨证	脾气虚	饮食不振、食后腹胀、四肢无力、气短、不愿说话
	脾阳虚	腹部冷痛、喜欢热饮、吃冷食后腹部会隐隐作痛
	湿邪困脾	脘腹胀痛、不喜欢喝水、大便溏稀
胃之辨证	胃热	呕吐泛酸、胃脘灼痛、口渴喜欢喝冷饮、大便燥结
	胃寒	呕吐清水、进食生冷之物后症状加重、喜热饮食
	胃气虚	吃饭后腹胀、食量减少、乏力
	胃阴虚	食欲不振、舌苔少、舌质嫩红
肺之辨证	痰浊壅肺	咳喘、痰多且色白、胸闷
	肺阴虚	咳喘、气逆、干咳少痰、咽干口燥、手心热、大便干燥
	肺气虚	咳喘无力、气短乏力、自汗、痰稀色白
	肺阳虚	活动时咳喘更严重、遇寒凉咳喘加剧、痰稀白
肾之辨证	肾阴虚	形体虚弱、头晕、头发白或脱发、耳鸣、健忘、咽干、腰膝酸软、大便干燥
	肾阳虚	腰膝酸软、小便清长、夜尿频多、大便溏稀、口淡不渴、背寒、畏寒、手足冰凉

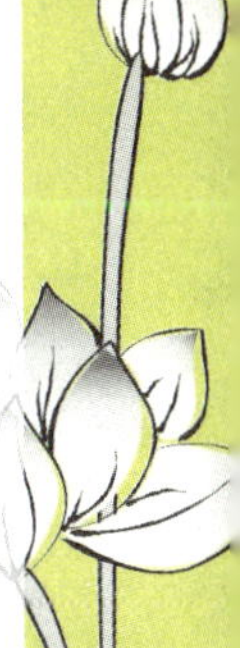

搭配贴脐的辅助治疗方法推荐

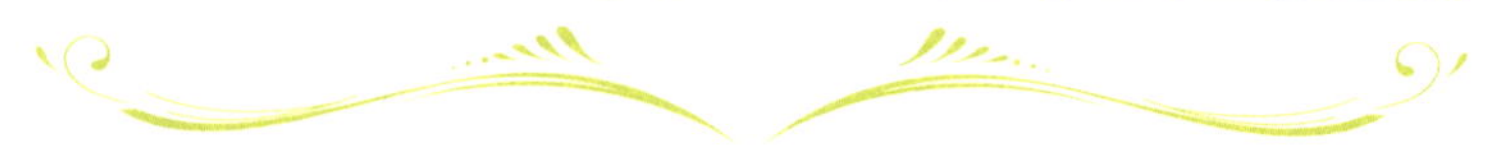

脐部艾灸法

在脐部进行艾灸，明显地，有三种方式，即直接灸脐法、间接灸脐法以及温灸器灸脐法。在日常生活中，前两者更为实用，第三种的操作稍有点复杂，所以我重点介绍直接与间接两种灸脐方式。

♀ 直接灸脐法

◎艾炷灸脐法：将大小适宜的艾炷直接放在脐部进行艾灸。艾灸的数量因病情且因人而异，并且要小心不要烫伤皮肤。

◎灯火灸脐法：用灯芯草蘸取香油，点燃，迅速灼烧肚脐。手法要迅速，一接触到皮肤立即撤离。该法适用于小儿科疾病，如脐风、小儿惊风、疳积、厌食等症。

◎艾条温和灸脐法：点燃艾条一端，对准脐部，距离皮肤 2~3 厘米，熏烤。以局部感觉温热且无灼痛感为宜，每次温灸 5~10 分钟，至皮肤出现红晕即可。该法适用于多种慢性病。

◎艾条回旋灸脐法：点燃艾条一端，与脐部皮肤保持一定距离，可左右移动或反复旋转地艾灸脐部。该法适用于多种慢性病。

◎艾条雀啄灸脐法：点燃艾条一端，与皮肤保持不固定的距离，像小鸟啄食一般，上下活动地艾灸脐部。该法同样适用于各类慢性病。

♀ 间接灸脐法

间接灸脐法又名隔物灸脐法，也就是用药物或其他材料将艾炷与脐部皮肤隔开。

◎隔姜灸脐法：将新鲜的姜切成直径为 2~3 厘米、厚 0.2~0.3 厘米的薄片，中间用针刺几个孔，然后将姜片置于脐部，用艾炷在姜片上点燃艾灸，至皮肤红润但不起疱为宜。该法具有温胃止呕、散寒止痛、润肠止泻之功，适用于虚寒性疾病，如呕吐、腹痛、腹泻、痛经、宫冷不孕、阳痿、遗精、早泄、风寒痹痛等。

◎隔蒜灸脐法：将新鲜的大蒜头切成厚 0.2~0.3 厘米的薄片，中间以针刺几个孔，置于脐部，然后将艾炷在蒜片上点燃艾灸。此法具有清热解毒、杀虫之功，适用于外科疮毒、肺痨、瘰疬、腹中结块等病症。

◎隔盐灸脐法：将干燥的食盐填入脐部，也可在盐上盖一层薄姜片，再用艾炷点燃艾灸。此法具有回阳、救逆、固脱之功，适用于中风、急性寒性腹痛、痢疾、四肢厥冷、虚脱等症。艾灸时需要连续进行，具体数量不限，以四肢温暖、症状得以改善为度。

◎隔葱灸脐法：将新鲜的葱茎捣烂，制成饼状，贴敷于脐部，然后点燃艾炷艾灸。此法具有散寒止痛、温阳救逆、回阳固脱之功，适用于痢疾、泄泻、虚脱、四肢厥冷、早泄、阳痿、伤寒呕吐等症。

◎隔核桃皮灸脐法：用沉香、木香、丁香、乳香、麝香、穿山甲为材料，一起研磨成细粉末，取适量装入半圆的核桃壳中，置于脐部，再用面粉糊住四周，上面用荷叶覆盖，点燃艾炷艾灸，以患者感到有热气从脐部入腹内即可。此法具有温胃止呕、散寒止痛、温肠止泻之功，适用于寒性呕吐、腹痛、腹泻、痛经、闭经、宫冷不孕、阳痿、早泄、遗精、遗尿等病症。

◎隔槐树皮灸脐法：将槐树皮制成钱币大小的薄片，并针刺数孔，置于脐部，然后点燃艾炷艾灸。也可先在脐中放入药物，在药物上放上大小合适的槐树皮，然后点燃艾炷艾灸。此方可健脾胃，有利于提高机体免疫力。

◎隔药饼（药膏）灸脐法：将药物研磨成细粉末，制成药饼或者药膏，然后置于脐部，点燃艾炷艾灸即可。

◎隔附子饼灸脐法：将附子研磨成细粉末，用酒调和制成附子饼，中间用针刺几个孔，然后放在脐部，点燃艾炷艾灸。附子性温味辛，可温肾补阳，有利于改善各种阳虚病症，如阳痿、早泄、宫冷不孕等。

脐部按摩法

按摩可使病痛得以缓解，甚至消失。按摩脐部及其周围，同样可以使一些小病小痛减轻，尤其适用于小儿科疾病。

按摩方法	操作手法	注意事项	主要功能	主治病症
摩脐法	用手掌掌面附着在脐部及其周围，有节律地做环形或圆形运动	每分钟60~120次。肘关节自然屈曲、腕关节放松，指掌自然伸直，动作和缓，逆时针或顺时针均可	健脾和胃、消积导滞、温补肾阳、利尿通淋	腹部疼痛、消化不良、疳积、胸胁胀痛、淋证、腰痛、遗尿、闭经、痛经等
揉脐法	以手指螺纹面、大小鱼际、掌根部位等着力于脐部及其周围，做顺时针或逆时针旋转推动	每分钟60~80次。压力均匀，动作柔和、协调，不能滑动或摩擦	舒筋活络、宽胸理气、醒神开窍、消积导滞、消肿止痛、利尿通淋	腹部疼痛、胸胁胀痛、便秘、腹泻、遗尿、闭经、痛经等
按脐法	以拇指指腹或掌根着力于脐部及其周围，垂直向下按压	每分钟50~90次。力度由轻渐重，使压力渗透至深部	镇静安神、解痉止痛	胃脘疼痛、腹痛、闭经、痛经、二便不利等
呵脐法	以口吸脐部	力度适中	以口中热气来助阳益气	小儿诸多病症
拍脐法	手蘸药膏或药汁拍打脐部及其周围	力度不宜太大，以免造成腹部疼痛	清热理气	小儿诸多病症

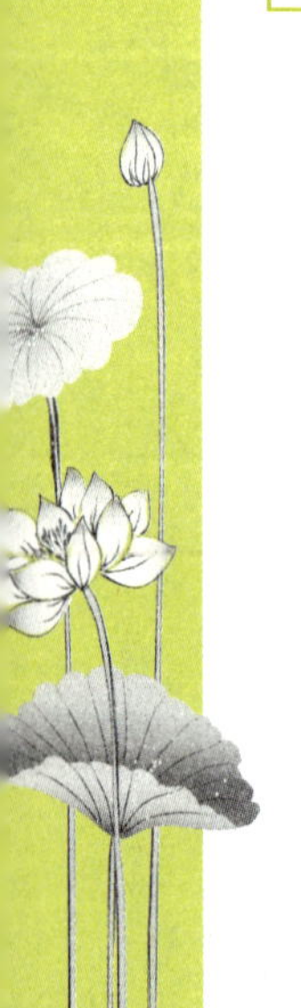

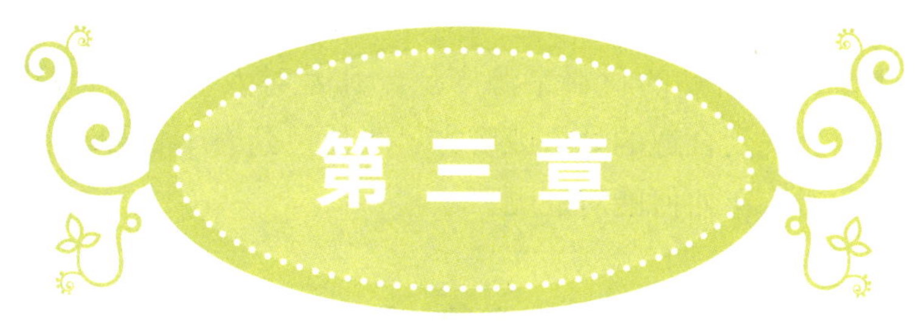

第三章

了解肚脐贴的“黄金搭档”——药材

贴脐的效果关键在于“贴”的是什么，从某种意义上看，一般的中药材、某些西药乃至一些家常食材都可以用来贴脐，在贴敷的作用下发挥独特功效，达到治病、强身的目的。西药作用相对明确，哪里痛了就用止痛药、血压高了就用降压药、贫血了就用补铁药等；中药材则主要根据药性以及所归属的脏腑、经络作用于人体，全面发挥中药材的正面作用，避免各种不良反应，调理人体的气血阴阳平衡，起到防病、祛病、养生等作用。每日所吃的食物有一部分是药食同源的，与中药材的作用原理相近，用来贴脐，同样具有治病、保健的功效。

肚脐贴的用药特点知多少

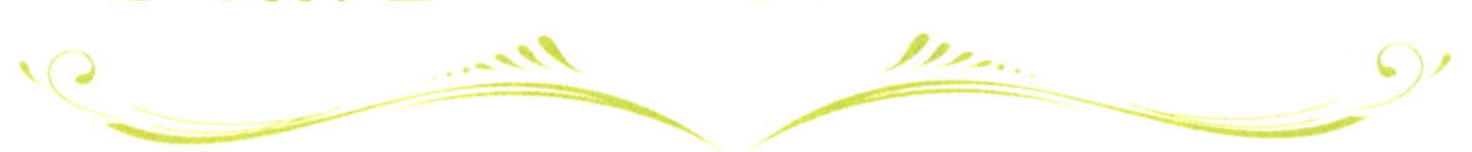

全身上下，肚脐贴的材料来源广泛，凡是对人体健康有益的物品恐怕都能在肚脐上找到合适的处方或膏方。当然，药有千百种，肚脐贴用药尤其得对症。那么，如何能对症呢？

宜用对皮肤刺激性大、作用强的药物

贴脐所用皆为外用药，需通过皮肤方能吸收。从这一角度说，应该选用对皮肤刺激性较大的药物，有利于加速局部皮肤的血液循环，便于人体更好地吸收药物成分，并最大限度地发挥药物的药用价值。

宜用芳香走窜类药物

贴肚脐的方剂一般不会只是一种药物，这就意味着几味药物中难免会搭配芳香类药物。所谓芳香类药物，其气味厚重、药性走窜，具有通经走络、醒脾透络、开窍透骨等功效，搭配其他药物，可直达病患之所在，发挥散结、行气的作用。

其典型代表药物有：薄荷、细辛、冰片、丁香、肉桂、麝香、高良姜、白芷、花椒、川芎等。这类药物不仅自身具有一定疗效，大多数还可促进药物的透皮吸收，可谓一举两得。再者，贴肚脐所用的药物一旦散发出芳香味，便可通过鼻窍吸入肺部，经由肺脏的吐纳作用而使药物的气味随着血液循环输入全身上下。

宜用温热类药物

贴脐所用的药物宜用温热类药物，可兴奋呼吸中枢，加速血液循环，有利于温阳行气、疏通经脉、壮阳固脱，从而起到回阳救逆的作用。

此类药物的典型代表有：附子、细辛、丁香、胡椒、小茴香、高良姜、吴茱萸、干姜、肉桂等。贴肚脐治疗后，药物的温通作用可使经络温通、气血和顺，从而达到“通则不痛”的目的。可想而知，温热类药物特别适用于阳虚证、阳脱证、痹证以及手脚麻木、酸痛等不适。

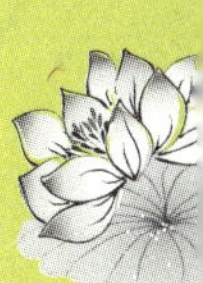

宜用引经药物

引经药，即利用药物的性味归经特性，犹如一位向导，引导诸药直达病痛所在。很明显，方剂中使用了引经药，着力点集中，效果也能更快凸显。正因为如此，引经药具有善走善行的特点，可强化作用部位对药物成分的吸收，并减弱其他部位对药物成分的吸收。

日常生活中，若是胸膈以上发生病变，则可用白酒或黄酒来调药。若是肠胃虚寒引起不适，则可用生姜汁调药；肠胃湿热，则可用黄连浸泡药液。若是病在肝胆，则可用食醋调药；若是肾经、膀胱经引起的疾病，则可用盐水调药；若是下肢患病，则可用牛膝浸泡药液。

特别提醒：经由诸多医学家的实践证明，冰片的穿透力比较强，在贴脐药方中可以适量添加一些，以提高疗效。

宜用油类之物

油类物质主要包括猪油、羊脂、松脂、香油、黄油、白蜡、凡士林等。这类物质具有柔软、润滑等优势，入药之后可增强药物的润滑时间，帮助药物成分被皮肤更快、更好地吸收，从而充分发挥药物的强大功能。

在药物搭配方面，苍术、半夏性燥，若使用油类物质，则可使药方柔润；甘遂、牵牛、巴豆、草乌、南星、木鳖等药物有毒性，若是使用油类物质，则可减轻或消除其他药物的毒性。

特别提醒：贴脐配方中，最多见的还是用清水来调和，这主要是看中了药物本身的药性与药效。

贴肚脐用药除了上述特点外，还需要牢记一句话：热药相比凉药效果更佳，攻药比补药见效更快。

贴脐前，需了解一下药物性能

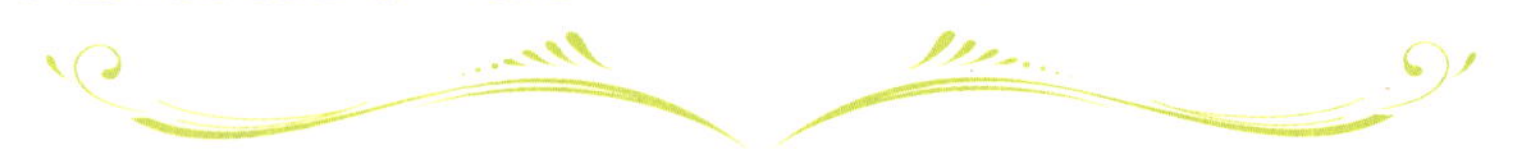

神农尝百草的故事，众所周知。据说，远古时期，为了帮助人们免受疾病的侵害，神农氏不惜亲口品尝各类植物，以期能找到治病救人的草药，久而久之，《神农本草经》便应运而生。之后，医学家们在神农氏的基础上总结出了药物的性味归经。这不仅仅是依靠对药物的直接品尝，更多的是根据药物在治疗疾病的临床运用中总结出来的。从某种意义上说，贴脐的疗效主要取决于药物的性能、气味、厚薄、归经等。

药有四性

药物有自身的性质，分为寒、热、温、凉，这就是中医所说的四性或四气。其实，寒与凉、温与热只是在程度上有所区别，温次于热，凉次于寒。其中，寒热归属不太明确的药物，被称为平性，故又有“五性”一说。

一般而言，寒凉性质的药物具有清热、降火、除燥等功效，适用于热性体质或热证之人；温热性质的药物则善于散寒、温补、助阳等，多用于寒凉体质或寒证、虚证之人；而平性药物多发挥着健脾、强肾之功效，适用于各类体质人群。具体应用可参考下面的表格：

四性	属性	药物举例	功效说明	适用状态
寒性	阴	桑叶、天门冬、生地黄、金银花、黄连等	清热、去火、解毒	热证者、阳气旺盛者、热性体质者
凉性	阴	薄荷、罗汉果、枇杷叶等		
温性	阳	锁阳、人参、何首乌、熟地黄、黄芪、龙眼等	祛寒、温中、补阳	寒证者、阳气不足者、寒凉性体质者
热性	阳	花椒、干姜、肉桂等		
平性	阳	甘草、白果、山药等	补虚、健脾、益肾	各类体质者

药有五味

人生充满了酸甜苦辣各种滋味，药物也有自己的味道，即为酸、苦、甘、辛、咸、淡、涩等。其中，淡味一般依附于甘味，涩味则依附于咸味，所以习惯地称为“五味”。当然，此处的味道，并不单是人的嘴尝出来的，而是根据患者长期服药后的反应与疗效总结出来的。换句话说，“五味”的“味”不仅局限于味觉这一范畴，而是建立在功效之上的。

中医认为，酸味能收、涩，甘味能补、和、缓；苦味能泄、燥、坚，辛味能散、行，咸味则能下、软坚等。

1. 辛，能散、能行 散即发散体表内的热邪、寒邪；行则指运行气血。辛味药主要用来改善邪郁在表和气血不通的病症。比如，桂枝的辛味，就可以发散风邪，风寒感冒初起，就可以用其贴脐，发汗后可帮助发散体内的寒邪与风邪等；又比如，川芎的辛味，可行气活血，多适用于气血瘀滞引发的病症。

2. 甘，能补、能和、能缓 补，即补益、滋养、补虚；和，乃调和药性，也就是说，当几种药性猛烈的药物混合用时，甘味的药物可避免药物间的冲突；缓，指缓急止痛，意思是缓解疼痛引起的不适。甘味药最典型的代表当属甘草，善于补脾益气、清热解毒、调和诸药。

3. 酸，能收、能涩 这专指收敛、固涩之效，具体而言，即固表止汗、敛肺止咳、涩肠止泻、固精缩尿等。比如，乌梅，味酸，可治肺虚久咳、长期拉肚子等；五味子也属味酸，可治盗汗、滑精、遗精等病症。

4. 苦，能泄、能燥、能坚 也就是说，苦味具有燥湿、解毒、泻下等功效，有利于改善热性病、小大便不利等。比如，大黄味苦，可清除大肠内的积热，达到通便之功效；板蓝根也味苦，可降火解毒，对于多种病毒性疾患有效。

5. 咸，能下、能软 下即润肠通便，软是软坚散结。所以，咸味的药物善治大便干燥、乳腺增生、甲状腺肿大等病症。比如，牡蛎的咸味，可有效地改善甲状腺肿大引起的颈部不适。另外，中医认为“咸走血”，也就是说咸味的药物可凉血解毒，其中，大青叶、玄参、紫草等即为典型代表。

除此之外，五味与五行、五脏存在密切的联系，具体内容不妨参见下表：

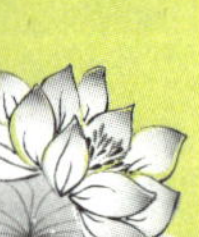

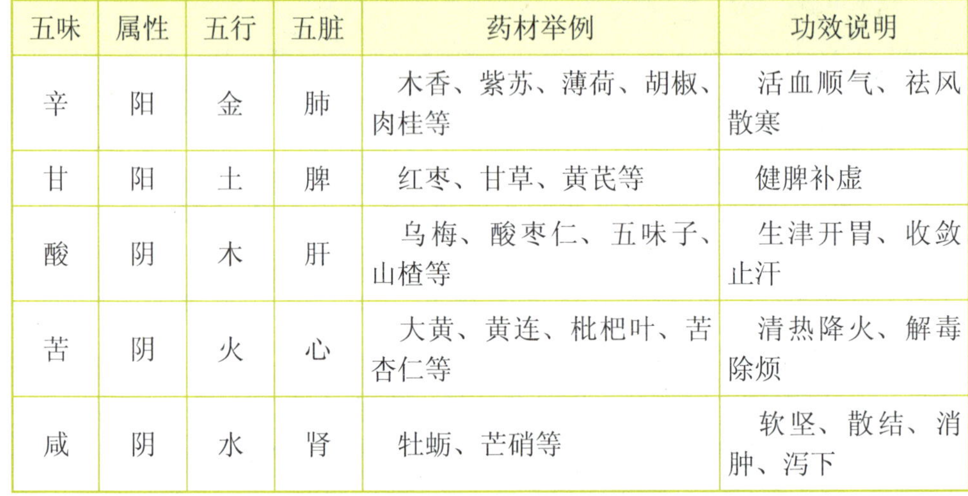

五味	属性	五行	五脏	药材举例	功效说明
辛	阳	金	肺	木香、紫苏、薄荷、胡椒、肉桂等	活血顺气、祛风散寒
甘	阳	土	脾	红枣、甘草、黄芪等	健脾补虚
酸	阴	木	肝	乌梅、酸枣仁、五味子、山楂等	生津开胃、收敛止汗
苦	阴	火	心	大黄、黄连、枇杷叶、苦杏仁等	清热降火、解毒除烦
咸	阴	水	肾	牡蛎、芒硝等	软坚、散结、消肿、泻下

升降沉浮，药物又一性能

我们经常会看到对某些中药材的介绍会有升浮或沉降等说辞，这样的词汇实在太晦涩难懂了，很多人甚至以为是将药物放到水里，看它到底会不会沉下去。事实上，药物的升降沉浮作为另一类作用性能，当然不是这样戏剧性决定的，而是根据药物作用于人体后呈现出的趋向性决定的。

◎升：带有向上的趋势，主要指药物具有上升、提升的作用。现实生活中，长期腹泻或痢疾的患者往往气是下陷的，此时就需要用提升中气的药物加以改善。

◎降：带有向下的趋势，主要指药物具有下行、下降的作用。大家熟知的呃逆，若是因肝气不顺、胃气上逆而致，则多半需要用理气降逆的药物治疗。

◎沉：带有向内的趋势，主要指药物具有下沉、泄利的作用。如因燥热引起的便秘之症，则需要使用泻下通便的药物；若是因水湿不通而引起的小便不利之症，则需用通利小便的药物缓解。

◎浮：带有向外的趋势，主要指药物具有上浮、发散的作用。比如，外感风邪者急需发散类药物治疗。

我们已经知道了如何利用药物的升降沉浮性能来对症下药，那么，药物的升降沉浮又是如何界定的呢？

首先，中药大多来自于草根、树皮、昆虫、矿石等，入药部位不同，药物的升降沉浮性能也会有所不同。比如，以花、叶、皮、树枝等入药的，大多具有升浮性质，代表药材有绿萼梅、桑叶等；以根、种子、果实、矿石、贝壳等入药的，大多具有沉降性质，代表药材有苏子、枳实、牡蛎等。当然，这也不是绝对的划分标准。旋复花即便是花，药性也是沉降而非升浮的，善于降气、止呕、化痰等；苍耳子即便是果实，药性也是升浮而非沉降的，具有祛风、燥湿、通窍、发汗等功效。

其次，中药在使用前往往需要炮制一番，所以炮制方法也会影响药物的升降沉浮属性。所谓炮制，就是对中药进行加工处理，一般有炒、烫、浸泡、喷洒、水飞、蒸煮、发酵等方法。通常情况下，用酒炮制的药材，可升；用姜炒的药材，可散；用醋炒制的药材，可收敛；用盐炒制的药材，可下行。比如，大黄，本身是沉降的，可清热降火、通利大小便，但经过酒炮制之后，就有了升浮之性，可改善头痛等不适。

药物的升降沉浮使其作用于人体的不同部位，发挥着自身特定的性能与功效，有效地调理脏腑气机，使其恢复正常的生理功能。比如，头痛、咽喉肿痛等，属于人体上部有病，可使用升浮的药物治疗；便秘、肾炎等，属于人体下部患病，则需用沉降的药物改善。

五脏六腑，药物之归经所在

中医认为，人体是一个遍布经络的体系，其中五脏乃人体的中心。也就是说，人体的各个部分都可以通过经络归入五脏之中。比如，中医所说的心，不只是心脏这一范畴，还包括思维、情志、血脉运行等。所以，从某种意义上说，药物的“归经”就是指药材在人体内发生作用的归属与去向，说白了，最终就是要归入五脏与六腑之中。

另外，五色、五味对应着五脏，故也可以根据药物的颜色与味道来判断药物的“归经”。具体内容可以参见下述表格：

五色	五味	属性	归经	药材举例
青	酸	木	肝经、胆经	柴胡、青皮等
赤	苦	火	心经、小肠经	栀子、丹参、赤芍等
黄	甘	土	脾经、胃经	甘草、白术等
白	辛	金	肺经、大肠经	杏仁、淡豆豉等
黑	咸	水	肾经、膀胱经	熟地、牡蛎等

贴脐疗法常用的中药材

中药材基本都来源于自然界的动物与植物，是古人在实践经验中发现并总结出来的。这些药材在药店里大多可见，并根据它们的来源或功效作用，被划分为不同的门类。

芳香类药材

♀ 麝香

【性味归经】味辛，性温；入心、脾、肝经。

【功效主治】开窍、通络、化瘀。善治跌打损伤、惊痛、中风等。

♀ 石菖蒲

【性味归经】味辛，性微温；入心、脾、肝经。

【功效主治】理气活血、祛风化瘀。善治胃痛、腹痛、风湿酸痛等。

♀ 藿香

【性味归经】味辛，性微温；入肺、脾、胃经。

【功效主治】祛风解表、化湿止呕。善治腹痛、呕吐、暑湿等。

♀ 苍术

【性味归经】味辛、苦，性温；入脾、胃经。

【功效主治】祛风散寒、燥湿止痛。善治筋骨疼痛、风寒感冒等。

♀ 厚朴

【性味归经】味辛、苦，性温；入脾、胃、大肠经。

【功效主治】温中益气、理气行血。善治胸腹胀痛、肌肉麻痹酸胀等。

♀ 砂仁

【性味归经】味辛，性温；入肺、脾经。

【功效主治】化湿行气。善治腹部胀满、寒冷所致的腹泻或痢疾等。

♀ 香附

【性味归经】味辛、微甘、苦，性平；入肝、三焦经。

【功效主治】理气解郁、止痛调经。善治经期腹痛、跌打损伤等。

♀ 沉香

【性味归经】味辛、苦，性温；入脾、胃、肾经。

【功效主治】降气温胃。善治腹部胀满、呃逆呕吐等。

♀ 木香

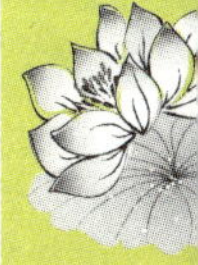

【性味归经】味辛、苦，性温；入脾、肝、肺经。

【功效主治】行气和胃、消肿止痛。善治下腹部胀痛、呕吐、腹泻等。

矿物类药材

♀ 自然铜

【性味归经】味辛、苦，性平；入肝、肾经。

【功效主治】化瘀止痛、续骨续筋。善治跌打损伤、筋断骨折等。

♀ 龙骨

【性味归经】味涩，性平；入心、肺、肾、大肠经。

【功效主治】去除疮毒、生肌止血。善治外伤出血、烧伤、烫伤等。

♀ 石膏

【性味归经】味辛、甘，性寒；入肺、胃经。

【功效主治】散热祛湿、化疮生肌。善治头痛、肌肤生疮、溃烂等。

♀ 芒硝

【性味归经】味辛、苦、咸，性寒；入胃、大肠经。

【功效主治】软坚散结、化瘀止痛。善治外伤肿痛、跌打损伤等。

♀ 磁石

【性味归经】味辛、咸，性平；入肾、肝、肺经。

【功效主治】重镇安神、益阴潜阳。善治心悸、失眠、惊痫；头晕目眩、耳鸣耳聋等。

♀ 井底泥

【性味归经】味甘，性寒；入胃、大肠经。

【功效主治】凉血消肿。善治头痛、小儿生疮等。

动物类药材

♀ 五灵脂

【性味归经】味苦、甘，性温；入肝、脾经。

【功效主治】行血止痛。善治气滞血瘀引起的各种疼痛等。

♀ 穿山甲

【性味归经】味咸，性凉；入肝、胃经。

【功效主治】祛风活络、消肿止痛、通经下乳。善治风湿痹痛、伤口流血不止等。

♀ 田螺

【性味归经】味甘、咸，性寒；入肝、脾经。

【功效主治】凉血消肿。善治痔疮、脱肛、腹部胀满等。

♀ 牛黄

【性味归经】味苦、甘，性凉；入心、肝经。

【功效主治】清热、解毒。善治小儿惊风、口舌生疮等。

♀ 白花蛇

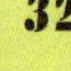

【性味归经】味甘，性寒、温，有毒；入肝、脾经。

【功效主治】祛风湿、透筋骨。善治风湿引起的骨节疼痛。

♀ 龟甲

【性味归经】味甘、咸，性平；入肾、肝经。

【功效主治】补肾健骨。善治腰腿疼痛、肾虚骨软等。

♀ 羚羊角

【性味归经】味咸，性寒；入肝、心经。

【功效主治】行气散血、解毒止痛。善治外伤流血、中风痉挛等。

植物类药材

♀ 川芎

【性味归经】味辛，性温；入肝、胆经。

【功效主治】祛风除湿、活血止痛。善治腹痛胁痛等。

♀ 乳香

【性味归经】味辛、苦，性温；入心、肝、脾经。

【功效主治】镇痛消肿。善治跌打损伤、疮毒肿痛、伤筋损骨等。

♀ 郁金

【性味归经】味辛、苦，性凉；入心、肺、肝经。

【功效主治】凉血化瘀。善治胸腹疼痛、筋骨疼痛等。

♀ 姜黄

【性味归经】味辛、苦，性温；入肝、脾经。

【功效主治】行气、通经、止痛。善治跌打损伤、风寒湿痹、产后腹痛等。

♀ 三棱

【性味归经】味辛、苦，性平；入肝、脾经。

【功效主治】行气破血。善治心腹疼痛、跌打损伤、伤筋损骨等。

♀ 王不留行

【性味归经】味苦，性平；入肝、胃经。

【功效主治】止血、消肿。善治跌打损伤、瘀血肿痛等。

♀ 牛膝

【性味归经】味甘、苦、酸，性平；入肝、肾经。

【功效主治】消除肿痛。善治跌打损伤、腰膝酸麻等。

♀ 桃仁

【性味归经】味甘，性平；入心、肝、大肠经。

【功效主治】破血化瘀。善治跌打损伤、瘀血肿痛等。

♀ 红花

【性味归经】味辛，性温；入心、肝经。

【功效主治】通经活血、化瘀止痛。善治跌打损伤、胸胁疼痛等。

♀ 黄连

【性味归经】味苦，性寒；入心、肝、胃、大肠经。

【功效主治】清热、消肿。善治疮毒、烧伤、烫伤等。

♀ 防风

【性味归经】味辛、甘，性温；入膀胱、肺、脾经。

【功效主治】通经络、利关节、止痛。善治关节酸痛、外感风寒、头痛、风湿痹痛等。

天然草药同样可以入脐贴

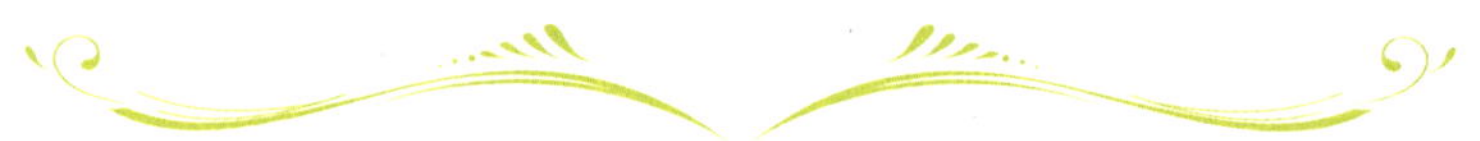

草药具有采集方便、制作简单的特点，从古至今备受民间医生的喜爱。一般情况下，可直接将选好的新鲜草药捣烂或者挤压取汁，然后贴敷于脐部，用于防病治病、养生保健甚至美容美体等。根据草药特定的药性与功效，可将其细分为不同的种类。下面我就逐一为大家介绍适用于贴脐疗法草药的基本属性与功效主治等。

活血化瘀类草药

♀ 皂角刺

【性味归经】味辛，性温。

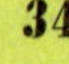

【功效主治】活血化瘀、解毒排脓。善治乳痈、痤疮毒肿等。

♀ 野花椒叶

【性味归经】味辛，性温；入肝、脾经。

【功效主治】通络活血。善治跌打损伤、关节痛风、风湿疼痛等。

♀ 半枝莲

【性味归经】味辛，性平；入脾、胃经。

【功效主治】活血化瘀、止血镇痛。善治跌打损伤、虫蛇咬伤肿痛、生疮红肿等。

♀ 女儿红

【性味归经】味涩、微苦，性凉；入心、胃经。

【功效主治】活血化瘀。善治疮毒肿痛、风湿痹痛、高烧发热、痔疮等。

清热解毒类草药

♀ 地胆草

【性味归经】味辛、苦，性寒；入肺、肝经。

【功效主治】清热解毒。善治蛇虫咬伤、疔疮肿痛、中暑高热等。

♀ 蒲公英

【性味归经】味苦、甘，性寒；入肝、胃经。

【功效主治】散结消痈、滋阴凉血。善治乳腺炎、疔疮肿痛、咽喉肿痛等。

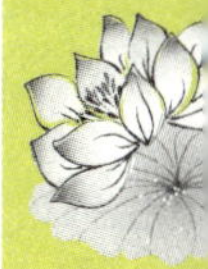

♀ 鱼腥草

【性味归经】味苦，性寒；入心、肺经。

【功效主治】消肿止痛。善治痤疮溃疡、小儿积热、肠痈腹痛等。

♀ 夏枯草

【性味归经】味辛、苦，性寒；入肝、胆经。

【功效主治】清肝火、散郁结。善治肝火上炎、目赤肿痛、瘰疬痰核等。

♀ 车前草

【性味归经】味甘，性寒；入肝、脾经。

【功效主治】清热消肿。善治疮疡肿痛、皮肤溃烂等。

♀ 仙人掌

【性味归经】味苦，性寒；入心、肺、胃经。

【功效主治】清热解毒。善治小儿惊风、乳痈、疔疮、烧伤、烫伤、蛇虫咬伤等。

♀ 穿心莲

【性味归经】味苦，性寒；入心、肺经。

【功效主治】凉血消肿、解毒生肌。善治咽喉肿痛、疮疡肿毒、烫伤、烧伤、毒蛇咬伤等。

♀ 黄瓜藤

【性味归经】味甘，性平；入脾、胃、大肠经。

【功效主治】清热解毒。善治跌打损伤、外伤红肿等。

♀ 野菊花

【性味归经】甘苦，性寒；入肺、肝经。

【功效主治】清热解毒、消肿止痛。善治疔疮肿痛、目赤肿痛等。

祛风除湿类草药

老鹳草

【性味归经】味辛、苦，性平；入心、大肠、脾经。

【功效主治】活血祛风。善治风湿疼痛、四肢麻木、跌打损伤等。

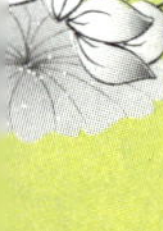

桑枝

【性味归经】味苦，性平；入肝经。

【功效主治】祛风湿、利关节。善治风湿痹痛、四肢痉挛或麻痹等。

牛膝草

【性味归经】味甘，性平；入肝经。

【功效主治】活血、通络、行气。善治小儿惊风、腰部挫伤等。

地瓜藤

【性味归经】味苦，性寒；入心、肺经。

【功效主治】利湿、活血。善治风湿引起的疼痛、跌打损伤等。

水蜈蚣

【性味归经】味辛，性平；入心、肺、胃经。

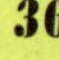

【功效主治】消肿止痛、舒筋散瘀。善治跌打损伤、筋骨疼痛等。

舒筋活络类草药

透骨草

【性味归经】味辛，性温；入肺、脾经。

【功效主治】舒筋、活血、止痛。善治风湿痹痛、筋骨挛缩、疮毒等。

桑根

【性味归经】味苦，性平；入心、肝经。

【功效主治】祛风湿、利关节。善治风湿痹痛、皮肤瘙痒、四肢痉挛、高血压等。

伸筋草

【性味归经】味辛，性温；入脾、肺经。

【功效主治】舒筋活络。善治风湿痹痛、四肢麻木、筋骨疼痛、跌打损伤等。

温里祛寒类草药

♀ 艾叶

【性味归经】味辛、苦，性温；入脾、肝、肾经。

【功效主治】理气行血、祛湿散寒、调经解郁。善治小腹冷痛、小腿转筋、寒湿痹痛等。

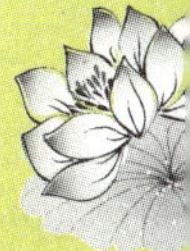

♀ 茴香

【性味归经】味辛，性温；入肾、膀胱、胃经。

【功效主治】温中散寒止痛。善治小腹冷痛、肾虚腰痛、呕吐等。

生肌续骨类草药

♀ 地锦

【性味归经】味甘，性温；入肝、脾经。

【功效主治】强筋壮骨。善治风湿引起的筋骨疼痛、偏头痛等。

♀ 鸡冠花

【性味归经】味甘，性凉；入肾经。

【功效主治】生肌活络。善治红肿淤血、骨裂筋扭等。

♀ 土大黄

【性味归经】味辛、苦，性凉；入心、脾经。

【功效主治】生肌止血。善治跌打损伤、烫伤、烧伤、肺痈等。

♀ 六月雪

【性味归经】味辛、苦，性凉；入心、脾经。

【功效主治】舒筋活络、强筋壮骨。善治外伤疼痛等。

♀ 金樱根

【性味归经】味酸、涩，性平；入肝、肾经。

【功效主治】生肌、续骨。善治风湿骨痛、腰酸背痛、跌打损伤等。

♀ 糯米团

【性味归经】味甘、苦，性凉；入心、肺经。

【功效主治】接骨生肌。善治外伤出血、生疮、跌打损伤等。

家常食材也可以用来贴肚脐

贴肚脐所用的药物基本都需要使用一定的辅料调拌，所用的辅料自然离不开家里的食材，而这些食材除了具备调拌作用之外，还具有一定的治病、防病、养生、保健等功效。那么，常用的食材辅料都有哪些呢？

食材名	五味	四性	归经	功效	主治
酒	甘、苦、辛	温	心、肝、肺、胃经	祛寒湿、活血脉、解表邪	风湿痹痛、筋脉痉挛、跌打损伤等
醋	酸、苦	温	肝、胃经	活血散瘀、消肿止痛、清热解毒	阴部瘙痒、疮毒肿痛等
蜂蜜	甘	平	肺、脾、大肠经	清热解毒、活络凉血、润燥美肤	口舌生疮、烧伤、烫伤、便秘等
蛋清	甘	凉	肺、胃经	清热解毒、消肿止痛	皮肤溃烂、跌打损伤、烧伤、烫伤等
牛乳	甘、咸	平	心、肺、胃经	滋阴润燥、润肤生肌	痤疮肿痛、双眼赤痛等
香油	甘	凉	大肠经	润燥通便、降火解毒、润泽肌肤	溃疡疮肿、大便干燥、皮肤皲裂等
米汤	甘	平	大肠、胃经	润泽肌肤、滋养脏腑	痤疮肿痛以及多种简单的皮肤问题等
苦瓜	苦	寒	心、脾、胃经	清热解毒、退热凉血	痤疮溃疡、烧伤、烫伤、皮肤瘙痒、双目肿痛、丹毒等
南瓜	甘	温	脾、胃经	生肌润肤	刀伤枪伤、伤口溃烂、烧伤、烫伤等
丝瓜	甘	凉	肝、胃经	清热消肿、祛风除湿	跌打损伤、红肿血瘀、乳痈结节等

食材名	五味	四性	归经	功效	主治
西瓜	甘	寒	心、胃、膀胱经	清热解毒、消除暑热	皮肤瘙痒、烧伤、烫伤、口舌生疮等
藕	甘	寒	心、脾、胃经	止血散瘀、清热凉血、解毒	肺炎、肺结核、肠炎、腹泻、血崩等。
大蒜	辛	温	脾、胃、肺经	解毒消肿、消炎止痛	痤疮肿痛、蛇虫咬伤等
生姜	辛	温	肺、胃、脾经	通经活络、发表散寒	风寒感冒、跌打损伤等
葱白	辛	温	肺、胃经	通经活络、化瘀散结	跌打损伤、血瘀红肿、寒湿腹痛等
鸡蛋黄	甘	平	心、肾经	清热解毒	伤口不愈、烧伤、烫伤、痤疮、湿疹等
韭菜	辛	温	肝、胃、肾经	温中行气、散瘀解毒	虚寒腹痛、疮痈肿毒
梨	甘、微酸	凉	肺、胃经	清热生津润燥	肺热燥咳、皮肤干燥
甘薯	甘	平	脾、胃、肾经	润肠除燥、润肤止痛	肌肉酸痛、跌打损伤、外伤出血等
黄瓜	甘	凉	脾、胃、大肠经	清热解毒	烫伤、疮毒、跌打损伤引起的红肿等
萝卜叶	辛、苦	平	脾、胃经	消肿止痛、舒经活络	乳房肿胀、乳汁不通、痤疮、各种肿痛等
冬瓜	甘、淡	凉	肺、大肠、小肠、膀胱经	清热解毒	夏季痱子奇痒难忍、生疮肿痛以及蚊虫叮咬引起的疼痛不适等
红糖	甘	温	肝、脾、胃经	活血化瘀	火烧伤、水烫伤、肿痛等

贴脐药物不可随意混搭

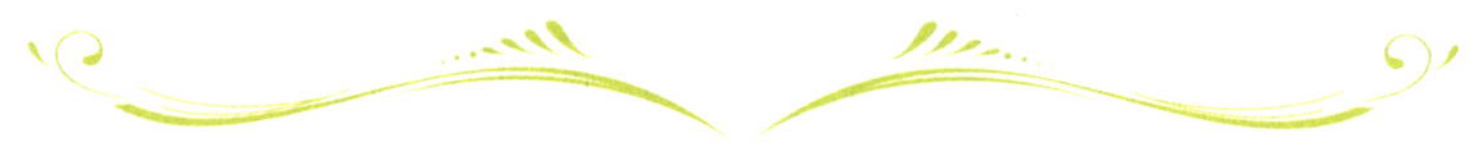

中医讲究对症施治，这不仅仅是因为用药要对症，还应该着力于病患的体质。正因为如此，中药在一定程度比西药的副作用更小，一些慢性疾病更适合用中药施治，甚至可以用中药材贴脐。但即便如此，仍需要注意一点，药物，不论内服还是外用，都不可随意搭配。

贴脐时，若是使用到两种或两种以上的药材时，药与药的关系将直接影响药效的发挥，甚至会影响整体治疗过程的效果。为此，早在清代，就有医学专家专门就药物之间的相互关系做出了总结：

相须：功能相类似的药物，相互搭配能加强药物的药效。

相使：相互辅佐，能够帮助某种药物发挥出更大的功效。

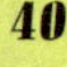

相恶：相互厌恶，搭配在一起反而会克制某种药物药效的发挥。

相畏：相互牵制，搭配在一起反而会限制彼此药效的发挥。

相反：不可搭配在一起，否则只会相互抵消药效。

相杀：搭配在一起能消除毒性反应。

很明显，除了相须、相使之外，相恶、相畏、相反等都是日常生活中应该极力避免的药材搭配，而相杀虽然可以中和掉对方的毒性，但配药过程中仍需格外地谨慎小心。

关于药物间的配伍禁忌，其实早在《神农本草经》中已有所体现，“勿用相恶、相反者”，其中的“反”，意思就是某些药材搭配使用的话会产生副作用，甚至产生强烈的毒性；“畏”则是指药物搭配在一起反而会使药效相互抵消。直至金元时期，医者们提出了“十八反”与“十九畏”。

◎十八反： 甘草反大戟、甘遂、海藻、芫花；乌头反瓜蒌、贝母、半夏、白敛；藜芦反人参、丹参、玄参、沙参、细辛等。

◎十九畏： 硫磺畏朴硝；水银畏砒霜；巴豆畏牵牛；丁香畏郁金；狼毒畏密陀僧；川乌、草乌畏犀牛角；牙硝畏三棱；人参畏五灵脂；官桂畏赤石脂等。

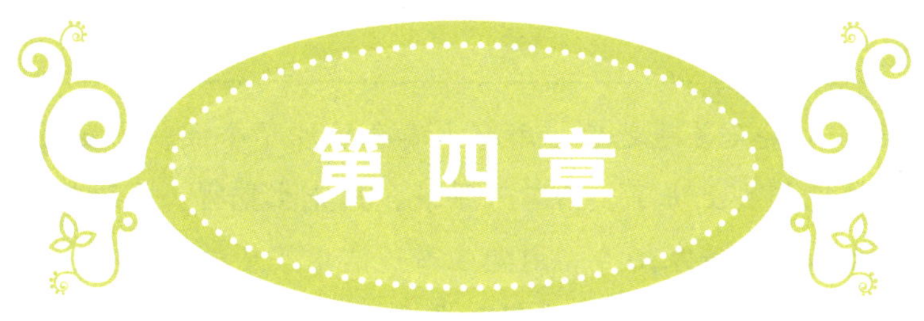

内外有别贴肚脐，小病小痛不缠身

俗话说：人吃五谷杂粮，哪能不生病？的确，日常生活中稍有不注意，一些小病小痛就会来找你麻烦，久而久之，真正的疾患就会缠身。事实上，当身体向我们发出求救信号的时候，我们完全可以通过贴肚脐的方式来自疗。自疗的关键点在于对症治疗，找到与自身情况吻合的病理表现，再选择一款或多款合理的药方，单独使用一种或同时使用多种贴脐方式来自疗。药材获取简单，药材配伍并不复杂，贴脐方式也易操作，绝对是居家自诊自疗的好帮手。

内科疾病这样贴

感冒常见快贴脐

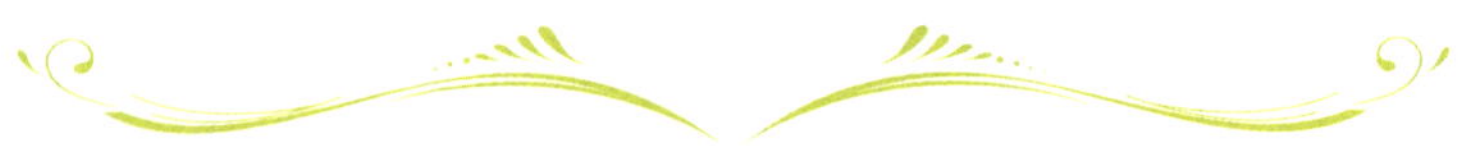

周先生某天晨跑之后，用凉水凑合地冲了个澡，头发还没干，就急冲冲地赶去上班了。第二天早晨，周先生觉得头重脚轻，鼻子还闻不出味道，畏寒怕冷。周先生第一意识就是感冒了。

周先生昏沉沉地去药店买了些感冒药，连续吃了两三天，症状一点都不见好，全身依旧发紧，难受极了。周先生纳闷了，这究竟是怎么回事呢?

中医认为，周先生的感冒症状迟迟不好，主要是没有对症用药。他的这种情况属于腠理郁闭导致的。所谓的腠理，即指人体体表的皮肤、毛孔。人体健康的时候，皮肤、毛孔的开阖具有一定的规律性，主要由营气与卫气共同管理，营气通俗来讲就是营养物质，而卫气是人体阳气的一部分，具有保卫皮肤、毛孔的作用，好比是人体的“卫兵”。营气在血管中负责为血液提供营养，卫气则是在血管外保护全身。皮肤如果想正常的开阖也就是正常呼吸，营气与卫气则要协调共存、相辅相成。炎炎夏日里或运动过后，人体皮肤上的毛孔打开，体内的热量随汗液排出体外；寒冷的冬天，皮肤毛孔基本闭合，人体的热量才能被封存在体内。

对于上述的案例而言，周先生运动过后，皮肤状态相当处于夏天状态，毛孔打开，此时若冲凉水澡，瞬间就进入冬天状态，皮肤毛孔会立即闭合，这一冷一热的刺激使营气与卫气不能正常工作，皮肤毛孔的开阖规律被打乱，才会出现浑身发紧的不适症状。

另外，肺开窍于鼻，肺的外应是皮毛，当皮肤毛孔闭合规律失调了，肺气的宣发自然也会受到影响，鼻子跟着受影响，鼻塞、流鼻涕等症状也就产生了。

针对以上情况，我为有相同问题的朋友们提供一种居家自我调理法，即中药贴脐方——葱姜麻黄贴，具体配方如下：

对症推荐

准备材料　生姜 10 克，葱白 30 克，炙麻黄 8 克。

↓

开始操作　将上述材料混合，研磨成粉末，装入瓶中，密封保存。取适量药末，填在患者脐部，外用纱布覆盖，并用胶布固定。

↓

用法提示　每日换药 1 次，用热水袋熨之，至患者出微汗即可。

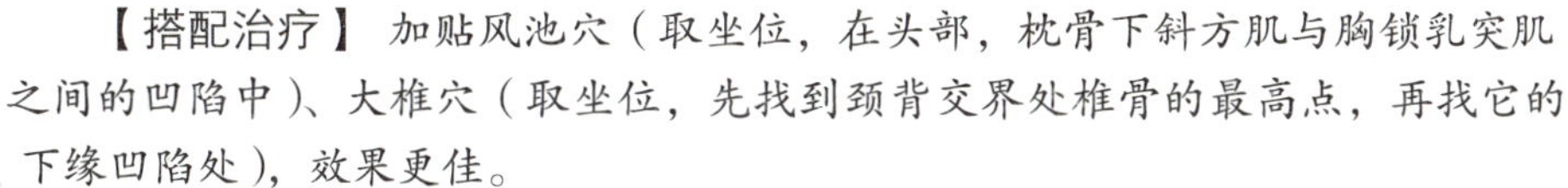
【搭配治疗】加贴风池穴（取坐位，在头部，枕骨下斜方肌与胸锁乳突肌之间的凹陷中）、大椎穴（取坐位，先找到颈背交界处椎骨的最高点，再找它的下缘凹陷处），效果更佳。

其他对症贴脐方

感冒一年四季皆可发病，多见于冬春寒冷季节。因外感病邪不同，感冒基本可以分为风寒、风热及暑湿三种类型，而风寒型感冒，上面案例中已做详解，下面，我就针对风热及暑湿型感冒，为大家介绍两个贴脐方。

风热感冒

症状表现：恶寒轻，发热重，头痛，有汗，流浓涕，痰黄而稠，口渴，舌苔薄且黄，脉浮数等。

贴脐方法：**敷脐法**

取淡豆豉 30 克，连翘 15 克，薄荷 10 克。将上药混合，研磨成粉末，装入瓶中，密封保存。取粉末 15 克，加入凉水调成糊状，置于患者脐部，外用纱布覆盖，并用胶布固定，5~8 小时即可。

暑湿感冒

症状表现：发热，鼻塞，流浓涕，头昏，头痛，头胀，身重倦怠，心烦口渴，胸闷，呕吐等。

贴脐方法：**敷脐法**

取香薷、厚朴、荷叶各 30 克。将上药研磨成粉末，加入蜂蜜调成膏状，敷于患者脐部，盖上纱布，用胶布固定。

咳嗽不止太难熬

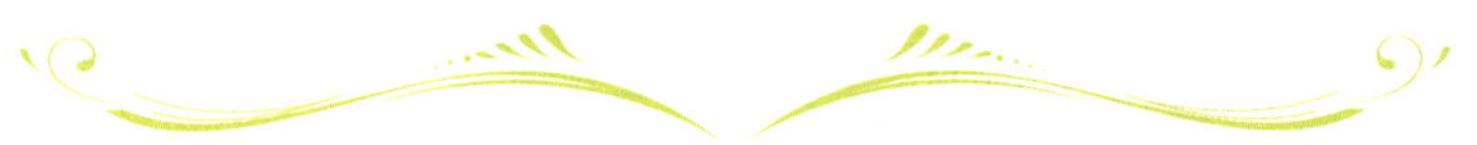

李小姐最近常常咳嗽，一开始并没有当回事，随便买了点止咳药，结果咳嗽越来越严重，甚至影响了夜间的睡眠，体温还一直居高不下。李小姐不得不到医院就诊，结果显示肺部有好大一块阴影，被诊断为肺炎。李小姐觉得很奇怪，为什么普通的咳嗽症状会演变成可怕的肺部炎症呢?

事实上，肺炎在现实生活中是比较常见的病症，甚至存在不少误以为是普通感冒而加重病情或延误治病时机的案例。肺炎会引起咳嗽，久咳易引发肺炎，这是老百姓心知肚明的观点，但对其中所蕴含的道理却知之甚少。

中医将肺形象地比喻为华盖。所谓华盖，就是古代皇帝出行时，随从们为皇帝举起的那个黄色圆形的像大伞的帐子。这除了彰显皇帝的威严之外，更重要的是为皇帝遮风挡雨、避免日晒等。肺亦如此，位于身体上部，负责呼吸，使得全身血脉畅通，令其他脏腑免受外邪的侵害。然而，肺脏实乃娇脏，特别容易受外邪侵犯，尤其是寒与热。当外邪入侵肺脏，体内正气不足以驱除邪气时，肺部极易引发炎症，咳嗽便是肺脏驱除邪气的表现形式。当然，咳嗽症状由诸多因素引起，根据发作时的特点以及基本症状表现而言，可将咳嗽分为风寒咳嗽、风热咳嗽、风燥咳嗽等。

很明显，李小姐因为耽误了早期治疗，邪气便逐渐亢盛，而肺气只会逐渐减弱，最终导致肺部一派火热的征象，出现体温上升、痰黄等症状，甚至有些人还会伤及肺阴，导致喉咙干燥、想喝水等不适。所以，此时的李小姐需要将火邪降下来，可运用泄热与滋阴的药物进行贴脐疗法，从而使经脉通畅，肺部恢复应有的正气。具体配方如下：

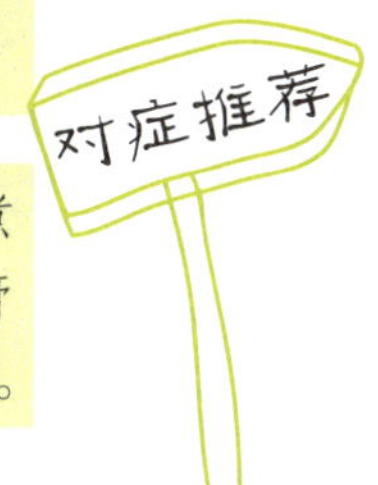

准备材料：桑叶、菊花、杏仁、连翘、桔梗、甘草、薄荷、芦根各适量，蜂蜜 1 小匙。

开始操作：将前 7 味药材一起碾压成粉末，备用；将芦根加水煎煮 10 分钟，取汁；将芦根汁与药粉末、蜂蜜一起调和成膏状，直接敷于患者脐部，外用纱布覆盖，并用胶布固定。

用法提示：每日换药 1 次或 2 次，每次约 3 小时。

【搭配治疗】加贴膻中穴（取坐位或仰卧位，先找到胸部正中线，再找两乳头连线的中点），效果更佳。

其他对症贴脐方

古人认为，有声无痰为咳，有痰无声则为嗽。临床上这两种症状一般都是一起出现的，所以我们统称为咳嗽。风热型咳嗽上文已讲，风寒、风燥型咳嗽，可通过以下贴脐方进行改善。

风寒咳嗽

症状表现：咳嗽声音较重，喉咙痒，痰色白稀薄，伴有鼻塞，流清涕，头痛，怕冷，四肢酸痛等。

贴脐方法：**涂脐法**

取白芥子、麻黄、肉桂各 5 克，半夏、细辛各 3 克，丁香 0.5 克。将上述药材一起碾压成细粉末，然后加入适量清水制成膏状，装入盒中保存即可。取药膏 3 克左右在脐部及其周围反复涂擦。每日涂药 1 次。

风燥咳嗽

症状表现：干咳，无痰或有少量黏痰，伴有咽喉发痒，唇鼻干燥，偶有胸痛，咽干且痛，微恶寒，身热等。

贴脐方法：**填脐法**

取桑叶、豆豉、杏仁、贝母、栀子各 10 克，蜂蜜 1 小匙。将药材混合、捣烂，加蜂蜜调成膏，填入脐孔，用纱布覆盖并固定即可。

远离支气管哮喘的麻烦

32岁的庄女士很害怕感冒，因为她一感冒就容易引起反复长期咳嗽、咳痰症状，还伴有气短或喘气、胸闷、恶寒发热、头痛等。由于工作比较忙，庄女士只去过两次医院就诊，血细胞分析和胸透并未发现异常，就按支气管炎治疗。然而，吃了很多止咳化痰药和多种抗生素，效果都微乎其微。吃药不管用，就自己用偏方，冰糖梨水、川贝水都试了，结果还是无效。怎么回事呢？

经过诊查，庄女士属于典型的支气管哮喘病症。中医认为，肺司呼吸，主管着人体的呼吸功能，是气机升降出入的一个枢纽通道。当肺部的宣肃功能正常发挥时，人体便会呼出污浊之气，吸入新鲜之气，呼吸节奏才能匀称。当肺部被痰浊堵塞之后，肺气不能顺畅运行，必然会影响全身的换气功能，呼吸不利便由此产生。这时，一旦肺气比较虚弱，供给呼吸的气就会不足，人体就会通过“喘”来吸入更多的气，喘证便因此发作了。

再者，肾主纳气，也就是说，呼吸的气在进入人体后，会由肾来吸引向下，使呼吸保持一定的深度。从这一角度看，肺乃气之主，而肾乃气之根。如果肾气不足，肺所呼吸的气无法被肾吸引下来，就有可能导致肺气上逆，从而诱发喘证。正如《医贯•喘论》中所言，“真元耗损，喘出于肾气之上奔，乃气不归原也”。这句话足以说明肺气无法归入肾部，从而使喘证发作。

现实生活中，很多年轻人仗着自己身强体壮格外贪凉，甚至每到夏天都喜欢冲冷水澡，到了冬天连件棉衣棉裤乃至毛衣都不穿。结果上了岁数之后，一旦得了感冒，极易发展为喘证。

从中医角度上看，哮与喘是不同的，哮以呼吸急促、喉中有痰鸣音为主要特征；喘是以呼吸气促、张口抬肩、鼻翼扇动为主要特征。在临床上这二者一般都是同时发作的，故被称为哮喘。根据哮喘发作的原因与基本症状，一般可分为四种类型，即风寒型哮喘、风热型哮喘、肺脾气虚型哮喘以及肾虚型哮喘。上述庄女士就是患有支气管哮喘症状，而症状符合风寒型哮喘，在治疗上应该以祛痰平喘、祛风散寒为主。具体的配方如下：

对症推荐

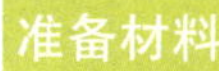

炙麻黄、杏仁、制半夏、白芥子、紫苏子、公丁香各15克，肉桂10克。

开始操作

将上述药材一起研磨成细粉末，过筛后调匀，装入瓶子中密封保存。取适量药粉，填入肚脐眼，外用纱布覆盖，并用胶布固定。

用法提示

每日换药1次，7日为1个疗程。

【搭配治疗】加贴大椎穴（取坐位，先找到颈背交界处椎骨的最高点，再找它的下缘凹陷处）、膻中穴（取坐位或仰卧位，先找到胸部正中线，再找两乳头连线的中点）、天突穴（取仰卧位，先找到胸部正中线，再找到锁骨中间，胸骨上窝中央处），效果更佳。

其他对症贴脐方

哮喘若是得不到及时的治疗，极有可能引起肺气肿、肺源性心脏病，甚至危及生命。我们已经知道风寒型支气管哮喘的贴脐方法，下面就哮喘的其他类型，给出具体贴脐方，希望对大家有所帮助。

风热型哮喘

症状表现：呼吸急促，声高气粗，痰黄黏稠，胸闷，口渴，舌红，舌苔黄等。

贴脐方法1：**敷脐法**

取炙麻黄、石膏、半夏、甘草、金银花、板蓝根、桑白皮、鱼腥草、瓜蒌各10克，生姜、葱白各适量。将前9味药材一起研磨成细粉末，葱白捣烂，生姜榨汁过滤，将三者混合调成糊状，敷于脐部及其周围，以纱布覆盖，并用胶布固定即可。每日换药1次。

贴脐方法2：**填脐法**

取炙麻黄、生石膏、甘遂、杏仁、白芥子、白矾各10克，米醋适量。将上述药材一起研磨成细粉末，装入瓶中保存。治疗时，取适量药粉末，倒入米醋调和成膏状，填入肚脐眼中，外面用纱布覆盖，并用胶布固定。每日换药1次。

肺脾气虚型哮喘

症状表现：喘促，气短，说话声音微弱，咳嗽声音低弱，一活动就出汗，容易困倦乏力，饮食减少，舌淡白等。

贴脐方法：**敷脐法**

取黄芪、防风、五味子各15克，姜汁适量。将3味药材一起研磨成细粉末，过筛，调匀，以姜汁调和成糊状，贴敷于肚脐及其周围，用纱布覆盖，并用胶布固定。每2日换药1次。

肾虚型哮喘

症状表现：喘促时间久，活动时喘得更厉害，呼多吸少，张口抬肩，气短，喜欢躺卧，形寒肢冷，腰膝酸软等。

贴脐方法：**敷脐法**

取熟地黄30克，山药、山茱萸、丹皮、茯苓、泽泻、肉桂、制附子、蛤蚧各10克，盐水适量。将药材研磨成细粉末，倒入盐水调和成糊状，贴敷脐部及周围，用纱布覆盖，用胶布固定。每2日换药1次。

生活调理·专家说

1. 缩唇呼吸法。先用鼻子深吸气，再从嘴里缓慢呼气。动作柔和，时间长短不固定。

2. 搓揉脚心法：用手掌面搓揉脚心，反复操作100次左右即可，频率适中。

胃痛要趁早缓解

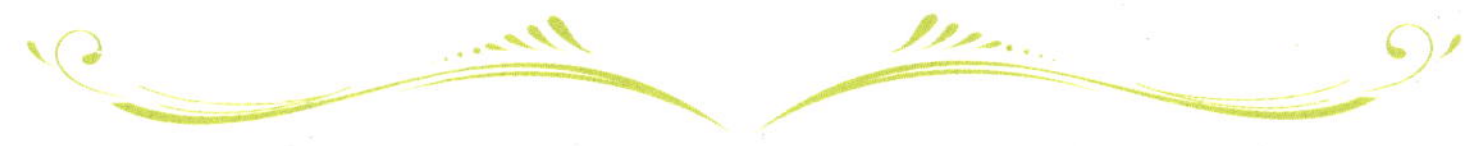

莫先生，一名普通外科医生，经常要加班做手术，一做手术就误了饭点，事后只好随便打发点吃的，久而久之，他的胃痛经常发作，疼痛的感觉虽然不足以要人命，但一阵阵的痛感着实令人难耐，有时甚至会影响他的正常工作。于是来中医门诊找我，寻找改善胃痛的方法。

现实生活中，并不只是外科医生容易得胃病，许多因为职业性质也不能有规律饮食的人们同样会有这样的苦恼，比如警察、饭店服务员等。这类疾病准确地说叫做消化道疾病。那么，这类疾病是如何形成的呢？

胃肠道会有规律地分泌一定的消化液，而且在进食后的半小时左右这种分泌作用达到了高峰。如果要排空整个胃部的食物，就得花费 3~4 小时。然而一日三餐间隔的时间大概就是 4 小时。所以，消化液在正常情况下就会按照这样的规律进行分泌，而此时的胃肠道消化功能就处于正常状态。肠胃道的这一消化规律若是被打乱，久而久之，消化液的分泌处于紊乱状态，胃肠道的疾病便由此产生。

从中医角度看，脾胃主要负责运化食物，而脾气是推动脾胃运行的基本动力。长期的不规律饮食极易损伤脾胃之气，使得脾胃处于气虚状态，这时脾胃疾病就会产生，出现慢性胃炎甚至十二指肠溃疡等。

另外，情志失调导致肝气郁结，也会引起脾胃功能失调，久病不愈也极有可能导致胃痛不适。甚至日常生活中多吃过冷食物也容易导致脾胃虚寒……可见，引起胃部不适的因素有很多，采用中医辅助治疗时必须做到对症下药，不可盲目滥用药物。

从问诊的情况来看，莫先生经常会出现胃部隐隐作痛，痛的时候被按住或暖暖胃部症状就会减轻，劳累过后或受凉后症状又会加重，并伴有神色疲惫、四肢乏力等不适，这是因为脾胃虚寒而引起的胃痛不适，选用养气暖胃的药物来贴脐治疗，有利于改善或缓解疼痛症状。具体配方如下：

对症推荐

准备材料 吴茱萸叶、橘子叶、藿香叶各50克，大葱100克。

开始操作 将上述药物一起捣烂成泥状，烘热，用纱布包裹。治疗时，趁热将药物包敷于肚脐之上，并用热水袋熨之，大约30~50分钟即可。

用法提示 每日可熨脐数次，直至疼痛感消除为止。

【搭配治疗】 加贴中脘穴（取仰卧位，位于上腹部，找到神阙与胸骨剑突结合点连线的中点即可），效果更佳。

其他对症贴脐方

胃痛属于西医范畴，在中医看来，它就是胃脘痛、痞满、腹胀、反胃等病理范畴。根据胃痛的诱发因素，可将其分为脾胃虚寒型、脾胃湿热型、肝胃不和型、瘀血阻滞型等。脾胃虚寒型胃痛，上文已做介绍，此处针对其他不同的胃痛类型，推荐几种贴脐方。

脾胃湿热型

症状表现：胃脘隐隐灼痛，口干口苦，渴不欲饮，纳呆恶心，身重肢倦。

贴脐方法1：**敷脐法**

取巴豆7个（去壳不去油），黄连末2克。将上述药物捣烂成糊状，将药糊敷于肚脐及其周围，并用纱布覆盖，胶布固定即可。每日换药1次，连续敷脐10~15日。

贴脐方法2：**填脐法**

取黄连、黄芩、栀子、香附、淡豆豉、甘草各15克。将上述药物一起研磨成细粉末，调和均匀，再倒入适量凉开水调和成膏状，塞入肚脐眼中，上面覆盖纱布，胶布固定即可。每日或隔日换药 1 次。

肝胃不和型

症状表现：胃脘胀痛，两胁隐隐作痛，胸闷，嗳气，口吐酸水或苦水，烦躁不安，易激动。

贴脐方法：**熨脐法**

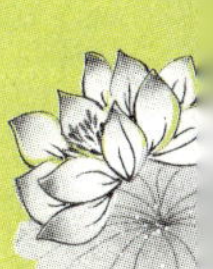

取川芎、香附各 20 克，陈皮、甘草、枳实各 10 克。将上述药材一起研磨成粗粉末，然后倒入适量白酒稍微炒一炒，分袋装起来。取药袋趁热熨肚脐及其周围，冷却之后换一个药袋，反复热熨。每次 30 分钟左右，每日熨脐 2~3 次。

瘀血阻滞型

症状表现：胃脘如刀割或针刺般绞痛，痛有定处、不能按之，食后加剧，或有便血、呕血，舌质紫暗等。

贴脐方法 1：**敷脐法**

取五灵脂、蒲黄、延胡索、青皮、砂仁各 10 克。将上述药物一起研磨成碎末，倒入白酒调和成糊状，敷于肚脐之上，用纱布覆盖，并以胶布固定。每日换药 1 次即可。

贴脐方法 2：**熨脐法**

取当归、川椒各 30 克，香附 40 克，白芷 60 克，艾叶 200 克。将上述药物分成 2 份，各自研磨成粗粉末。第 1 份炒热，装入布袋中，直接熨脐，冷了之后，再炒热第 2 份，熨脐，反复熨之。每次熨脐 20 分钟左右，每日治疗 2 次即可。

生活调理·专家说

缓解胃痛的简易操：平躺在床上，身体放松，调整呼吸，双手向头顶的方向伸直，吸气，再将两腿慢慢抬起，至与上身垂直，再将腿慢慢放下，同时两手臂、背部、头慢慢抬起，呼气。每次做 10 分钟左右，每日早晚各做 1 次即可。

多汗也是一种病

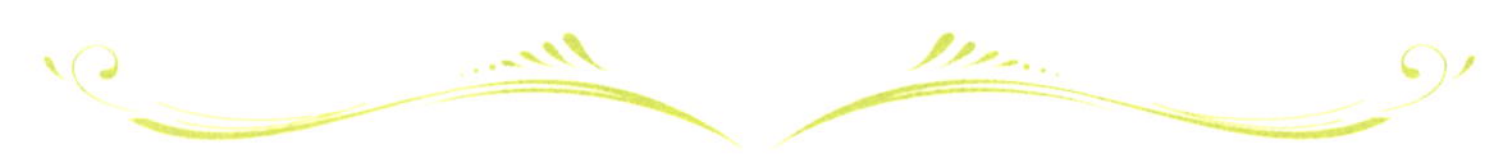

刘先生是某公司销售部经理，非常注重个人形象，可是最近他发现自己非常爱出汗，起初他并没当回事。可出汗的症状越来越严重，有时稍微动一动就会大汗淋漓，平日里西装革履的他与这一身汗实在是很不协调，特别有损他的个人形象。刘先生很想知道，为什么他会比别人多出那么多汗，有什么办法可以帮他解决这一麻烦事吗？

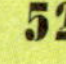

中医认为，汗属于人体五液之一，是由阳气蒸化津液所得的。那么，津液又是从何而来的呢？正所谓“津血同源”，津液自然是与血液一同生化而来的。而且，中医理论说，气属阳，血属阴。可见，唯有阳气与阴血都充裕的情况下，汗液才能正常地排泄。《素问·阴阳别论》有云：“阳加于阴，谓之汗。”阴与阳哪一方面出了问题都会影响汗液的正常疏泄。

汗液是通过肌肤的毛孔排出的，而主管毛孔开合的关键环节在于肺气。这是因为，肺主皮毛，皮肤与毛孔的状态直接由肺功能主管。当肺气不足，难以控制住毛孔的正常开合，就会引起病理现象，比如无缘无故出汗。

准确地说，肺气不足、阴阳失调、阴虚火旺、邪热郁积等因素均会导致汗液分泌与排泄失常，也就会诱发汗症的出现。在不受外界环境因素的干扰下，汗症大致可以分为自汗与盗汗两类，其中白天醒着的时候不自主地出汗、活动时候出汗更严重，即为自汗；睡觉的时候出汗多，但醒来的时候不出汗的情况被称为盗汗。

经过详细的问诊，刘先生的症状明显属于自汗，这主要是由阳虚引起的，在治疗上应该以温阳固表、敛肺止汗为主。其具体配方如下：

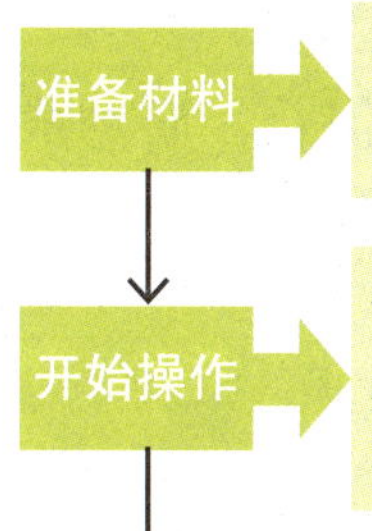

准备材料：黄芪、白术、防风、党参各5克，五倍子、五味子各10克，醋适量。

开始操作：将上述药物一起研磨成细粉末，调和均匀，装入瓶中备用。取10克药粉，加入醋调和成糊状，外敷于肚脐及其周围，覆盖上纱布，并用胶布固定即可。

用法提示：每日换药1次，5日为1个疗程。

对症推荐

【搭配治疗】加贴肺俞穴（取坐位，先找到第3胸椎棘突，棘突下凹陷处即是）、中府穴（取坐位，双手叉腰，先找到锁骨外端下方凹陷处的云门穴，然后在云门穴直下方量约1寸，再找到前正中线旁开6寸即可），效果更佳。

其他对症贴脐方

在中医学者们看来，自汗以气虚、阳虚多见，而盗汗以阴虚火旺更为常见。根据它们不同的病因，我们应该对症用药，科学贴脐。

营卫不固型

症状表现：以自汗为主，伴有盗汗，主要是头、肩背部出汗较为明显，神疲乏力，面色少华，容易感冒等。

贴脐方法：**敷脐法**

取霜桑叶15克，五倍子30克，麻黄根10克。将上述药物一起研磨成细粉末，倒入醋调和成糊状，外敷于肚脐，覆盖上纱布，并用胶布固定。每日换药1次。

营卫失调型

症状表现：以自汗为主，伴有盗汗，全身都出汗，畏寒怕风，不发热或伴有低热，精神疲倦，食欲不振等。

贴脐方法1：**敷脐法**

取煅五倍子60克，枯矾30克。将上述药物研磨成细粉末，然后用鸡蛋清调和成糊状，搓成药饼，直接敷于肚脐及其周围，上面覆盖纱布，用胶布固定即可。每日换药1次。

贴脐方法 2：**填脐法**

取五倍子、郁金各适量，蜂蜜少许。将五倍子与郁金混合，研磨成细碎末，过筛，加入蜂蜜调和成膏状。取适量药物填入肚脐中，以纱布覆盖，用胶布固定即可。每日换药 1 次。

气阴亏虚型

症状表现：以盗汗为主，伴有自汗，形体消瘦，汗出较多，精神不振，心烦失眠、睡着后汗多，口干，手足心灼热等。

贴脐方法：**撒脐法**

取人参、麦门冬、五味子、浮小麦、煅牡蛎各 10 克。将上述药物一起研磨成细粉末，然后直接撒在肚脐及其周围，大约半小时后取下即可。每日换药 1 次。

湿热郁积型

症状表现：自汗或盗汗，多见于头部或四肢，汗出皮肤热，汗渍呈黄色，口臭，口渴，小便赤黄，舌红等。

贴脐方法 1：**填脐法**

取藿香叶、栀子、甘草、防风、佩兰各 10 克。将上述药物一起研磨成细粉末，然后倒入姜汁调和成膏状，直接填入肚脐中，并以纱布覆盖即可。每日换药 1 次。

贴脐方法 2：**熨脐法**

取五倍子、五味子各 10 克，龙胆草、泽泻各 20 克。将上述药物一起研磨成细粉末，过筛，加入浓度为 75% 的酒精调和成糊状，装入瓶中。治疗时取适量药糊，置于蜡纸上，用热水袋熨之，然后贴于肚脐上，用纱布覆盖，并用胶布固定即可。每日换药 1 次。

生活调理·专家说

1. 保持心情愉悦：日常生活中不妨散散步、听听音乐、做做手工活等自己感兴趣的事情，从而保持心情舒畅、避免情绪波动。

2. 多吃些有利于健脾和胃、滋阴散热的食物，如银耳、冬瓜、薏米、海带、苦瓜、小米等，可改善自汗或盗汗症状。

没完没了的拉肚子

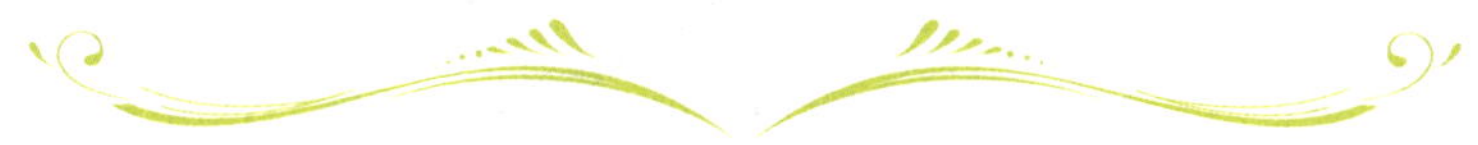

贾女士，45 岁，连续腹泻 7 天，大便呈稀水状，伴有腹胀、腹部坠痛，有时还会呕吐，头晕乏力，不思进食。曾在私人诊所拿了氟哌酸、泻立停，前一两天吃药稍有效果，但隔日又开始复发，再加大剂量也没有用，甚至身体开始出现脱水迹象，特来看中医希望得以全面调理。

拉肚子，学名腹泻，中医称为泄泻。凡是大便次数增多、粪便稀薄、泻出如水样即为泄泻。该病一年四季均可发生，尤以夏秋季节最为多见，秋冬季节则多半为流行性泄泻。

日常生活中，偶有一两次拉肚子的情况实属正常。但是如果是长期拉肚子那就另当别论了，它将给人体带来极大的危害，间接给生活与工作带来一定影响。正所谓好汉也架不住三泡稀，严重的腹泻甚至会使身体脱水、电解质紊乱，特别是钾离子丢失过多等，极易造成身体不适，甚至会危及生命安全。对于一些特殊人群，比如老年人与儿童尤其得认真对待泄泻这一疾病。

一般情况下，泄泻都不会发展为严重的疾病，所以通常无需特殊治疗。一旦泄泻持续不止，甚至伴有剧烈呕吐或高热，偶有便血等，则应立即去医院就诊。若为轻微的泄泻不适，则可根据具体的病因进行贴脐治疗。

中医认为，饮食不节而损伤脾胃、受到外邪侵扰而湿阻脾阳、肝气郁结而引起脾运化失常、脏腑亏虚以致摄纳失调等……均会引起泄泻。该病的主要病变发生于脾胃或大小肠，而基本病因在于脾胃功能失调。可见，要想改善泄泻不适，首先就得调理脾胃，使之恢复正常功能。为此，我建议贾女士配合使用健脾和胃的药方来贴脐，具体配方如下：

对症推荐

准备材料 茯苓、山药各15克，五味子、五倍子各20克，醋适量。

开始操作 将上述药物一起研磨成细粉末，调和均匀，加入醋调和成膏状，外敷于肚脐及其周围，覆盖上纱布，并用胶布固定即可。

用法提示 每日换药1次，3日为1个疗程。

【搭配治疗】加贴中脘穴（取仰卧位，位于上腹部，找到神阙穴与胸骨剑突结合点连线的中点即可）、中府穴（取坐位，双手叉腰，先找到锁骨外端下方凹陷处的云门穴，然后在云门穴直下方量约1寸，再找到前正中线旁开6寸即可）、关元穴（取仰卧位，找肚脐直下3寸，即四指并拢宽处）效果更佳。

其他对症贴脐方

生活中不少人并不重视拉肚子，以为肚子排空了自然就会痊愈，殊不知脾胃因此受到了损伤，以后稍有不慎就会再次引发腹泻，而且没完没了地拉个不停。所以，尽快止住腹泻还是非常有必要的。根据腹泻的不同病因，给大家推荐几个不同的贴脐疗法。

伤食型泄泻

症状表现：大便溏稀，夹有食物残渣，气味酸臭，腹部胀满，便前腹痛，便后痛感减轻，腹痛时拒按，嗳气，偶有呕吐，食欲不振，睡眠不安等。

贴脐方法1：**熨脐法**

取山楂、神曲、半夏、茯苓、陈皮、连翘、莱菔子、藿香、佩兰各10克，砂仁5克。将上述药物一起研磨成碎末，取适量药末，倒入姜汁调和成糊状，敷于肚脐上，再用热水袋熨之，5分钟后取下热水袋，5小时后取下药物。每日治疗1次。

贴脐方法2：**敷脐法**

取吴茱萸、苍术各15克，丁香3克，胡椒1克。将上述药物一起研磨成细粉末，然后倒入香油调和成膏状，直接贴敷于肚脐之上，外用纱布覆盖，并以胶布固定即可。每日换药 1 次。

风寒型泄泻

症状表现：大便清稀、多有泡沫，臭气较轻，肠鸣腹痛，偶有发热、怕冷、鼻流清涕、咳嗽等。

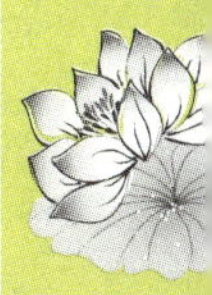

贴脐方法 1：**敷脐法**

取白芷、紫苏、茯苓、半夏、白术、陈皮、厚朴、苦桔梗、藿香、甘草、防风、荆芥、红枣各 10 克，肉桂 5 克。将上述药物一起研磨成细粉末，然后取适量药粉，加入姜汁调和成糊状，直接敷于肚脐及其周围，盖上纱布，并用胶布固定即可。每日换药 1 次。

贴脐方法 2：**填脐法**

取胡椒 9 克，麝香暖脐膏 1 张。将胡椒研磨成细粉末，然后填入肚脐眼，外面贴敷麝香暖脐膏即可。每隔 2 日换药 1 次。

湿热型泄泻

症状表现：大便如水样或蛋花汤样，泄泻时较为急迫，量多，气味较臭，偶有少许黏液，腹痛偶有发生，食欲不振，神疲乏力，口渴，小便短黄等。

贴脐方法：**熨脐法**

取黄连 5 克，葛根、黄芩、炙甘草、苍术各 10 克，冰片适量。将上述药物一起研磨成碎末，再倒入温开水调和成膏状，直接敷于肚脐之上，并用热水袋熨之，半小时后取下热水袋，6~12 小时后取下药物。每日贴敷 1 次。

脾虚型泄泻

症状表现：大便溏稀，面色萎黄，形体消瘦，神疲倦怠等。

贴脐方法：**填脐法**

取人参、白术、肉桂、炮姜各 3 克。将上述药物一起研磨成细粉末，然后混合调匀，填入肚脐眼，盖上纱布，用胶布固定即可。每日换药 1 次。

便秘不出真是事儿

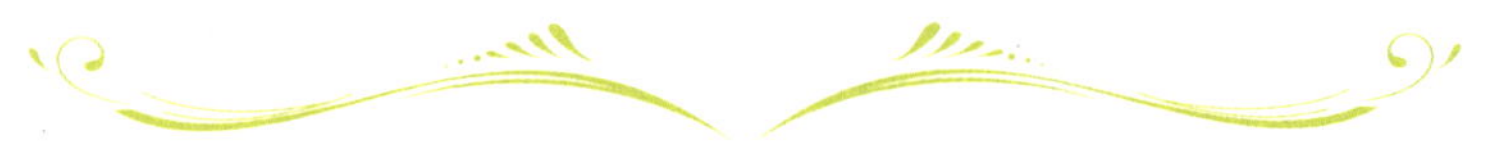

秦先生的父亲已经60多岁了，患便秘的时间也不少于10年了。他的生活习惯一直非常好，饮食也比较清淡，还经常吃蔬果，辛辣食物基本上都不碰，喝水也不算少，但依然会受到便秘的困扰，现在只能长期靠药物来帮助排便。

这种便秘症状究竟是什么原因引起的呢？有没有比吃药更好的解决办法呢？

便秘就是指大便秘结不通、排便时间较长，即使有便感也不容易排出。从中医角度看，如果喜欢吃辛辣厚味极易使肠胃变得燥热，此时就会引起便秘。不仅如此，热病伤津、忧虑过度、久坐少动等因素也会引起便秘，这多半是因为气滞不行、气血不足、伤津耗液引起肠道阴液与津液亏损，从而导致脏腑功能失调。

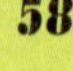

现如今，便秘不仅仅存在于中老年人身上，就连年轻人也会受到便秘的困扰，尤其是年轻女性，发病率已经呈上升趋势，不仅有损健康，还会给女性的美丽容颜“减分”。

对于老年朋友来说，便秘可是一个大麻烦，别看它平时不会给人带来多大困扰，但很多时候，它就是诱发重大疾病的幕后黑手，比如高脂血症、高血压等。所以，便秘之症不容小觑，要做到及早发现、及时治疗。

那么，老年朋友为什么容易患上便秘呢？随着年龄的增长，老年人的食量和运动量明显减少，肠胃分泌的消化液也在减少。加之，老年人肠道的张力和蠕动能力正在逐渐减弱，这使得食物在肠内停留过久，水分被过度吸收，于是便秘就出现了。所以，贴脐方应以补气虚为主，具体配方如下：

准备材料	黄芪 30 克，皂角 15 克，生大黄 10 克，蜂蜜适量。
开始操作	将上述药物一起研磨成细粉末，调和均匀，加入蜂蜜调和成膏状，外敷于肚脐及其周围，覆盖上纱布，并用胶布固定即可。
用法提示	每日换药 1 次，3~5 日为 1 个疗程。

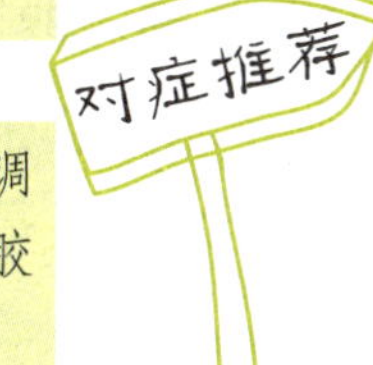

【搭配治疗】 加贴中脘穴（取仰卧位，位于上腹部，找到神阙与胸剑结合点连线的中点即可）、关元穴（取仰卧位，找肚脐直下 3 寸，即四横指并拢宽处）效果更佳。

其他对症贴脐方

由于便秘是由多种原因引起的，故在具体治疗上应分辨虚实，可根据发病原因以及病理表现对症选药、科学配方、合理施治。

燥热型便秘

症状表现：大便燥结，腹部胀满，口干口臭，伴有小便短赤，口舌生疮、身热面赤等。

贴脐方法：**敷脐法**

取芒硝、栀子、桃仁、杏仁各 15 克，冰片少许。将上述药物一起研磨成细粉末，调匀，装瓶备用，勿漏气。治疗时取适量药末，用鸡蛋清调和成膏状，贴敷于肚脐处，用纱布覆盖，再用胶布固定即可。每日换药 1 次。

气滞型便秘

症状表现：排便困难，嗳气，胁腹痞闷，严重时腹部胀痛。

贴脐方法：**填脐法**

取陈皮、厚朴各 15 克，枳实各 20 克。将上述药物混合，一起研磨成细粉末，过筛，装瓶备用。治疗时取适量药末，填入肚脐眼，滴入香油，外用胶布固定即可。每日换药 1 次。

想睡睡不着真难熬

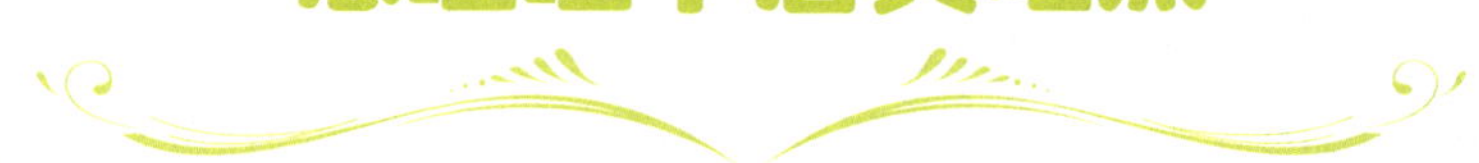

武女士，37 岁，国企职工。武女士的睡眠质量一直不太好，3 年前下岗后更加严重了，晚上非常难入睡，或者刚睡下一会儿就醒了，然后就再也睡不着了。武女士表示她也曾尝试过睡觉之前用热水泡脚，喝杯热牛奶，床头柜放个熟苹果等方法，但效果甚微。由于晚上睡不好，白天经常全身乏力，没有精神。失眠不仅影响她的身体健康，也影响经济收入，武女士只好来医院就诊了。

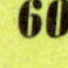

失眠属于一种长时间睡眠质与量不足的病理表现，主要表现形式有：难以入睡、入睡后易醒、醒后难以再次入睡、多梦、睡眠不深、早醒、彻夜不眠等。从中医角度看，失眠又称为不寐、不得卧、不得眠、不得瞑等。

众所周知，人体有阴阳之分，只有当阴阳处于协调状态时，人体才会健康。一旦阴阳失衡，即阴盛阳衰或阴阳失交，那么不寐就会产生。换句话说，一方面，阴气过于虚弱，阳气无法摄纳，不寐出现；另一方面，阳气过于亢盛，阴气不能进入体内，不寐也会出现。对此，《黄帝内经》中有这样的描述："阴者，藏精而起亟也；阳者，卫外而为固也。阴不胜其阳，则脉流薄疾，并乃狂。阳不胜其阴，则五脏争气，九窍不通。"

人之所以能够昏昏欲睡或保持清醒，均是由心神控制的。若阴阳失调，心神便会不安，不寐便由此产生。那么，心神何以不安呢？中医认为，但凡饮食不节、过度悲伤或兴奋、过度安逸或疲劳，等等，均会导致心神紊乱。现实生活中，很多人思虑过多，以至于过度的劳心，导致心气受伤，最终也会诱发不寐。

当然，除此之外，若是肝胆火旺或痰热较盛，以至于心神被扰乱，同样会导致不寐。而心肾不交者极易使肾水不足难以克制住心火，从而导致心火偏盛，最终导致入睡困难。

可想而知，引起失眠的原因很多，而武女士的失眠经是由于思虑过多引起的，此时不妨选用一些具有养心安神的药物来对症贴脐治疗。其具体配方如下：

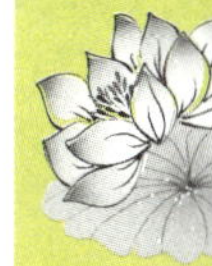

对症推荐

准备材料　丹参、远志、石菖蒲、茯神各 20 克，白酒适量。

↓

开始操作　将上述药物一起研磨成细粉末，调和均匀，加入白酒调和成膏状，外敷于肚脐上，并用棉花填至与肚脐齐平，然后用胶布固定即可。

↓

用法提示　每日换药 1 次，15~20 日为 1 个疗程。

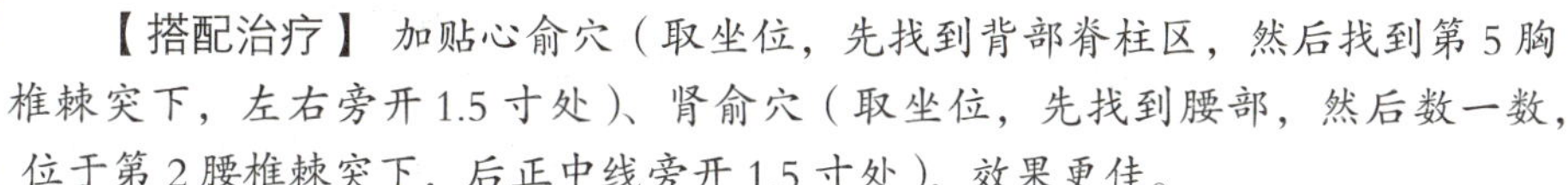

【搭配治疗】加贴心俞穴（取坐位，先找到背部脊柱区，然后找到第 5 胸椎棘突下，左右旁开 1.5 寸处）、肾俞穴（取坐位，先找到腰部，然后数一数，位于第 2 腰椎棘突下，后正中线旁开 1.5 寸处），效果更佳。

其他对症贴脐方

失眠不仅有病情轻重缓急之分，就连病因、病症也各不相同，所以在治疗上除了对症之外，还应根据病情的轻重合理用药。

心脾两虚型失眠

症状表现：难以入睡，多梦易醒，心悸，健忘，神疲乏力，食欲不振，面色无华，舌淡，舌苔薄等。

贴脐方法 1：**熨脐法**

取党参、黄芪、白术、茯神、酸枣仁、龙眼肉、木香、甘草、当归、远志、夜交藤、丁香各 5 克，生姜、红枣各适量。将上述药物一起研磨成细粉末，装瓶备用。治疗时，取适量药末，加入姜汁调成糊状，贴敷于肚脐上，并用热水袋熨之，30 分钟后取下热水袋，3 小时后取下药物。每日治疗 1 次。

贴脐方法 2：**熨脐法**

取人参 1 克，黄芪、木香、龙眼肉各 10 克，夜交藤、合欢皮各 20

克。将前 4 味药材一起研磨成细粉末，夜交藤、合欢皮加水煎煮取汁。将药末与药汁混合，调和均匀制成膏状，再贴敷于肚脐上，并用塑料薄膜覆盖，并用热水袋熨之。每日换药 1 次。

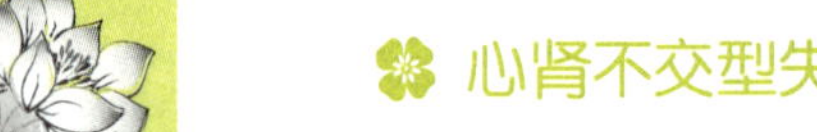

心肾不交型失眠

症状表现：心烦不得眠，头晕，耳鸣，多梦，五心烦热，遗精，腰酸，健忘等。

贴脐方法 1：**填脐法**

取黄连、肉桂各 5 克，人参、玄参、生地黄、五味子、远志、酸枣仁、合欢皮各 10 克。将上述药物一起研成细粉末，装入瓶中保存。治疗时，取适量药末，加入盐水调和成膏状，填入肚脐眼，用纱布覆盖并固定即可。每日换药 1 次。

贴脐方法 2：**填脐法**

取黄连、肉桂各 30 克。将上述药材一起研磨成细粉末，然后加入蜂蜜调成药丸，直接填入肚脐中，并用胶布封固即可。每日换药 1 次，连续治疗 10 次为 1 疗程。

阴虚火旺型失眠

症状表现：性情急躁，多梦，惊恐易醒，头痛，胁肋胀痛，手足心发热，盗汗，口苦，咽干等。

贴脐方法：**敷脐法**

取黄连、黄芩、白芍、熟地、远志、夜交藤各 10 克，鸡蛋 1 个。将上述药物一起研磨成细粉末，然后加入鸡蛋黄调和成糊状，直接敷于脐部及其周围，用纱布覆盖，并用胶布固定即可。每日换药 1 次。

生活调理·专家说

1. 芳香疗法：可将干燥的薰衣草花瓣做成香包，放入枕头内。薰衣草含有特殊成分，有一定的镇静作用，可调整自主神经，从而有效抑制神经过于兴奋，帮助更好地入睡。

2. 足浴疗法：准备好稍热的水，在温水中滴入 2 滴薰衣草或者玫瑰精油，将双脚泡于热水中进行足浴，能起到消除疲劳和促进睡眠的作用。

对付糖尿病有良方

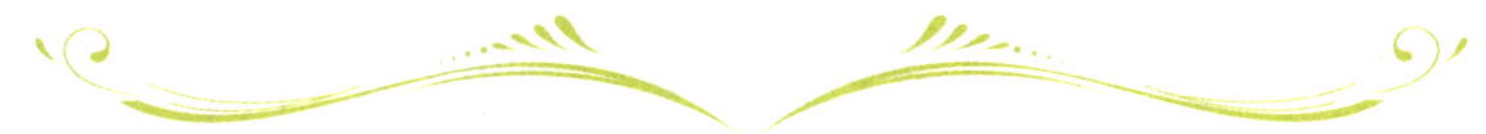

苏先生，今年40刚出头，身形比较胖，前段时间单位安排体检，不幸被查出糖尿病。近日来苏先生总觉得口干舌燥、浑身乏力、眼睛也有点看不清东西、耳鸣现象时有发生，有时候甚至觉得头晕目眩的。苏先生深知糖尿病一旦得上就离不开药物，他想通过中医疗法改善病情。

糖尿病已不只是遗传而来的了，很多人会因为饮食不节、情志失调、劳欲过度等问题招惹上糖尿病；而且糖尿病也不再是老年人的专属，糖尿病发病年龄越来越年轻化，甚至有人不到40岁就开始天天吃降糖药了。更有甚者，糖尿病的最初发病并不明显，很多人在不知情的情况下患上糖尿病，这样一来就会耽误了最佳的治疗时间。糖尿病在中医里被称为“消渴”，表现出“三多一少”的基本症状，也就是多尿、多饮、多食、疲乏消瘦等。根据这三多症状的主次，在《证治准绳》中还对消渴做出了明确的分类：“渴而多饮为上消，消谷善饥为中消，渴而便数有膏为下消。”

◎上消：喝水特别多。主要病因是居于上焦的肺热较大。中医讲，肺主水液，一旦肺的功能失调，津液输布就会出问题，口渴症状就会严重起来。

◎中消：吃得特别多。主要病因在于胃火旺盛。胃热则善于消化食物，所以这类患者比正常人更能吃。然而，胃火过旺是会伤及人体津液的，最终导致吃得多但身形还是比较消瘦。

◎下消：尿比较多。主要病因在于下焦有问题。糖尿病发展为后期，耗损时间较长，肾精亏虚，肾气难以固涩，排尿的次数变得更加频繁，尿量也比较多，尿液还浑浊。

我们都知道，高血糖是因为胰岛发生病变引起的。首先，糖分是机体活动与代谢的能量来源，也是机体组成的重要部分。胰岛功能一旦失控，糖代谢便会失调，糖分在身体某些部位就难以发挥应有的功能，最终只能跑到血液中去。换句话说，这时糖分便不能在应有的工作岗位上“执勤”，神经与血管就受到牵连而出现问题，全身的营养与功能活动也会受到影响，最终导致身体发生病变。血糖在初期还是比较好控制的，一旦发展到后期，血糖便难以稳定下来，极有可能引发严重的并发症，比如四肢发麻、对冷热的感觉降低，甚至四肢末端坏死等。

根据苏先生的症状表现，以及其他的诊断结果显示，他的病情属于上消型，且发现得比较早，在治疗上我建议他按时服用降糖药，并辅以肚脐敷贴，双管齐下改善病情。具体的贴脐配方如下：

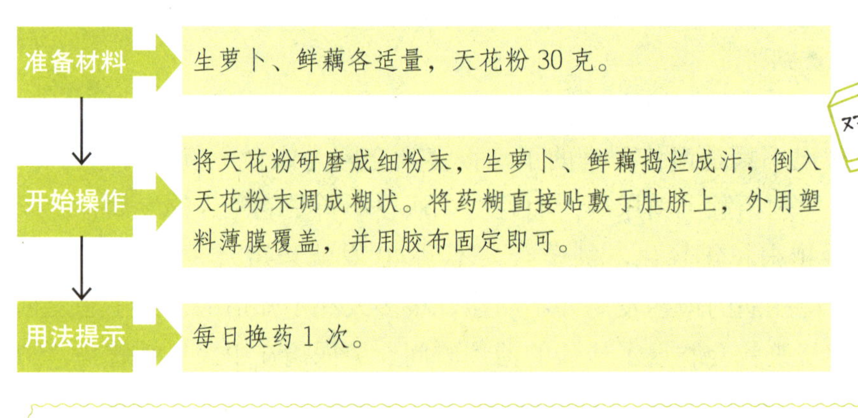

【搭配治疗】加贴三阴交穴（正坐垂足，先找到内踝尖直上 3 寸处，再找到胫骨内侧缘）、足三里穴（取坐位，屈膝，先找到犊鼻穴，再向下量 3 寸，即四指并拢宽处），效果更佳。

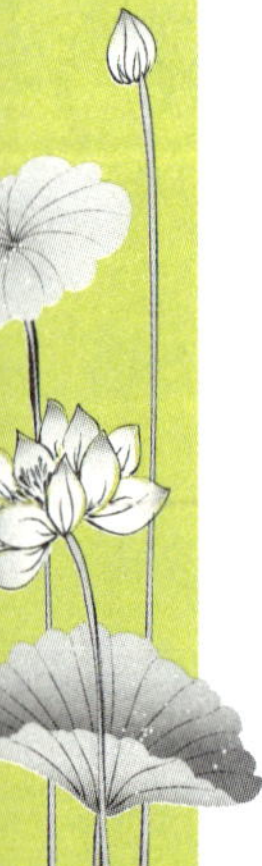

其他对症贴脐方

上文已经介绍过，糖尿病可划分为上消、中消、下消三类。不同类型应给予不同的贴脐方药：

上消型

症状表现：烦渴多饮，口干舌燥，尿频，尿量多等。

贴脐方法 1：**填脐法**

取生石膏 50 克，知母 20 克，生地黄、玄参、炙甘草各 10 克，天花粉 20 克，黄连 10 克，粳米少许。将上述药物一起研磨成粉末，取药末适量，加入盐酸二甲双胍 40 毫克，混合均匀，填入肚脐中，盖上纱布，用胶布固定即可。每日换药 1 次。

贴脐方法 2：**敷脐法**

取生石膏、知母、甘草、人参各 10 克，大米适量。将大米加水煎煮取汁；将前 4 味药材一起研磨成细粉末，加入米汤调成糊状，直接敷脐，用纱布覆盖，并用胶布固定即可。每日换药 1 次。

中消型

症状表现：多食，容易饿，口干想喝水，形体消瘦，大便秘结等。

贴脐方法 1：**敷脐法**

取生石膏 30 克，黄连、麦冬、芒硝各 10 克，天花粉、山药各 60 克。将前 4 味药材一起研磨成细粉末，后 2 味药材加水煎煮，滤取浓汁。将药汁与药粉混合在一起调成糊状。治疗时，取适量药糊直接敷于肚脐上，并用胶布固定即可。每隔 2~3 日换药 1 次。

贴脐方法 2：**敷脐法**

取玄参、麦冬、生地黄、大黄、芒硝各 10 克，蜂蜜适量。将前 5 味药材一起研磨成细粉末，取适量药末，加入蜂蜜调和成糊状，直接敷于脐部及其周围，用纱布覆盖，并用胶布固定即可。每日换药 1 次。

下消型

症状表现：尿频，尿量多，尿有甜味或如膏脂，口干多饮等。

贴脐方法 1：**敷脐法**

取黄芪 30 克，黄精、太子参各 15 克，生地黄 20 克，荔枝核、天花粉、山药各 60 克。将前 5 味药材一起研磨成细粉末，后 2 味药材加水煎煮滤取浓汁。将药汁与药粉混合调成糊状，取适量药糊直接贴敷于肚脐及其周围，并用胶布固定即可。每隔 2~3 日换药 1 次。

贴脐方法 2：**熨脐法**

取猪胰适量，麻油少许。将猪胰低温烘干，研磨成碎末。然后取 6 克猪胰末，加入麻油调和均匀，直接敷于脐部及其周围，并用纱布覆盖，用胶布固定，再用热水袋熨之，30 分钟后取下热水袋。每日换药 1 次。

头痛莫撞墙

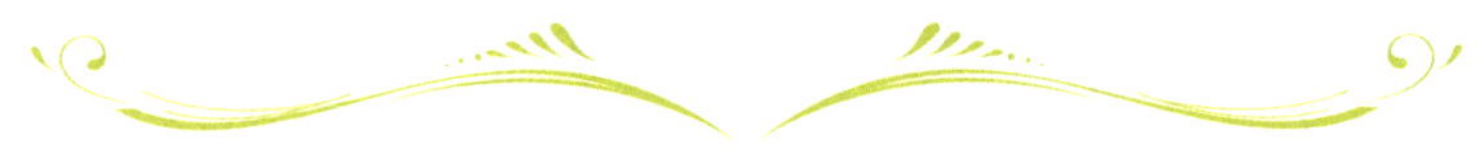

秦女士一直从事外贸工作，工作繁忙，生活无序，有时为了工作会出现黑白颠倒的情况。最近她总是不时地出现头痛，疼痛难忍的时候就服用止痛片缓解，可药劲过后头痛又周而复始地折磨她。严重影响了她的日常工作，为此前来医院就诊。

头痛是日常生活中最为常见的症状之一。在这个竞争激烈、生活节奏快、个人角色多元化的社会环境中，头痛的发病率更是呈上升趋势。

头痛，准确地说，是指头颅上半部即眉毛以上至枕下部的疼痛，是人体对各种致痛因素所产生的主观感受。这种致痛因素大多来自物理、化学等方面。临床上比较多见的头痛症状与主观情绪、劳累、紧张、睡眠不足等有很大关系，甚至在生气、愤怒、激动、焦虑、工作不顺利及遇到挫折时，头痛症状会加剧。

中医学认为，头为“诸阳之会、百脉所通”，既有经络相连，又有眼、耳、鼻、口诸窍。内外相通的许多疾病的症状都反应到头部。头痛的病因不同，症状各异，轻者头部不适或胀痛，有时疼痛局限于某部位；重者头痛头晕，甚至头部胀痛如裂。如感冒引起的头痛，痛连项背，伴有全身症状；过劳的头痛只限于前头部或颞部。头痛如呈反复发作性的，多为高血压和颈椎病等引起。头为“诸阳之会”“清阳之府”，又为髓海所在。五脏的气血精华、六腑的清阳之气，都会上注于头部。如果人体遭到外邪侵袭，且外邪上犯头部且滞留于头部，阻碍体内的气血精华及清阳之气滋养头部，便会导致头部经络受阻，脑因失去了营养物质的滋养而出现头痛。

那么，就秦女士来说，她自述头痛刚发作的几分钟之内或几个小时之内，会出现疲倦无力、精神不振等症状，甚至偶尔会出现视物模糊、头痛欲裂、难以集中精神等症状，别说工作就连玩乐都毫无兴趣。针对秦女士的问题，给她推荐一个上清止痛的贴脐方，希望能帮助她摆脱头痛困扰。具体配方如下：

对症推荐

准备材料 生石膏30克，川芎、白芷、菊花、羌活、郁金各10克，甘草6克。

开始操作 将上述药材一起研磨成细碎末，取适量药末，加入姜汁调和成糊状，直接敷于肚脐及其周围，盖上纱布，并用热水袋熨之。30分钟后取下热水袋，5小时后取下药物。

用法提示 每日治疗1次，10日为1个疗程。

【搭配治疗】加贴太阳穴（取坐位，在头部，先找到眉梢与目外眦中间，再向后量约1横指，在凹陷处）、丘墟穴（取坐位，先找到外踝，在外踝前下方趾长伸肌腱的外侧凹陷处）、足三里穴（取坐位，屈膝，先找到犊鼻穴，再从犊鼻穴向下量3寸），效果更佳。

其他对症贴脐方

头痛作为一种反复发作的病症，根据病因与病理表现，可具体分为风寒型头痛、风热型头痛、肝气郁结型头痛、痰浊型头痛、瘀血阻滞型头痛等。治疗时应按照不同的类别对症选药施治。

风寒型头痛

症状表现：头痛剧烈，痛程较短，痛连项背，伴有鼻塞、流涕等。

贴脐方法：**熨脐法**

取川芎、羌活、荆芥、防风、白芷、延胡索各10克，细辛3克，甘草6克。将上述药物一起研磨成细粉末，取适量药末，加入茶叶水调和成糊状，直接敷于脐部及其周围，用纱布覆盖，再用热水袋熨之。30分钟后取下热水袋，5小时后取下药物。每日治疗1次。

风热型头痛

症状表现：头痛欲裂，伴有恶寒发热、面红耳赤、口干想喝水等。

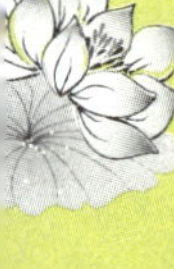

贴脐方法 1：**敷脐法**

取炒决明子 30 克，藁本 10 克。将上述药材一起研磨成细粉末，取适量药末，加入茶水调和成糊状，直接贴敷于肚脐及其周围，用纱布覆盖，并用胶布固定即可。每日换药 1 次。

贴脐方法 2：**熨脐法**

取白芥子 30 克。将白芥子研磨成细粉末，装入瓶中。治疗时，取 5 克药粉，加入温开水调和成膏状，直接填入肚脐中，隔布 2 层，然后用热水袋直接熨之，至出汗为止。每日治疗 1 次。

肝气郁结型头痛

症状表现：头胀痛、情绪较好时疼痛减轻，伴胸闷胁胀等。

贴脐方法：**敷脐法**

取柴胡、香附、枳壳、川芎、陈皮、白芍、佛手各 10 克，甘草 6 克。将上述药物一起研磨成细粉末，取适量药末，加入姜汁调和成糊状，敷于肚脐及其周围，用纱布覆盖，并用胶布固定即可。每日换药 1 次。

痰浊型头痛

症状表现：头昏痛，痛及颈项，伴有胸闷、脘腹胀满、饮食不振、恶心、呕吐等。

贴脐方法：**敷脐法**

制半夏、胆南星各 20 克，茯苓、陈皮、生姜各 10 克。将上药研磨成细粉末，加入醋调成糊状，直接敷于肚脐之上，用纱布包扎即可。每日换药 1 次。

瘀血型头痛

症状表现：头痛日久、头痛如针刺，伴有健忘、心悸等。

贴脐方法：**敷脐法**

取白芷、红花、桃仁、赤芍、川芎各 10 克，甘草 6 克。将上述药物一起研磨成细粉末，取适量药末，加入白酒调和成糊状，直接贴敷于肚脐及周围，用纱布覆盖，并用胶布固定即可。每日换药 1 次。

让血压慢慢降下来

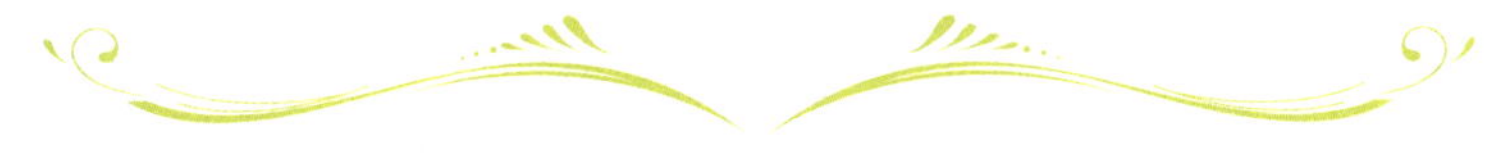

秦先生，男，56岁，患高血压病3年，血压一般保持在180/90毫米汞柱左右。秦先生之前是一家大公司的接待员，经常忙于应酬，鱼、肉、酒长期吃喝下去，高血压便不请自来了，时不时会感到头晕、耳鸣、心跳加速、舌红苔黄，也越来越健忘。上周，秦先生在小区里与老伙计们一起下棋，走的时候忘记拿包了，钱包、钥匙全丢了，他一着急，血压又一路飙升到190/110毫米汞柱了，赶紧来医院就诊。

众所周知，用血压计测量结果显示：收缩压大于140毫米汞柱或者舒张压大于90毫米汞柱，即为高血压。但是这必须每天在同一时间测量，且连续3天以上都高于标准值，方可判定为高血压病。那么，为何血压会升高呢？

从西医角度看，人体的血压调节机制一旦失衡，全身细小动脉便会痉挛，导致血管壁的压力增大，久而久之，血管壁会严重受压并处于长期缺氧状态，最终导致血管壁变硬、变厚，血管腔势必变窄，血压进一步升高。从中医角度看，高血压多因肝肾阴虚、肝阳上亢等原因引起，所以高血压基本可以分为以下类型，即肝风上扰型、阴虚阳亢型、痰瘀阻络型、气血两虚型等。

此外，情志的不良刺激也是高血压发病的原因之一。《黄帝内经》中说："怒伤肝""喜伤心""思伤脾""忧伤肺""恐伤肾"。可见，情志对脏腑功能的影响极大，其中肝火郁结，容易导致急躁易怒，风阳升动，上扰清空，则会诱发头晕目眩之症。

上述案例中的胡先生则属此种情况。因此，可选用平肝潜阳的药物来贴脐辅助降低血压，具体配方如下：

对症推荐

准备材料 天麻、钩藤、川芎各30克，石决明、牛膝、杜仲、桑寄生各20克。

开始操作 将上述药材一起研磨成细粉末，取适量药末，用脱脂棉裹起来如小药球状，然后直接填入肚脐中，按紧之后用胶布固定即可。

用法提示 每日治疗1次，10日为1个疗程。

【搭配治疗】加贴涌泉穴（取坐位，卷足，先找到足底掌心前面正中凹陷处的前方，然后找到脚底肌肉的“人”字纹路，再找到“人”字纹的交叉部位即是），效果更佳。

其他对症贴脐方

高血压并不可怕，但高血压引起的并发症却危害甚大。若是高血压长期得不到控制，心脏负荷大，心肌功能受损，严重的话甚至会引起心脏衰竭。另外，高血压还会引发脑血管意外，甚至引起肾萎缩或肾衰竭等。所以，高血压必须及早控制，并要根据不同病症合理地用药。

肝风上扰型

症状表现：眩晕，头痛，耳鸣，视物不清，唇舌麻木，面红耳赤，大便干结，急躁易怒等。

贴脐方法1：**熨脐法**

取吴茱萸、肉桂、磁石各30克，蜂蜜适量。将前3味药材一起研磨成细粉末，加入蜂蜜调和成药饼，软硬适中。然后贴于肚脐上，用胶布固定，再用热水袋熨之。20分钟后取下热水袋，药物每日更换1次。

贴脐方法2：**敷脐法**

取珍珠母、槐花、吴茱萸各20克，米醋少许。将前3味药材一起研磨成细粉末，然后加入米醋调和成糊状，直接贴敷于脐部及其周围，上面覆盖着纱布，用胶布固定即可。每日换药1次。

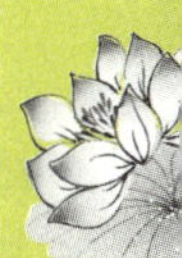

阴虚阳亢型

症状表现：眩晕，头痛，头胀，耳鸣，头重脚轻，心烦易怒，失眠多梦，目涩口干，腰膝酸软，手足心热等。

贴脐方法 1：**撒脐法**

取羚羊角粉 1 克，钩藤、石决明、夏枯草、生地黄、黄芩、白芍、丹皮各 10 克。将上述药物一起研磨成细粉末，然后取适量药末，直接撒在肚脐及其周围，并用纱布覆盖即可。每日换药 1 次。

贴脐方法 2：**敷脐法**

取天麻、栀子、黄芩、杜仲、益母草、桑寄生、夜交藤、延胡索各 10 克。将上述药物一起研磨成细粉末，取适量药末，加入温开水调和成糊状，敷于肚脐上，用纱布覆盖，用胶布固定即可。每日换药 1 次。

痰瘀阻络型

症状表现：头晕、头重如蒙，视物旋转，胸闷呕恶，舌苔白腻。

贴脐方法：**敷脐法**

取半夏、白术、天麻、茯苓、生地黄、赤芍、川芎、川牛膝、甘草各 10 克。将上述药物一起研磨成细粉末，然后加入姜汁调和成糊状，直接敷于脐部及其周围，用纱布覆盖，并用胶布固定即可。每日换药 1 次。

生活调理·专家说

1. 自制决明子茶： 用炒好的决明子直接泡水，代茶饮，可以有效地预防并改善高血压症状。

2. 按摩内关穴： 内关穴有助于调节血压，没事在家可以用按摩棒重力按压内关穴 2 分钟左右，每日按摩数次。

3. 醋浸花生仁： 取花生仁 100 克，醋 200 毫升。将花生仁直接倒入醋中浸泡 7 日即可。每晚临睡前咀嚼 10 粒花生仁，血压下降后可隔数日再食用 1 次。此方有利于保护血管壁，预防血栓的形成。

4. 泡温泉浴： 多泡温泉浴，有利于放松神经、改善大脑皮层与心脑血管功能，从而有效地调节血压。

改善中风后遗症

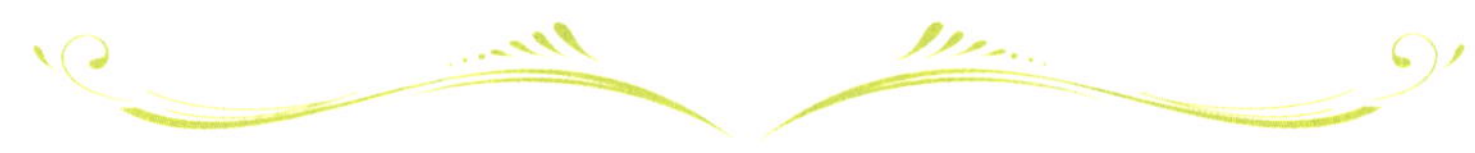

郭阿姨退休在家准备享清福，没想到某一天在家做家务时突然倒在沙发上起不来了。送到医院检查才知道原来是脑出血，幸好出血面积不大，抢救及时。出院后生活基本能够自理，只是手脚动起来没有以前灵活，吃饭时嘴角时不时会流下口水。医生说这是中风后遗症的表现，但郭阿姨还是想知道日常生活中是否有办法可以改善或根除这些问题？

中风常见于40岁以上人群，发病突然，且多起于急症，临床上主要以突然昏倒、半身不遂、偏身麻木、口眼歪斜以及语言不利为主要症状。

中风在中医中的称呼较多，从病名上看，若是昏迷则被称为仆击、大厥、薄厥，若是半身不遂则被称为偏枯、偏风等。引起中风的原因有很多，比如饮食不健康、过度劳累、高血压或高血脂没有得到控制、情绪激动以及外感风邪等。中医认为，这些因素均会导致脏腑阴阳失衡，气血循环受阻，从而导致气血逆乱，肝阳暴涨。此时，所谓的内风由此产生，在体内不停地旋动，夹杂着痰湿、火邪，在经脉中上蹿下行。一旦它们进入脑部，络损血溢，瘀阻脑络，极易导致神窍被蒙蔽，从而使人突然昏倒、眩晕头痛、心悸等。

中风后，一般需要尽早进行康复训练，在恢复期间若是得不到及时且得当的治疗，气血便会失调、经脉便会受阻，以至于产生各种后遗症。西医所说的脑出血或脑血栓就属于中医学“中风”的范畴，故这两类疾病的后遗症均可按照中风后遗症治疗。中风的病变中心位于脑，但在治疗后遗症时还是要以祛风邪为主。这个风邪来自于两个方面，一是外部而来的外风，一是人体自身产生的内风。风邪若是能被去除掉，中风的问题就基本被解决了。那么，如果祛风呢？上述郭阿姨刚过中风急性期，出现了半身不遂、肢体疼痛等不适，所以最好选用熄风止痉的药物来贴脐治疗。具体配方如下：

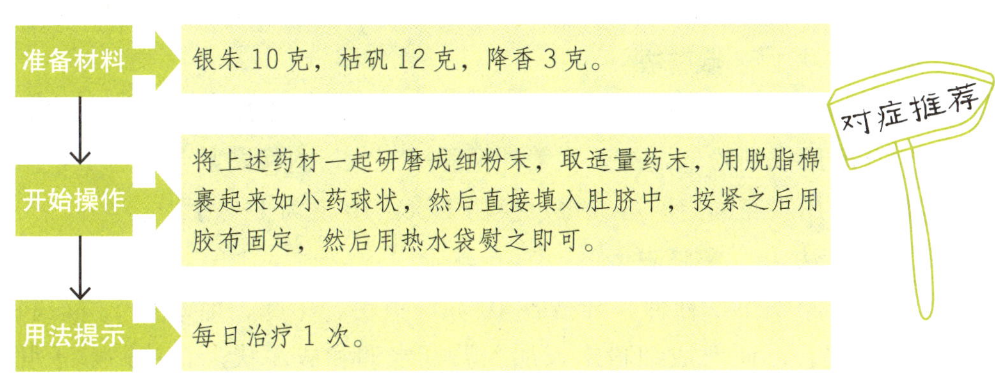

【搭配治疗】加贴涌泉穴（取坐位，卷足，先找到足底掌心前面正中凹陷处的前方，然后找到脚底肌肉的“人”字纹路，再找到“人”字纹的交叉部位即是），效果更佳。

其他对症贴脐方

中风在缓解期常见的类型分为风痰瘀阻型、气虚络瘀型以及肝肾亏虚型。日常生活中，我们可以根据它们所呈现出的具体病理表现合理地配药、科学地施治。

风痰瘀阻型

症状表现：口眼歪斜、舌强难以说话或不能说话、半身不遂、肢体麻木等。

贴脐方法1：**敷脐法**

取天麻、胆星、天竺黄、半夏、陈皮各10克。将上述药物混合，研磨成细碎末，调和均匀，倒入生姜汁调成泥状，直接贴敷于肚脐及周围，并用纱布覆盖，用胶布固定即可。每日换药1次，8~10次为1个疗程。

贴脐方法2：**填脐法**

取桑枝、鸡血藤、丹参、红花各10克，钩藤、石决明、夏枯草各5克。将上述药物一起研磨成细粉末，混合均匀，直接填入肚脐内，用宽胶布封固即可。每隔2日换药1次，10次为1个疗程。

气虚络瘀型

症状表现：肢体软弱无力、四肢冰凉、面色萎黄、舌苔薄白、舌质呈淡紫色等。

贴脐方法 1：**敷脐法**

取黄芪、桃仁、红花、赤芍、川芎、地龙、牛膝各 8 克。将上述药物混合，研磨成细粉末，加入生姜汁调和成泥状，直接贴敷于肚脐上，用纱布覆盖，用胶布固定即可。每日换药 1 次，10 次为 1 个疗程。

贴脐方法 2：**熨脐法**

川断、桑寄生、杜仲、桂枝各 10 克，黄芪、牛膝、地龙各 5 克。将上述药物混合，研磨成细粉末，加入温开水调和成泥状，直接贴敷于肚脐上，用纱布覆盖，用热水袋熨之。20 分钟左右取下热水袋，24 小时后换药。

肝肾亏虚型

症状表现：半身不遂、肢体僵硬或拘挛变形、舌强不能说话、偏瘫、肢体肌肉萎缩等。

贴脐方法：**敷脐法**

取地黄、何首乌、枸杞子、山萸肉各 10 克，当归、鸡血藤各 6 克。将上述药物混合，研磨成细粉末，加入生姜汁调和成糊状，直接贴敷于肚脐上，用纱布覆盖，用胶布固定即可。每隔 1 日换药 1 次，15 次为 1 个疗程。

生活调理·专家说

1. 足浴改善法：取鸡血藤、透骨草、红花各 20 克。加水煮沸后，浸足 30 分钟左右。如果患者出现半身不遂等症状，可先浸泡双手或者患手，再浸泡双足，泡的时候手指或者脚趾要在药汤中进行自主屈伸锻炼。此法有利于补肝益肾、祛风除湿、活血舒筋，从而有效地改善肢体疼痛、手足麻木等中风症状。

2. 按摩改善法：用力推揉足底涌泉穴，有利于促进血液循环，温通经络的同时也能改善气血运行，从而改善半身不遂、四肢麻木等不适。

停不下来的打嗝声

王女士这几天吃完饭总觉得胃里堵得慌，喝水将胃里的食物顺下去之后反而开始打起嗝来。以前也碰到过打嗝现象，一般憋一口气或者喝几口水就能止住。可是最近却特别严重，试过各种方法都不管用，就连晚上睡觉都会打嗝。王女士觉得有点异样，怀疑自己得了某种怪病，于是前来找我就诊。

打嗝，每个人几乎都经历过。虽然轻度“打嗝”并不算什么病，但时间长了停不下来，确实让人很头疼，甚至有时还会有损个人形象，尤其是在一些重要场合，比如面试、公开课、重要的宴会、浪漫的约会等，着实令人难堪。更重要的是，长时间打嗝，人也会非常难受。

专家认为，打嗝完全属于正常的生理现象。日常生活中，进食或饮水过快、突然吃进刺激性食物、吸入冷空气、大笑、个别姿势改变，都可能引起打嗝。从西医角度看，打嗝就是单纯性的膈肌痉挛。膈肌就是横膈膜，位于腹腔与胸腔之间，也就是一块分割胸腔与腹腔的肌肉。人体进行呼吸时，吸气时，膈肌会相应的收缩一下，以便于保证正常的呼吸。然而，由于某些原因导致横膈膜发生痉挛性收缩，就会产生打嗝现象。

中医对打嗝也有一定的研究。不能停止的打嗝在中医理论中被称为呃逆。它主要是由胃气不和、不降反升造成的。一般来说，胃气是主降的，降气则为顺。换句话说，胃气是下行而非上逆才属正常。胃与膈由经脉连接着，当某种原因引起胃气不能下降时，膈肌的气机就会受到影响。一旦胃气上逆于喉咙里，呃逆便会发作。

另外，平日里性格较为急躁的人也比较容易发生呃逆。中医认为，五志分为喜、怒、思、悲、恐，分别与五行、五脏对应。其中怒与肝、木对应，而肝主情志的疏泄，过于愤怒必然会损伤肝气，久而久之便会造成肝气郁结不通。肝与胃同属于中焦，一旦肝气不畅，胃气必然也会受到影响，由此会导致肝气不下降，呃逆便产生并难以停下来。

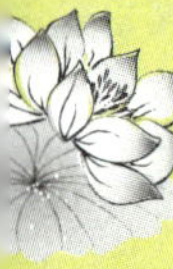

虽然大部分情况下打嗝是个正常的现象，没什么好担心，但有时候它们也是疾病的征兆。连续性或顽固性的打嗝，常常是由脑血管或神经疾病、尿毒症、糖尿病并发酮中毒等紧急情况引起，也有可能是一些严重疾病的晚期表现。所以，一旦发现打嗝增多或打嗝时间超过两天以上，最好及时治疗。对于一般性的打嗝，我们也可以用贴脐的方式来缓解。具体配方如下：

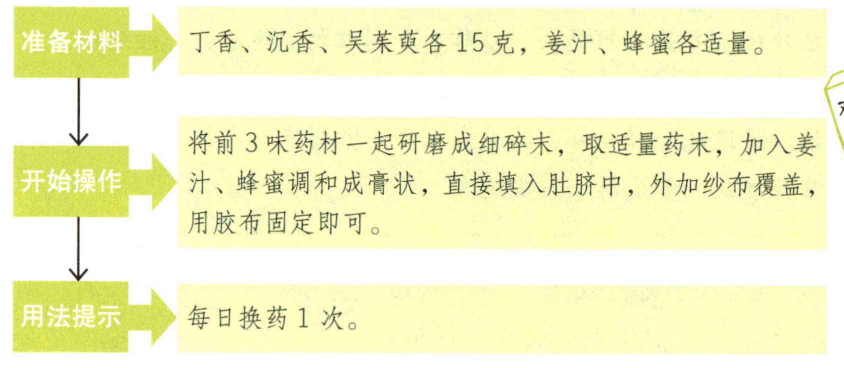

【搭配治疗】加贴内关穴（伸肘仰掌，微屈腕，先找到腕横纹，向上量约2横指，再找到掌长肌腱与桡侧腕屈肌腱之间的凹陷处）、缺盆穴（取坐位，先找到乳中线，再找到锁骨上窝中点处）、中脘穴（取仰卧位，位于上腹部，找到神阙穴与胸剑结合点连线的中点），效果更佳。

其他对症贴脐方

中医将呃逆分成了几种类型，其中胃寒气滞型、脾胃阴虚型、肝气郁结型较为常见，每种类型的症状表现不同，选择的贴脐方也不尽相同。

胃寒气滞型

症状表现：呃逆声较为缓慢且连续，呃逆不止，伴有胃脘冷痛。

贴脐方法1：**熨脐法**

取丁香、制附子、干姜、木香、羌活、小茴香各20克，盐250克。将前6味药物一起研磨成细粉末，取20克药末，加入温开水调和成糊状，贴敷于脐部及其周围，上面盖一层薄布；将盐炒热，用布包裹起来，然后置于药糊之上熨之。每天治疗 1~2 次，每次 1 小时。

贴脐方法 2：**敷脐法**

取吴茱萸、干姜、丁香各 50 克，小茴香 75 克，肉桂、生硫黄各 30 克，胡椒 5 克，荜拨 25 克。将上述药物一起研磨成细粉末，取 25 克药末，加入等量的面粉，倒入温开水调成糊状，贴敷于脐部及其周围，用纱布覆盖，用胶布固定即可。每日 1~2 次，每次 1 小时。

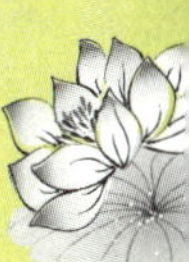

脾胃阴虚型

症状表现：呃逆声低沉、短促且不连续，口干咽燥，或食后饱胀，大便干结，舌红少苔。

贴脐方法：**敷脐法**

取沙参、玉竹、生地各 20 克。将上述药物一起研磨成细粉末，然后用枇杷叶 30 克水煎 30 分钟，取汁与药末调和成糊状，直接敷于脐部及其周围，外用纱布覆盖，用胶布固定即可。

肝气郁结型

症状表现：呃逆声急迫且连续，呃逆难以停下，胁肋部胀满疼痛、脾气暴躁、性情急躁、容易发怒等。

贴脐方法 1：**涂脐法**

取丁香、木香、乌药、枳壳各 10 克。将上述药物研磨成细粉末，加入食醋调和成膏状，涂在脐部，覆盖上纱布即可。每日换药 1 次，至止住呃逆即可。

贴脐方法 2：**敷脐法**

取生赭石 30 克，沉香、法半夏各 15 克。将上述药物一起研磨成细粉末，取 20 克药末，倒入生姜汁调和成膏状，敷于肚脐上，外用纱布覆盖，用胶布固定即可。每日换药 1 次。

生活调理·专家说

1. 摩脐止呃法： 搓热双手掌，置于肚脐之上，从左到右或从右到左反复按摩脐部 100 下，至小腹部感觉温热为宜。

2. 按压耳垂法： 按压耳垂后颅骨基部的柔软部位，可使膈膜放松，从而止住呃逆。

眩晕不用慌

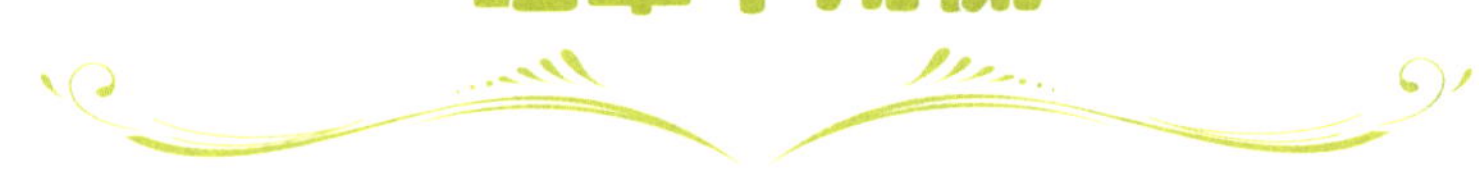

林女士，50岁，闲来在家带孙子，一天在小区公园里陪孙子玩耍，突然觉得头晕眼花、天旋地转、心跳慌慌，坐在了地上。在邻居的帮助下回到了家，儿女听说后立即带母亲来医院就诊。

眩即眼花，晕即头晕，临床上这二者常常同时出现，故被统称为“眩晕”。此病症好发于中老年人，青年人群偶有发生，而且它一般都是反复发作的。轻者闭上眼睛可改善症状；严重者就像坐车或坐船一般旋转不定，几乎无法站立，时常会恶心、呕吐、出汗多，面色极其苍白。

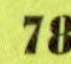

此病的发生多半是由于情志失调、饮食内伤、体虚久病、失血劳倦以及外伤或手术造成的，但究其根本主要还在于“虚”。无论是阳虚还是阴虚，抑或是精虚，均会引起风、火、痰、瘀上扰，从而导致眩晕。比如，长期忧郁恼怒，气郁化火，使肝阴暗耗，肝阳上亢，则耳鸣、头晕、目眩等病理状态就会出现。又比如，气虚者，风、寒、暑、湿等外邪就会入侵体内，从而导致痰湿、痰火等，痰浊壅滞或痰火上炎，均易引起眩晕。还比如，肾精亏虚者则髓海不足，髓海不足则脑失所养，同样会引起眩晕。

眩晕除了头晕眼花之外，看似没什么大碍，实则却严重影响了正常的工作与生活，而且严重的眩晕症状极有可能发展成为中风、厥证或脱证等，甚至会危及生命。所以，我们要高度重视眩晕，及早治疗眩晕。

那么，我们再来看看上述案例中的林女士，据其自述得知，她最近一段时间总感觉全身乏力、食欲不振，看一天孙子下来就觉得身心劳累。观察其面色发现，其脸色苍白、精神倦怠。这是典型的气血不足引起的眩晕。中医认为，肝藏血，如果肝血不足，脑海得不到及时的补养，必然会导致眩晕的出现。可见，要想控制眩晕的发生与发展，林女士可以选用养血益气疏肝的药物来贴脐。具体配方如下：

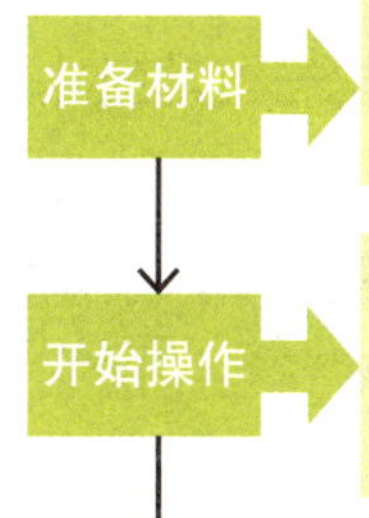

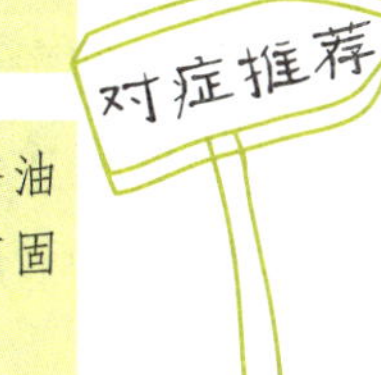

准备材料：取太子参、黄芪、白术、当归各10克，熟地黄、半夏、香附、麦冬各5克，茯苓、五味子各2克。

开始操作：将上述药物一起研磨成细粉末，过筛，倒入适量香油调和成糊状，贴敷于肚脐上，用纱布覆盖，以胶布固定即可。

用法提示：每隔2日换药1次。

其他对症贴脐方

中医将眩晕分成了多种类型，除上述案例中的气血亏虚型以外，还可分为肝阳上亢型、肾精不足型等，每种类型都有不同的贴穴方，下面为大家一一介绍。

肝阳上亢型

症状表现：头晕目眩，胸闷恶心，烦躁易怒，耳鸣多梦，面红耳赤等。

贴脐方法：**熨脐法**

天麻、钩藤各15克，石决明10克，生姜20克，葱白（带须）7根。将所有药物一起研磨成粗末，放入铁锅内，加醋炒热，用纱布包裹，然后趁热放在肚脐上熨之。冷却之后再炒热再熨。每次治疗30分钟左右，每日3~5次即可。

肾精不足型

症状表现：眩晕，视力减退，双眼干涩，健忘，心烦口干同，耳鸣，神疲乏力，腰膝酸软，遗精等。

贴脐方法：**敷脐法**

取沙苑子、菟丝子、肉苁蓉、灵磁石各10克，肉桂2克。将上述药物一起研磨成细粉末，装入小布袋中，直接敷于肚脐处，外用胶布固定即可。每隔5日换药1次。

外科、骨科疾病这样贴

坐骨神经不再痛

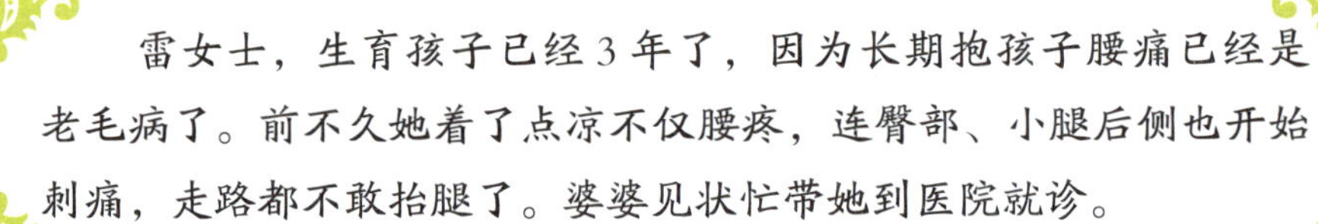

雷女士，生育孩子已经3年了，因为长期抱孩子腰痛已经是老毛病了。前不久她着了点凉不仅腰疼，连臀部、小腿后侧也开始刺痛，走路都不敢抬腿了。婆婆见状忙带她到医院就诊。

经过检查确定，雷女士属于坐骨神经痛。这种病症在生活中并不少见。坐骨神经痛在中医里属“痹证”范畴，其疼痛的位置主要集中在腰臀部以及臀部后面，甚至会波及小腿后外侧、足外侧等部位，但一般都是单侧身患病；疼痛的感觉主要表现为钝痛、灼热、刺痛等，在行走、活动或者牵拉时疼痛感往往明显加剧。

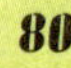

坐骨神经痛的致病因素绝非一种，一般都是多种因素同时袭来，但主要原因不外乎风、寒、湿等外邪以及外在损伤等。具体来说有以下三种：

第一，寒湿侵袭。比如久居严寒之地且缺乏必要的防寒措施、水中作业或者必须顶风冒雨工作等。长期以往，寒湿之邪就会使得经脉受阻，气血运行必然不顺畅，从而“不通则痛”。中医认为，寒、湿均属于阴邪，容易使得腰腿痉挛疼痛，甚至难以屈伸，有些时候还会产生麻木、冰凉等。这一系列症状还极易反复发作，病程较长。

第二，气血瘀滞。比如外邪侵袭体内的时间较长、跌仆损伤等，均会使气血受阻，也就是血不能正常运行，最终在体内形成瘀血，而且不得消散。血瘀必然会引起痹痛，而且多以刺痛为主。

第三，肝肾亏虚。尤其是身体虚弱者，一般无力将外邪驱除出去，只能任由寒湿之邪更加深入体内，最终只会导致肝肾更加的不足，筋骨失去了濡养，最终导致筋脉牵扯拘急，造成骨节疼痛，活动时痛感加剧等。

上述雷女士就是因为寒湿侵袭导致了坐骨神经痛。在具体施治时，我建议她以清热利湿、舒筋活络为主的药物进行贴脐疗法即可。具体配方如下：

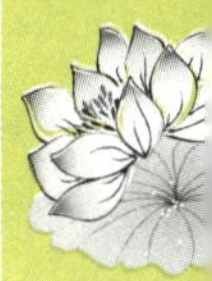

对症推荐

准备材料：防己、苍术、牛膝、川芎、独活、当归、桑寄生、杜仲、黄芪、党参、砂仁、白术、淮山药、核桃仁各15克，豨签草、海风藤、桑枝各20克，黄芪10克。

开始操作：将上述药物一起研磨成碎末，取适量药末，倒入适量的白酒调和均匀，制成糊状，直接贴敷于肚脐及其周围，盖上纱布，用胶布固定即可。

用法提示：每日换药1次，8~12日为1个疗程。

【搭配治疗】加贴腰阳关穴（在腰部的后正中线上，找到第4腰椎棘突，棘突下凹陷即是）、肾俞穴（取坐位，先找到第2腰椎棘突下，旁开1.5寸处）、环跳穴（取侧卧位，在股外侧部，当股骨大转子最凸点与骶管裂孔连线的外1/3与中1/3交点处），效果更佳。

其他对症贴脐方

从中医角度讲，坐骨神经痛可分成三种类型，即寒湿侵袭型、气血瘀滞型以及肝肾不足型。而致病因素不同，所选用的贴脐方也有所区别。上述案例中已涉及了寒湿侵袭型的贴脐方法，为了让读者朋友们掌握更多的贴脐方，下面再为读者朋友们推荐几种。

寒湿侵袭型

症状表现：腰腿后侧及外侧疼痛，遇寒加剧，温暖即可舒缓，局部常有冷感，入夜尤其严重等。

贴脐方法1：**敷脐法**

取川芎、草乌、桂枝、乌蛇肉各12克，怀牛膝16克，细辛、防风、赤芍各20克。将上述药物一起研磨成细粉末，取适量药末，加入适量白酒调和成膏状，直接贴敷于肚脐上，用纱布覆盖，并用胶布固定即可。每日换药1次，10~15日为1个疗程。

贴脐方法 2：**填脐法**

取皂刺、薏苡仁各 30 克，独活、制附子、防己各 9 克，肉桂 6 克，姜黄、苍术各 15 克。将上述药物碾压成细粉末，取适量药末，倒入适量生姜汁，调和制成药膏，直接填入肚脐内，盖上纱布封固即可。每隔 2 日换药 1 次，10 次为 1 个疗程。

气血瘀滞型

症状表现：病程较长，反复发作，疼痛剧烈，痛如针刺或麻木，患肢不可屈伸，有明显压痛等。

贴脐方法 1：**填脐法**

取独活、桑寄生、当归、桂枝、红花、桃仁、元胡各 10 克，川牛膝、川芎、黄芪各 25 克，威灵仙、鸡血藤各 35 克，甘草 5 克。将上述药物一起研磨成细粉末，取适量药物，加入适量生姜汁调和成膏状，然后搓揉成如黄豆大小的药丸，取 1 粒药丸直接填入肚脐内，盖上纱布，用胶布固定即可。每隔 2 日换药 1 次，15 次为 1 个疗程。

贴脐方法 2：**熨脐法**

取独活、威灵仙、千年健、杜仲、牛膝、续断、当归、红花、川芎、地龙各 10 克，木瓜 12 克，鸡血藤 30 克。将上述药物一起研磨成细粉末，取适量药末，加入白酒调和成糊状，直接贴敷于肚脐上，盖上纱布，用热水袋熨之。30 分钟后取下热水袋，5 小时左右取下药物即可。每隔 1 日治疗 1 次。

肝肾不足型

症状表现：腰腿酸软乏力，筋脉有时会痉挛，走路有点困难，劳累后疼痛加剧，卧床时痛感减轻，烦躁不安，盗汗，头晕，耳鸣，夜尿频多，大便干燥等。

贴脐方法：**敷脐法**

取桑寄生 35 克，炒杜仲、独活、当归尾、赤芍、桂枝、制附子、怀牛膝、防风各 10 克，薏苡仁、熟地黄各 25 克。将上述药物一起研磨成细粉末，加入生姜汁调和成糊状，直接贴敷于肚脐上，用纱布覆盖，并用胶布固定即可。每日换药 1 次，10~15 日为 1 个疗程。

无“痔”之人更轻松

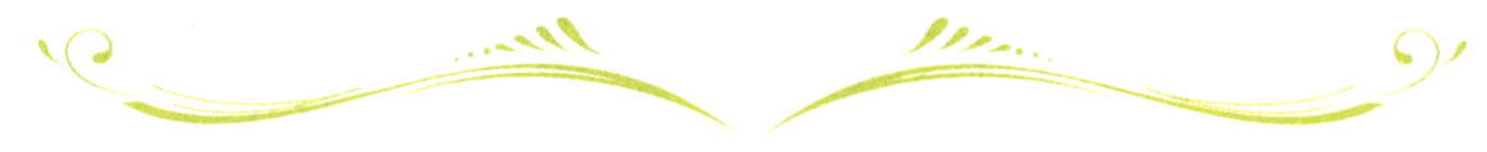

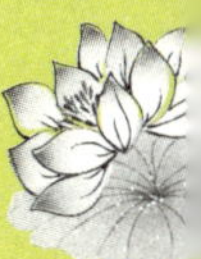

张先生，32岁，一家科技公司的经理，患有痔疮。他一直认为痔疮不算病，可最近应酬较多，喝酒、不规律饮食等原因，使其痔疮问题更加严重，不仅大便的时候特别费劲，还会伴随出血症状，这让他有些担心了，于是前来医院就诊。

俗话说“十人九痔”，可见痔疮的发病率是相当高的。所谓的“痔”是肛门直肠底部及肛门黏膜的静脉丛发生曲张而形成的静脉团，又可将其分为内痔、外痔、混合痔等。肛肠作为人体的“出口”，一旦发生“拥堵”，轻则让人寝食难安，重可危及生命。最让人困扰的是，痔疮的复发率特别高，因此一定要给予足够的重视。

中医认为，痔疮的发病不单纯是局部因素，更主要的是由于人体阴阳失调，加之外感、内伤、六淫、七情等因素所致。那些爱吃辛辣与味道厚重食物的人，体内极易产生过多的燥热之气，热邪会进入大肠，导致局部血液循环不畅。血液一旦淤积，热邪与瘀血就会相互搏结，滞留不散，从而引发痔疮。

很多人可能会有这样的疑问：重庆、四川人天生爱吃辣，那么四川得痔疮的人是不是会有很多呢？其实不然。四川人爱吃辣，主要与当地特殊的地理位置与气候环境有关。四川在一个盆地中，空气湿度较大，加上冬天没有暖气，所以四川聚集了湿气与寒气，四川人唯有吃辣方可促进气血循环，帮助体内排出多余的湿气，使人产生温暖而抵御寒气的入侵。然而，北方气候干燥，室内还有暖气供应，空气特别干燥，所以北方地区若是吃得过于辛辣，反而会对身体造成不利。上文中张先生就属于这种情况，吃多了辛辣食物，加之生活饮食没有规律，导致血液循环不畅，最终引起了痔疮。针对这种情况，我专门给他配了一副消除痔疮的肚脐贴，以便达到清泻大肠之火热的目的，在治疗过程中一定要忌辣。具体配方如下：

对症推荐

准备材料 生地黄、火麻仁各15克，大黄、桃仁、白芍、当归各10克，川芎、生甘草各6克，韭菜汁、蜂蜜各适量。

开始操作 将前8味药材一起研磨成细粉末，加入蜂蜜、韭菜汁调和均匀，制成糊状，直接贴敷于肚脐上，外用纱布覆盖，并用胶布固定即可。

用法提示 每隔1日换药1次，10~15日为1个疗程。

【搭配治疗】加贴长强穴（取跪伏或胸膝卧位，在尾骨尖端与肛门连线中点的凹陷处）、承山穴（取俯卧位，先找到下肢伸直或足跟上提时腓肠肌部的人字纹，再找到凹陷处）、二白穴（伸臂仰掌，先找到腕横纹，向上量4寸；再找到桡侧腕屈肌腱两侧，左右各一穴），效果更佳。

其他对症贴脐方

痔疮，除了有内痔（发生在肛门齿线内）与外痔（发生在肛门齿线外）之分，按照致病原因又可分为湿热下注型、风伤肠络型、脾虚气陷型等，故在治疗上需要根据具体的致病原因来用药与贴脐。

湿热下注型

症状表现：便血色鲜、量多，痔核脱出，胀痛或糜烂坏死，口干不想喝水，口苦，小便黄等。

贴脐方法1：**敷脐法**

取苍术、防风、泽泻、槟榔、黄柏各15克。将上述药物混合，捣烂，直接敷于脐部及其周围，上面覆盖着纱布，用胶布固定即可。每日换药1次，10次为1个疗程。

贴脐方法2：**敷脐法**

取生地榆、酒大黄各15克，艾叶、升麻各5克，桂枝10克。将上述药物一起研磨成细粉末，调和均匀，分成10份。治疗时，取1份药末，加入蜂蜜调和成面团状，贴敷于肚脐上，外用麝香止痛膏覆盖，然后用绷带固定即可。每日换药1次。

风伤肠络型

症状表现：大便带血、滴血或喷血而出，口干、大便燥结等。

贴脐方法1：**敷脐法**

取枳壳适量，捣碎。将上药入锅，加入少量清水，煮热，然后直接贴敷于肚脐上，盖上纱布，用胶布固定即可。每日换药1次，15~20日为1疗程。

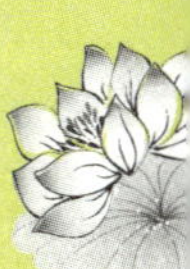

贴脐方法2：**敷脐法**

取僵蚕、全蝎各15克，绿豆100粒。将上述药物一起研磨成细粉末，调和均匀；取适量药末，加入鸡蛋清调和成面团状，直接贴敷于肚脐上，外加纱布覆盖，并用胶布固定即可。每日换药1次，5日为1个疗程。

贴脐方法3：**敷脐法**

取青黛10克，白及20克，香附15克，冰片少许。将上述药物一起研磨成细粉末，调和均匀。治疗时取适量药末，加入蜂蜜调和成糊状，贴敷于肚脐上，用纱布覆盖，并用胶布固定即可。每日换药1次，5日为1个疗程。

脾虚气陷型

症状表现：肛门坠胀，大便带血，面色少华，神疲乏力，便溏等。

贴脐方法：**填脐法**

取升麻、柴胡各10克，炒白术、白矾各6克，冰片少许。将上述药物研磨成细粉末，取适量药末，加入蜂蜜调和成膏状，直接填入肚脐眼内。盖上纱布，用胶布固定。每日换药1次，10日为1个疗程。

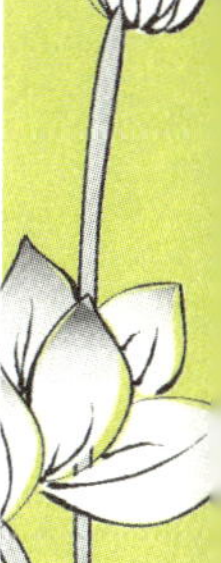

生活调理·专家说

1. 提肛运动： 先平躺，双手自然放于身体两侧，双脚伸直，双腿交叉（女性右腿在上，男性相反），将臀部、大腿用力夹紧，同时提肛，保持9秒钟。然后放松，调整呼吸。

2. 泡臀减痛法： 拿一盆温水，水刚好能浸没臀部为宜，浸泡10~15分钟。此法有利于清洁臀部，缓解痔疮引起的疼痛。

贴肚脐，腰不痛

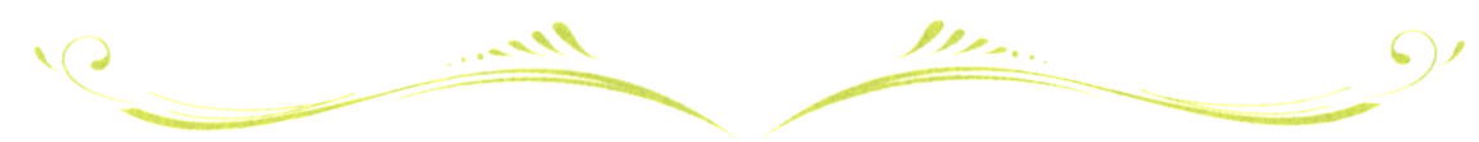

赵大爷已迈入古稀之年，经历过困难时期，年轻时没少受累吃苦，随着年龄的增长，腰痛的问题越来越严重。赵大爷尝试过推拿按摩，但按摩当时管用，过后又恢复老样子，他也尝试过针灸，但效果一般。这两天，赵大爷的腰痛病又犯了，因此前来医院就诊，希望能找到一种更好的疗疾方法。

腰痛又名腰脊痛，并不属于疾病范畴，仅是一个症状，是一种自觉腰部疼痛的病症。多半与急性腰扭伤、慢性腰肌劳损、腰椎间盘突出等密切相关。

中医认为，腰为肾之外府，为肾之精气所灌注之处。肾主骨生髓，故肾之精气充足与否，多半会影响腰部。腰部为身体的重要关节，故肾精亏虚，不能充养于腰部，多可见腰部活动不利而疼痛，转侧不能等症。但是，肾虚并不是导致腰痛的直接原因，而外邪才是导致腰痛的罪魁祸首。

所谓外邪，大多是指风、寒、湿等导致人体疾病的病因。一旦寒湿侵袭腰部，就会阻塞经络的通畅，进而影响气血的运行，导致气血运行不畅，再加上寒邪与湿邪的助力，多半就会引起腰部双侧或单侧冷痛，躺卧时难以转侧。

当今社会犯腰痛者不计其数，而且腰痛已不再是老年人的专利，现代生活的节奏与生活模式使得不少年轻人也开始出现腰背疼痛的问题。事实上，无论是老年人还是年轻人腰痛，多半是因为寒湿引起的。上述案例中的赵大爷就是因为年轻时感受寒湿所致，加上年老肾精亏虚，最终导致腰痛愈发严重。针对这种情况，下面我给大家推荐一款有助于添精固肾、散寒祛湿的贴脐方。

准备材料 生地黄、山药、山茱萸、茯苓、泽泻、丹皮、肉桂、制附子、郁金、延胡索各10克，丁香5克。

开始操作 将上述药材一起研磨成细粉末，取适量药末，倒入适量盐水调和成膏状，直接敷于肚脐及其周围，外加纱布覆盖，用胶布固定，再用热水袋熨之。

用法提示 30分钟后取下热水袋，10小时后取下药膏，每隔4日治疗1次。

对症推荐

【搭配治疗】 加贴肾俞穴（取坐位，先找到第2腰椎棘突下，旁开1.5寸处）、腰眼穴（取坐位，在腰部，找到第4腰椎棘突下，左右旁开3.5寸处）、命门穴（取坐位，在腰部，先找到第2腰椎棘突，在其棘突下缘凹陷处），效果更佳。

其他对症贴脐方

腰痛多表现为慢性且反复腰背疼痛、卧床休息后痛感减轻、阴雨天加重、晴天又减轻、腰腿活动一般无明显的障碍，或有腰肌痉挛、脊柱侧弯等。根据腰痛所表现的不同症状，在具体治疗上应有所区别。

风寒湿困型

症状表现：腰部冷痛且有沉重感，转侧不利，卧床休息仍不减轻，天气变化症状加重，腰部热敷后感觉舒适等。

贴脐方法1：**熨脐法**

取桂枝、艾叶、蛇床子各15克，土木鳖4个。将上述药物一起碾压成细碎末，装入布袋中，平摊在肚脐上，再用热水袋熨之。每日治疗2次，每日换药1次，15日为1个疗程。

贴脐方法2：**敷脐法**

取木香、桂枝、肉桂、制附子片、炒吴茱萸、蛇床子各10克，面粉、生姜汁各适量。将前6味药材一起研磨成细粉末，装瓶备用。治疗时取适量药末，加入面粉，倒入生姜汁调和成泥状，直接贴敷于肚脐及其周围，外用纱布覆盖，用胶布固定即可。每日换药1次，10次为1个疗程。

肾气亏虚型

症状表现：腰部酸软无力，劳累后加重，休息后缓解，腰部捶按后减轻，伴有耳鸣、头发早脱、肢体乏力等。

贴脐方法 1：**填脐法**

取韭菜子、蛇床子、制附子、肉桂各 30 克，川椒 100 克。将上述药物混合，倒入香油浸泡 10 日左右，再熬煮成膏，将独头蒜 100 克捣烂，倒入药膏，搅拌均匀，制成如黄豆大小的药丸。治疗时，取 1 粒药丸填入肚脐内，贴上胶布固定即可。每隔 3 日换药 1 次。

贴脐方法 2：**熨脐法**

取肉桂 30 克，吴茱萸 90 克，生姜 120 克，葱头、花椒各适量。将上述药物捣碎，一起入锅炒热，以布包裹，直接放在脐部熨之。冷却后再炒热，再熨之。每日治疗 1 次。

气滞血瘀型

症状表现：腰部胀痛或刺痛，痛处固定不移，夜间症状更加严重，局部肿胀，俯仰转侧受限等。

贴脐方法 1：**敷脐法**

取当归、红花各 30 克，乳香、没药各 20 克，川牛膝 15 克。将上述药物一起放入醋内浸泡 4 小时，然后放入锅内加热煮沸 40 分钟，用纱布放入醋内浸透，趁热将纱布贴敷于肚脐上，冷却后再加热浸泡，再敷贴。每日治疗 1 次，每次治疗 4~6 小时。

贴脐方法 2：**敷脐法**

取酒大黄 100 克，当归尾、红花、延胡索各 15 克。将上述药物一起研磨成细粉末，调和均匀，取适量药末，加入生姜汁调匀制成糊状，贴敷于肚脐上，盖上纱布，用胶布固定即可。每日换药 1 次。

生活调理·专家说

1. 粗盐搓腰法：洗浴完毕血液循环旺盛，将粗盐轻轻搓于两侧腰部，5~10 分钟洗掉，对慢性腰肌劳损起到很好的缓解作用。

2. 伸展上肢法：跪坐，双手上举，两手掌心向前交叉于头后，双臂尽量向后张开；恢复；双手向背后伸展，两手掌向后交叉于腰部，双臂尽量向后张开。此法有利于拉伸腰部，缓解腰部不适。

贴脐疗法改善风湿痛

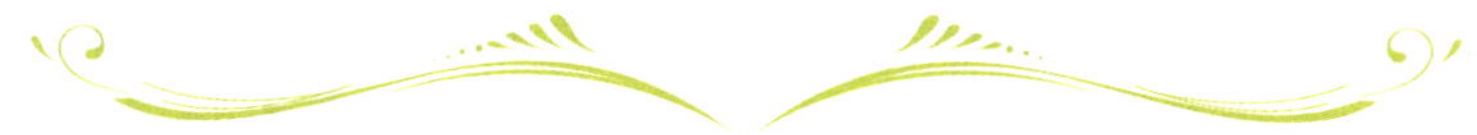

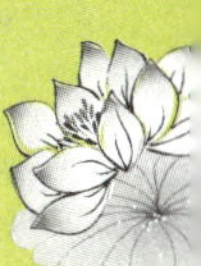

王女士，40 岁出头，一直害怕寒湿气，膝关节与肘关节都有点变形，甚至僵硬。在家待着时，所有的门窗一年四季基本都是紧闭着的；外出时，即便是炎炎夏日，她也不敢穿裙子，每天都得穿着长袖长裤。稍有天气变化，她的腿脚活动起来就有些笨拙，还总是疼痛难忍。

风湿病不分地域，在我国的发病率普遍较高，而且不论男女皆可发病，成年人居于多数。从中医角度看，风湿即为痹症。正如《黄帝内经》中所说：“风、寒、湿三气杂至，合而为痹。”所谓的痹症，实乃风、寒、湿、热等邪气使得经络不通、气血不畅，导致筋骨、关节、肌肉等出现疼痛、酸麻、屈伸不利、僵硬甚至变形等问题。

《黄帝内经》中又说：“正气存内，邪不可干，邪之所凑，其气必虚。”也就是说，痹症的产生，究其根本，当属阳气亏虚。具体而言，阳气一旦不足，卫气就会不固，风、寒、湿等邪气就会趁虚而入，随后便导致经脉堵塞不通，紧接着气血运行就变得不顺畅了。中医认为，“不通则痛”，一旦风、寒、湿等邪气深入至骨骼，接踵而来的必然是关节疼痛、僵硬、变形乃至不得屈伸等。

一般来说，风湿病在早期阶段比较容易治疗，只要给予积极的综合性治疗，一般都能较好地恢复。然而，本病一旦发展为晚期或长年不得愈，极有可能引发更为严重的问题，比如关节强直、肌肉萎缩等，连基本生活都无法自理，甚至终身残疾都是有可能的。那么，早期风湿病患者应该如何治疗呢？

中医认为，肾主骨。若想要治疗风湿病痛，最好的办法就是补肾。所以，在吃药治疗的基础上，我给大家推荐一个补肾驱寒、活血通络、祛风除湿的脐贴方，可以帮助王女士以及同类病症的人们缓解病痛。具体配方如下：

对症推荐

准备材料：川乌、草乌、川芎、白芷、陈皮、苍术、厚朴、半夏、麻黄、枳壳各30克，寻骨风、干姜、桂枝、吴茱萸各15克，羌活、独活各60克。

开始操作：将上述药物一起研磨成细粉末，调和均匀。治疗时，取30克药末，加入生姜汁或白酒调和成糊状，直接贴敷于肚脐上，上面覆盖纱布，用胶布固定即可。

用法提示：每隔3日换药1次，10次为1个疗程。

【搭配治疗】加贴犊鼻穴（取坐位，屈膝，先找到髌骨下缘，再找到髌韧带外侧凹陷）、委中穴（取俯卧位，稍屈膝，在大腿后面，找股二头肌肌腱和半腱肌肌腱，即腘窝中央），效果更佳。

其他对症贴脐方

中医认为，风湿即为痹症，而痹症又分为行痹、痛痹（或寒痹）、着痹。且这三者在贴穴用药方面各有不同，一般情况下需根据不同症状给予不同的贴方。

行痹

症状表现：肢体关节、肌肉酸痛，痛处多游走不定，伴有轻微热痛或风寒等。

贴脐方法1：**敷脐法**

取透骨草、秦艽、制附子、木香、炒吴茱萸、防风、蛇床子各15克，肉桂6克。将上述药材一起研磨成细粉末，过筛，倒入生姜汁调成糊状，贴敷于肚脐上，盖上纱布，并用胶布固定即可。每日换药1次，10日为1个疗程。

贴脐方法2：**敷脐法**

取地骨皮、蚕沙、皮杖、秦艽、寻骨风、青风藤各20克。将上述药物一起研磨成细粉末，倒入白酒调和成糊状，直接贴敷于肚脐上，用纱布覆盖，并用胶布固定即可。每日换药 1 次，10 日为 1 个疗程。

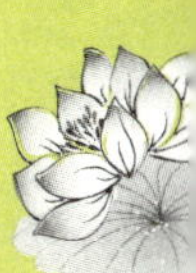

痛痹或寒痹

症状表现：关节疼痛、肿大，痛处固定不移等。

贴脐方法：**填脐法**

取韭菜子、蛇床子、制附子、官桂各 30 克，独头蒜 500 克，川椒 90 克，香油适量。将韭菜子、蛇床子、制附子、官桂、川椒倒入香油中浸泡 10 日，加热熬稠，去渣，再加入捣烂的独头蒜调和均匀，并搓成如黄豆大小的药丸。取 1 粒药丸填入肚脐内，外贴风湿膏即可。每隔 3 日换药 1 次。

着痹

症状表现：肢体关节疼痛重着、酸楚，或有肿胀，肌肤麻木，舌苔白腻。

贴脐方法 1：**填脐法**

取薏苡仁、苍术各 20 克，羌活、独活、川芎、当归各 15 克。将上述药物混合，研磨成细粉末，然后直接填入肚脐内，覆盖上胶布即可。每日换药 1 次，10 日为 1 个疗程。

贴脐方法 2：**敷脐法**

取北细辛、肉桂、麻黄、延胡索、千年健、透骨草、秦艽各 15 克，蜈蚣 5 条。将上述药物一起研磨成细粉末，调和均匀，倒入生姜汁或白酒调和成膏状，外敷于肚脐上，盖上纱布，用胶布固定即可。每日换药 1 次，10 日为 1 个疗程。

生活调理·专家说

1. 前后移动膝盖：坐于椅子或凳子的 1/2 处，上身挺直，以大腿带动右腿向前移动，同时左腿向后移动；然后左腿向前、右腿向后反方向移动。此法可有效刺激腿部关节处的神经，缓解关节疼痛。

2. 旋转脚掌：坐在椅子上，双脚离地，与地面呈 15 度，用脚趾带动脚掌旋转，顺时针、逆时针旋转各 10 次。此方可促进脚踝关节转动。

脱肛“提”上来

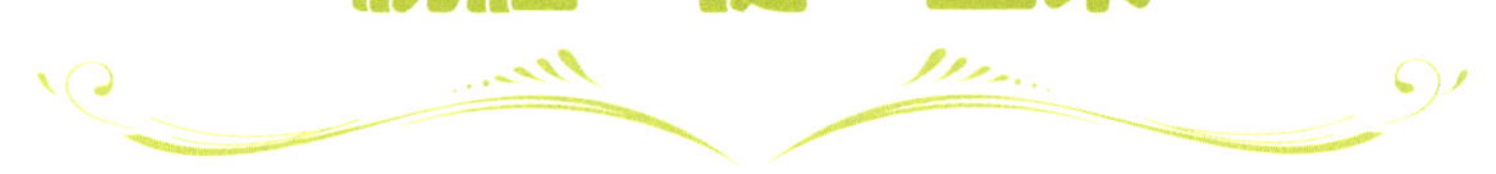

董女士，患脱肛3年多了，经常反复发作，每次都会因为过度劳累而导致脱肛，休息几天就能自动缩回去。可是，最近的脱肛问题有些严重，无法自行恢复了。无奈之下，只好到医院寻求帮助。

肛门属于人体器官的一种，位于臀部之间、肛肠末端。中医将肛门称作“魄门”。《黄帝内经》中说：“魄门亦为五脏使，水谷不得久藏。”换言之，肛门的开启或关闭均是由五脏调节的，肝气顺达、脾气升提、肺气宣降、肾气固摄，肛门才能正常地发挥生理功能。那么，脱肛是怎么一回事呢？

脱肛，即直肠肛管向下移动而脱出肛门外的一种疾患，以直肠黏膜与直肠反复脱出肛门外、肛门松弛等为主要特征，多见于年老体弱、多次分娩的女性、长期腹泻或便秘、前列腺增生、久咳以及痔疮患者，不少患者会在咳嗽、排便、久蹲、久站或行走过多时加重病情。

脱肛与大肠功能失常肯定是密不可分的，然而还与肺、胃、脾、肾等脏腑有关。这是何故呢？因为肺与大肠相表里，脾胃乃气血生化之源，肾主一身元气而开窍于二阴。换句话说，这些脏腑若是发生病变均有可能影响大肠，导致脱肛。

脱肛发病时一般无明显的全身症状，早期大便时直肠或肛管脱出肛门外，大便后可自行缩回，之后便不能自如地回缩了，需要用手托回去。久而久之，脱出物逐渐增长，甚至咳嗽、走路时间过久均会引起脱肛。病情一旦严重起来，会产生大便不尽、下腹坠胀等问题，甚至会因为直肠黏膜反复脱出而经常发生充血、水肿、糜烂、渗血等问题。所以若是发现有脱肛的迹象，必须及时给予适当的治疗。下面我就给大家推荐一个适用于大多数脱肛患者的贴脐方，可有效地解决或缓解脱肛难题。

对症推荐

准备材料　柑树叶、桃树叶、薄荷各 30 克。

开始操作　将以上 3 种药物混合在一起，捣烂如泥，再将药泥用纱布包裹起来，直接贴敷于脐部及其周围，外用纱布或胶布固定即可。

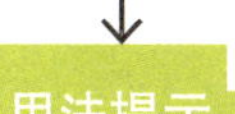

用法提示　每日换药 1 次，10~20 次为 1 个疗程。

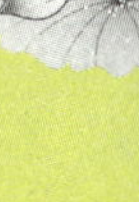

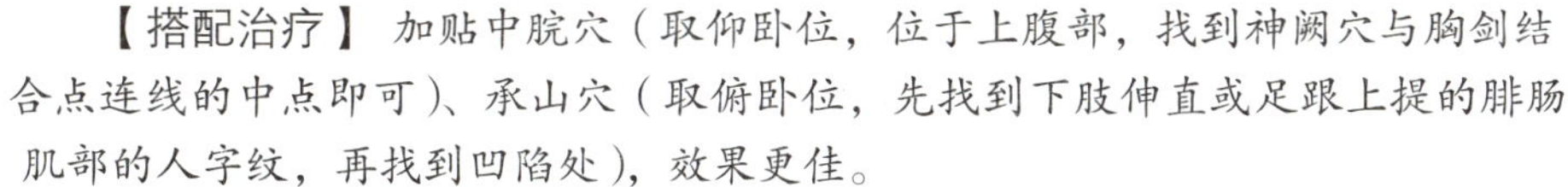
【搭配治疗】加贴中脘穴（取仰卧位，位于上腹部，找到神阙穴与胸剑结合点连线的中点即可）、承山穴（取俯卧位，先找到下肢伸直或足跟上提的腓肠肌部的人字纹，再找到凹陷处），效果更佳。

其他对症贴脐方

脾虚、湿热等因素均会导致脱肛，故在具体治疗脱肛的过程中一定要对症下药。在这里，给大家介绍两种不同脱肛类型的贴脐方法。

脾虚气陷型

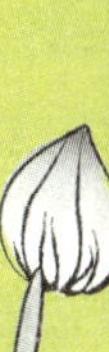

症状表现：大便或咳嗽、远行时肛门肿物会脱出，症状轻重不一，肛门有坠胀感、疲乏无力、食欲不振等。

贴脐方法：**熨脐法**

取黄芪、人参、白术、炙甘草、当归、陈皮、升麻、柴胡、红枣各 10 克，砂仁 5 克。将上述药物一起研磨成细粉末，取适量药末，倒入生姜汁搅拌成糊状，直接贴敷于脐部及其周围，并用纱布覆盖，再用热水袋熨之。30 分钟左右取下热水袋，10 小时左右取下药物，隔日治疗 1 次。

湿热下注型

症状表现：直肠脱出而难以回缩，伴有肿胀灼热发红，渗出液流出，肛门胀痛，舌体发红，舌苔黄色且黏腻等。

贴脐方法：**敷脐法**

取蓖麻子仁 60 克。将蓖麻子仁捣烂如泥，然后直接贴敷于脐部及其周围，用纱布覆盖，并用胶布固定即可。每日换药 1 次，连续治疗 1 周。

贴脐赶走脚气

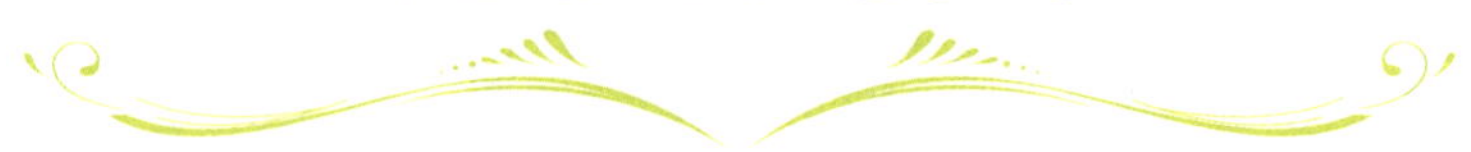

张先生一直喜欢徒步旅行，乐趣虽多，却在半年前发现脚底有几个暗红色小点，不疼不痒，之后小红点慢慢扩散，出现针尖到针头大小的深红色水疱，有些隐隐发痒。自行买了药膏抹好了，没过几天又复发了，面积越来越大，而且奇痒无比，经常挠出血，尤其到了晚上痒得更厉害，严重影响了他的正常睡眠。

张先生一度怀疑自己得了脚气，可是又纳闷自己为何会得脚气，又该如何彻底治疗呢？

脚气，在西医中的学名为足癣。它为一种皮肤癣菌感染性疾病，主要致病菌为一种红色的毛癣菌，病理位置主要集中在足跖部、趾间。因为它具有传染性，故病菌会逐渐蔓延至足跟及足背。然而，长在足背的癣一般不属于足癣范畴，而被称为体癣。

事实上，早在唐代，“脚气”一词便已存在，只是那时的脚气并非今日人们口中的“脚癣”。唐代孙思邈的《备急千金要方》中提到：“此病发，初得先从脚起，因即胫肿，时人号为脚气。”为此，有人还专门写了《脚气集》一书，只不过在当时这种病极有可能是风湿性疾病的一种。之后，脚气这一病名被人们广泛接受，久而久之便被顺理成章地理解为“脚癣”之意了。

中医认为，生活起居不注意，外感了湿、热、虫、毒等，相互接触传染等，极易使毛孔堵塞，皮肤的开泄功能受损，从而导致脚气产生。但从根源上看，脚气与体内的湿气大有关系，这是为什么呢？因为湿气一旦下行至四肢，癣就会自然而然地产生。

然而，很多人并不重视脚气，甚至容易将脚气视为湿疹。这时，即便擦了药膏也无济于事，反而会使癣从一小块变成一大片。这是因为，脚气与湿疹的治疗方法是截然相反的，湿疹一般都得用激素类软膏，而脚气则不然，否则容易加重病情、延误治疗时机。这时我们应该如何来区分呢？大多数情况下，由于局部小汗腺分泌旺盛，分泌物在细菌、霉菌的作用下极有可能产生恶臭味。然而，脚气一般都会大量出汗，这必然促使细菌大量繁殖，所以脚气患者一般都会伴有脚臭。

早期的脚气病相对容易治疗，一旦发展为反复发作的脚气病则需要高度重视，以免耽误了治疗而使病情进一步加重。针对案例中张先生的问题，我为他推荐了下面这个去除足癣的贴脐方法，该法可以消退红肿、利水去湿、促进皮肤再生等。具体配方如下：

对症推荐

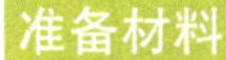
准备材料：煅甘遂、煅二丑各15克，荞麦面适量。

开始操作：将以上药材混合，研磨成细末，装瓶备用。治疗时取适量药末，加入温开水调和成药饼，在锅内蒸熟，然后直接贴敷于肚脐上，上面覆盖纱布，用胶布固定即可。

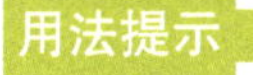
用法提示：每日换药1次，10~15日为1个疗程。甘遂味苦、性寒、有毒，切不可入口，以免引起不良反应。

【搭配治疗】加贴足三里穴（取坐位，屈膝，先找到犊鼻穴，再从犊鼻穴向下量3寸）、三阴交穴（侧坐垂足，先找到内踝尖直上3寸处，再找到胫骨内侧缘）、阴陵泉穴（取坐位，屈膝，在膝部内侧，找到胫骨内侧髁后下方，再找到与胫骨粗隆下缘齐平的地方），效果更佳。

其他对症贴脐方

现实生活中，同样是脚气，不同的人会有不同的病理表现，故在具体治疗时应根据不同的症状表现，选用不同的药物搭配出不同的药方来科学、合理地治疗。

脚湿气重

症状表现：脚趾间奇痒无比，脚趾皮肤发白且一碰就掉，露出来的皮肤鲜红且有点红肿，气味腥臭难闻，下床行走吃力等。

贴脐方法 1：**敷脐法**

取白鲜皮、地肤子、威灵仙、半边莲、土槿皮、大黄各 10 克。将上述药物一起研磨成细粉末，取适量药末，倒入生姜汁调和成膏状，直接贴敷于肚脐及其周围，盖上纱布，并用胶布固定即可。每日换药 1 次。

贴脐方式 2：**填脐法**

取吴茱萸、木瓜、槟榔、大黄各 10 可，行水膏 1 张。将前 4 味药材一起研磨成细粉末，倒入温开水调和成膏状，填入肚脐中，用行水膏封贴即可。每隔 2 日换药 1 次。

脚起水疱

症状表现：水疱壁较厚，内容物清晰可见，皮肤瘙痒，偶有多发性水疱，皮肤有时干燥脱屑等。

贴脐方法 1：**敷脐法**

取藿香 10 克，黄精、大黄、皂矾各 5 克，醋适量。将前 4 味药材一起研磨成细粉末，倒入醋调和成糊状，贴敷于肚脐及其周围，用纱布覆盖，并用胶布固定即可。每日换药 1 次。

贴脐方式 2：**涂脐法**

取苍术、黄柏各 30 克，行水膏药适量。将苍术与黄柏混合，碾压成细粉末，将行水膏药置于水中溶化，然后加入药末，搅合均匀，直接涂抹在肚脐及其周围，用纱布覆盖即可。每日换药 1 次。

脚皮肤过度角化

症状表现：足部皮肤过度角化、干燥、粗糙、脱屑、皲裂等。

贴脐方法 1：**敷脐法**

取活田螺 10 个，盐适量。将田螺去壳，加入盐，捣烂成膏状，直接贴敷于肚脐上，盖上纱布，用胶布固定即可。每日换药 1 次。

贴脐方式 2：**填脐法**

取麝香 0.3 克，轻粉 0.2 克，葱白 1 根，活田螺（去壳）3 个。将轻粉、葱白、活田螺混合，捣烂成膏状；然后将麝香先填入肚脐中，再将药膏填入肚脐中，用纱布覆盖，用胶布固定即可。每 2 日换药 1 次。

第五章 特殊人群的私家贴脐方

俗话说得好，物以类聚，人以群分。运用中医外治疗法自然也不能一视同仁，非得有个“男女有别”“长幼有序”之分，否则非但起不到应有的疗效，还会给患者带来直接或间接的副作用。男人肾不好，调节阴阳、补益精气最管用；女人患有妇科病，调理气血、通经活络最重要；小儿不舒服，对症外治、下药贴脐最放心。正如“药不可以乱吃”，即使所用药物不入口，贴敷也得科学、合理，毕竟药性与药效会从肚脐进入全身经脉、血液中，发挥防病、治病的作用。

男人生病这样贴

贴脐壮阳不阳痿

王先生，39岁，去年刚晋级为一家大型医疗器械公司的区域经理，妻子是某英语培训机构的高层主管。夫妻两人在外面都过得风风光光，让人羡慕不已，但家里也有难以启齿的尴尬之事。也就是去年王先生高升不久，可能是工作过于繁忙疏忽了夫妻之事，也可能是压力太大，王先生发现自己的生殖器很难勃起，即便偶尔勃起成功，也不能持久，一会儿就疲软了。事事要强的王先生不信邪，开始健身，吃冬虫夏草、壮阳药等，但这些都无济于事。在妻子的陪同下，来医院就诊。

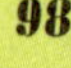

人到中年，体力与精力有些力不从心实属正常现象，即便性功能出现障碍也无需藏着掖着，积极求医治疗才是当务之急，有时候延误了治疗病情的最佳时间反倒会铸成大错。

阳痿古已有之，只是说法不一而已。《灵枢·邪气脏腑病形》称其为“阴痿”，《灵枢·经筋》称之为“阴器不用”，《素问·痿论》中又名为“宗筋驰纵”和“筋痿”，《太平惠民和剂局方》则称之为“阳事不举”。《景岳全书·阳痿》才将阴痿与阳痿等同起来，它指出：“阴痿者，阳不举也。”那么，何为“阳痿”呢？阳痿，在男科疾病中较为常见，专指青壮年男子的阴茎不能勃起、勃起不坚、不能完成正常房事等，常与遗精、早泄同时发生。

古人认为，性生活（即房事）务必“有节”。所谓“有节”，就是指有规律性，有所节制，绝不能贪图一时的快乐而不能克制自己，否则极易损害身体健康。这是为什么呢？

中医认为，男子的精液、女子的阴液实乃生命的重要组成部分，发挥着繁衍与孕育后代的作用。若是房事无度、纵欲过度或者手淫过度，就会损伤肾精、伤及肾阳，最终导致肾气衰竭、命门火衰，随后阳痿之症便会缠上身。不仅如此，年老体衰、劳累过度也易导致阳痿，这是因为肾虚或者气血不足会引起瘀血阻滞而停留在下阴部，从而形成多虚、多瘀的体质，久而久之必然使阴部的宗筋失养而不能正常地进行性生活。

从王先生的基本情况，我们可以了解到：由于过度劳累，他的肾精严重亏损，以至于阳道不能得到滋养，最终导致房事不能正常进行或力不从心。这时，他应该选用一些具有滋养肾精、温补肾阳的药物来益精扶阳，从而逐步改善阳痿症状。具体配方如下：

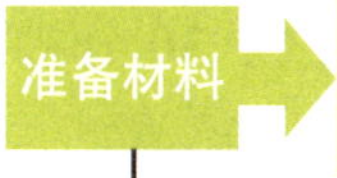

杜仲、制附子、巴戟天各 20 克，枸杞子、山茱萸、五味子各 15 克。

对症推荐

开始操作　将上述材料混合，研磨成粉末，装入瓶中，密封保存。取适量药末，以温开水调和均匀，然后贴敷在患者脐部，外用纱布覆盖，并用胶布固定。

用法提示　每日换药 1 次，也可用热水袋熨之。

【搭配治疗】 加贴命门穴（取坐位，在腰部，先找到第 2 腰椎棘突，在其棘突下缘凹陷处）、肾俞穴（取坐位，先找到命门穴，旁开 1.5 寸处），效果更佳。

其他对症贴脐方

阳痿的治疗不可急于求成，亦不可过量使用壮阳药或大补之药，而应该辨清致病因素对症下药、合理施治，其中贴脐外治法就是不错的选择。具体内容如下：

命门火衰型

症状表现：阴茎不能勃起，勃起不坚，坚而不久，伴有身体疲乏、精神萎靡、头晕耳鸣、畏寒肢冷、面色㿠白、腰膝酸软等。

贴脐方法：**敷脐法**

取木鳖子 5 个，桂枝、狗骨各 9 克，干姜、花椒各 3 克。将上述药物一起研磨细碎末，过筛，倒入蜂蜜调和成糊状，贴敷于肚脐上，外加胶布固定即可。每隔 2 日换药 1 次，7 次为 1 个疗程。

心脾两虚型

症状表现：阴茎不能勃起，勃而不坚，坚而不久，伴有面色少华、气短乏力、失眠多梦、便溏等。

贴脐方法：**熨脐法**

取人参、熟地黄、当归、白术、炙甘草、酸枣仁、远志、生地黄各 10 克，砂仁 5 克。将上述药物一起研磨成细粉末，取适量药末，加入生姜汁调和成糊状，直接贴敷于脐部及其周围，再用热水袋熨之。30 分钟后取下热水袋，6 小时左右取下药物。每日治疗 1 次。

肝气郁结型

症状表现：阴茎不能勃起、勃而不坚、坚而不久，伴有情绪抑郁或急躁易怒、常叹气、胸脘不适、胁肋胀闷等。

贴脐方法：**敷脐法**

取升麻、柴胡、川芎、香附、橘叶、桑白皮、沙苑子、补骨脂各 10 克。将上述药物一起研磨成细粉末，取适量药末，加入醋调和成糊状，直接贴敷于脐部及其周围，用纱布覆盖，用胶布固定即可。每日换药 1 次。

生活调理·专家说

1. 按摩睾丸法：仰卧在床上，双手指揉同侧睾丸 100 次，并分别捻搓同侧睾丸 100 次。

2. 按摩阴茎法：仰卧在床上，一手食指、中指夹在阴茎根部，然后甩动阴茎向前后、左右方向各 100 次。

3. 脚心相搓法：坐在床上，双手支撑着身体，慢慢抬高双脚，然后用双脚的脚心互相搓揉涌泉穴，至感觉到温热即可。

解决前列腺的难题

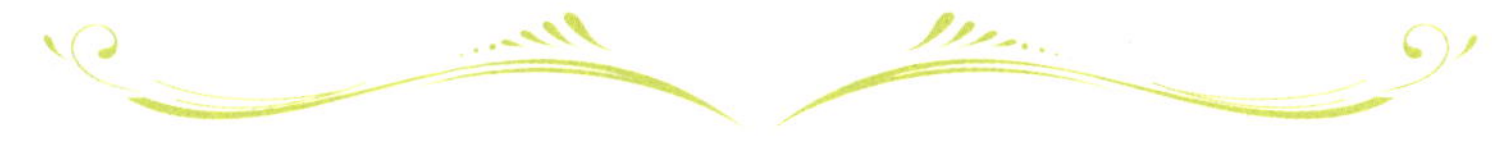

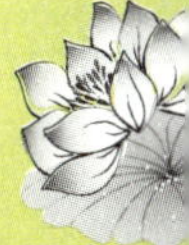

胡先生最近有个烦恼实在说不出口，那就是排尿似乎比以前困难了，不仅不容易排出，次数也明显增加了。起初以为不是什么大问题，就强忍着。结果，跑厕所的频率一天比一天多，小腹还胀满得厉害，有时甚至憋得小肚子涨得像个鼓。没办法，到医院详查，结果显示他的前列腺已经增生，医生建议他住院治疗，这可如何是好？除了住院，还有没有办法可以自己在家治疗呢？

排尿困难、小便量少、小便闭塞不通等症状多与前列腺增生有关，在中医称为“癃闭”。“癃”与“闭”其实是两个概念，其中“癃”专指小便不畅、点滴而短小，病势往往缓和些；“闭”则专指小便点滴不通，病势较急等。一旦患有前列腺增生，起初都表现出“癃”之症状，即小便点滴排出；而后病情加重，就会出现“闭”之症状，即尿道堵塞，小便难以排出，易形成尿潴留。

中医认为，男子进入“七八”之年，肾气衰减，肾之阴阳失调，不得化气行水，膀胱的气化功能失常，排尿必定困难，甚至会出现尿闭之症。换言之，排尿困难归根结底就属于肾与膀胱的问题，也就是因膀胱气化功能失调引起的。然而，何为气化呢？膀胱作为一个腑器，与肾相表里。膀胱主要负责储存尿液，但排尿却得依靠肾的气化功能。也就是说，肾将新陈代谢出来的所有水分过滤一番，其中一些废弃的水分与代谢的废物以尿液的形式储存在膀胱里，这个过程即为“气化”。气化功能若是不能正常发挥，排尿困难便会产生。

从经络路线可以看出，前列腺部位正好是肝经循行必经之地。男子一定迈入中年，肝肾功能或多或少都会有所下降，一旦思虑过多，肝气必然会受损而容易郁结，最终导致肝的疏泄功能失常，气血瘀滞在肝经的循行路线上，也会导致前列腺增生。此外，痰湿凝聚、肺热壅盛也会引起前列腺增生。

综上所述，胡先生所患的前列腺增生还不算特别严重，根据他的症状表现及诊断结果，我为其推荐了具有通闭效果、有利于清热利湿的药物贴脐来进行居家治疗，省时省事，效果也不错。具体配方如下：

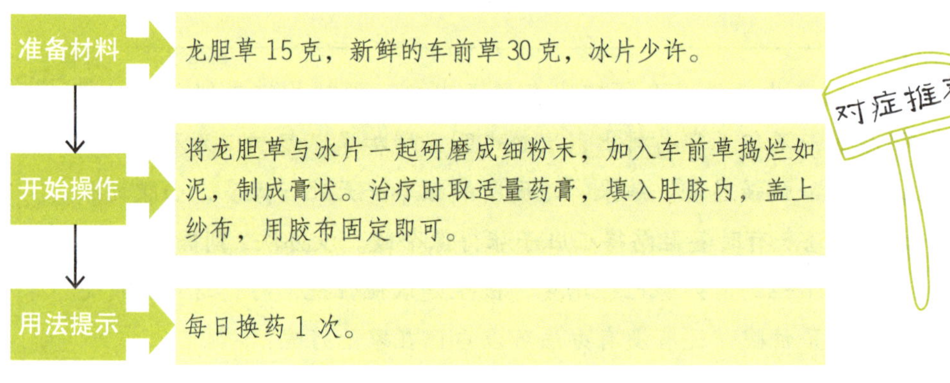

【搭配治疗】加贴中极穴（在下腹部，前正中线上，先找到脐中，再向下量 4 寸即可）、三阴交穴（侧坐垂足，先找到内踝尖直上 3 寸处，再找到胫骨内侧缘），效果更佳。

其他对症贴脐方

前列腺增生，从其产生的原因一般可以分为以下几种类型，为了更多的读者朋友能对症选贴，以下内容可供参考。

肝气郁滞型

症状表现：情志抑郁或烦躁易怒，小便不通，胸胁胀满等。

贴脐方法 1： **填脐法**

取白胡椒 1.5 克，北细辛 1 克。将上述药物一起研磨成细粉末，取适量药末，填入肚脐内，外用胶布固定即可。每日换药 1 次，10 次为 1 个疗程。

贴脐方法 2： **填脐法**

取王不留行、石韦、滑石各 15 克，沉香 5 克，陈皮 10 克。将上药研磨成细粉末，装入瓶中备用。用时取适量药末，加清水调成糊状，填于肚脐及其周围。外用纱布覆盖，再用胶布固定。每日换药 1 次。

湿热蕴结型

症状表现：小便不畅或点滴不通，小便短赤且灼热，小腹胀满，口渴，口苦，不喜饮，大便燥结等。

贴脐方法 1：**敷脐法**

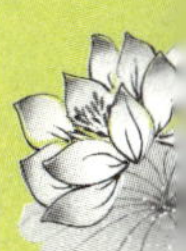

车前子、滑石、栀子、甘草、木通、大黄、桃仁、赤芍、王不留行各 10 克，冰片少许，田螺肉 3 个。

将田螺肉捣烂，然后与其他药物一起研磨成细碎末，取适量药末，倒入生姜汁调成糊状，直接贴敷于脐部及其周围，用纱布覆盖，并用胶布固定即可。每日换药 1 次。

贴脐方法 2：**敷脐法**

取栀子 4 克，独头蒜 1 个，麝香 0.3 克，盐少许。将上药材料混合，捣烂，调成膏状。治疗时取适量药膏，贴于胶布中，再贴在肚脐上即可。每日换药 1 次。

肾气亏虚型

症状表现：小便不通或点滴不爽，面色苍白，心烦，畏寒，腰膝酸软，神气怯弱等。

贴脐方法：**敷脐法**

取大葱白 5 根，白矾 9 克。将白矾研磨成细粉末，加入葱白一起捣烂如泥，取适量药泥涂抹在塑料纸上，然后直接贴敷于肚脐上，用胶布固定即可。每日换药 1 次。

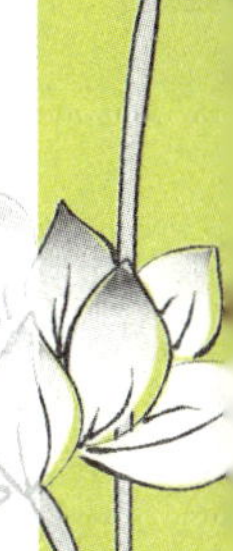

生活调理·专家说

1. 小茴香熏洗法： 将适量小茴香、防风、荆芥加水一起煎煮，再将药水倒入水温 42℃左右的浴池内。洗浴过程中，要保持水温。可以每天依据此方法洗浴 1 次，长期使用可有效缓解前列腺增生。

2. 双腿运动法： 坐在床上，双腿向前伸直，然后慢慢地向两边张开双腿。在整个过程中，双腿要保持伸直，不要弯曲，并且大腿的背面与小腿的腿肚要平贴地面。通过扩张双腿拉动会阴部肌肉运动，不仅锻炼了会阴部，还有效地改善前列腺增生。

巧用脐贴，不缩阳

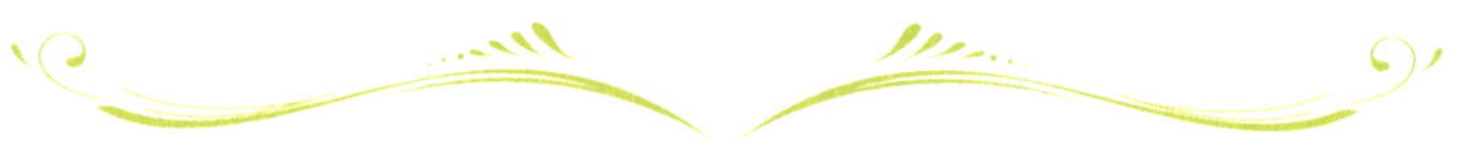

王先生平日里比较喜欢吃凉拌菜、喝冷饮，就连冬天都不例外。他的肠胃功能一直很强，很少腹泻，只是偶然会觉得小腹疼痛。最近不知怎么回事，突然感觉阴茎有些内缩，腰膝有些酸痛且无力，刚开始并不觉得有何不妥。时间长了，阴茎变得越来越短小，甚至有些疲软，还开始影响正常的性生活。这是怎么了？难道是肾虚了？

王先生这种自觉阴茎内缩、睾丸或阴囊上收、小腹还有点拘急疼痛等症状，即为中医学的“锁阳”之症。该病的发生往往比较突然且急骤，多见于成年男子，尤其是受过精神刺激、房事后受凉的男性。除了上述主要症状之外，该病还经常伴有形寒肢冷、面色晦暗、饮食减少等症状，但均处于阵发性，遇到风邪及寒邪之后，症状即会出现并加剧。

根据历代医家的研究结果显示，该病的发生多与肝肾功能失调有关。中医认为，肝主宗筋，肾司二阴，所以外邪一旦侵袭肝、肾二经，极有可能导致阳缩症状。具体来说，该病的发生与下列因素有关：

1. 寒滞肝脉 生活起居不节之人、劳累过度之人、大病或久病之人，因体内正气不足，往往容易受到寒邪的入侵；另外，长期贪食凉食或冷饮之人，寒邪易直入体内，最终导致寒气瘀滞在体内，使筋脉拘急而诱发阳缩。

2. 肾阳亏虚 先天禀赋不足者往往肾阳亏虚、命门火衰、阴寒内盛，后天因房事没有节制、纵欲过度者也会使得肾精亏虚、阴损阳耗，一旦寒、湿等邪气侵入体内，宗筋得不到补养，前阴失去温煦便会内缩。

中医讲究辨证施治，故在治疗或改善阳缩症时，一定要根据病因及具体的病理表现合理用药。针对王先生的病情，应该暖肝驱寒，宜用熨脐法来改善阳缩症状。具体配方如下：

准备材料

当归、枸杞、茯苓、小茴香、肉桂、乌药各10克，沉香或木香1.5克。

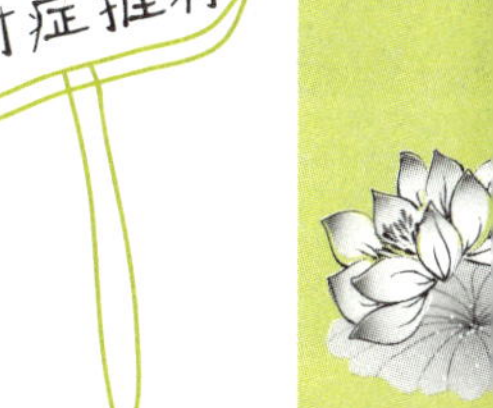

开始操作

将上述药物一起研磨成细粉末，取适量药末，倒入生姜汁调和成糊状，敷脐之上，用纱布覆盖，然后用热水袋熨之。

用法提示

30分钟后取下热水袋，6~12小时后取下药糊，每日治疗1次。

【搭配治疗】加贴曲骨穴（取仰卧位，先找到腹部正中线，再找到耻骨联合上缘，两者的交点即是），效果更佳。

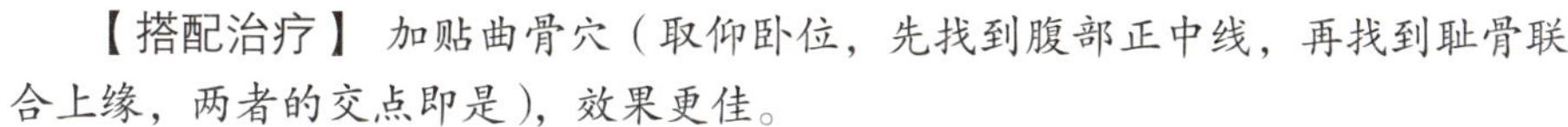

其他对症贴脐方

我们可以根据阳缩症的一些致病因素区分该症状的类型，在治疗方面也应该根据症状类型来合理选药、科学施治。

脾肾阳虚型

症状表现：睾丸内缩，小腹疼痛，腰膝酸软，手脚冰冷，指甲发青，伴有腹泻等。

贴脐方法：**敷脐法**

取黑附子12克，山茱萸、胡椒、干姜各10克。将上述药物一起研磨成细粉末，取适量药末，用白酒调和成糊状，直接敷于脐部及其周围，用纱布覆盖，用胶布固定即可。每日换药1次。

亡阳虚脱型

症状表现：阴器内缩，面色发青，畏寒，神昏，手足厥冷，冷汗如油，舌苔白滑等。

贴脐方法：**敷脐法**

取附子、肉桂、干姜各10克。将上述药物一起研磨成细粉末，取适量药末，倒入生姜汁调和成糊状，直接贴敷于脐部及其周围，盖上纱布，用胶布固定即可。每日换药1次。

早泄不再尴尬

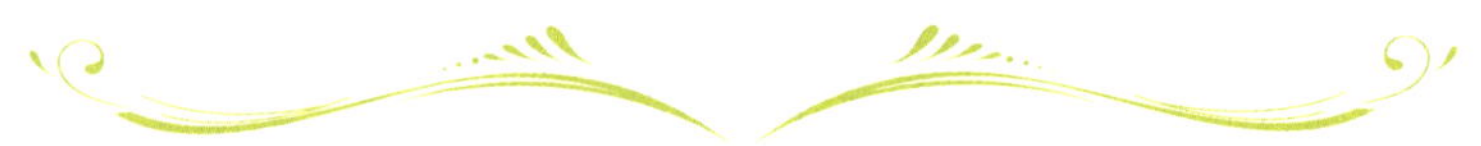

钟先生，正值青壮年，本该身强力壮、精力无限的大好时候，却总是不能满足妻子的需求，经常在"性"致勃勃的情况下，刚与妻子进行性生活时就射精了。妻子虽然没有埋怨，但他的思想负担过重，久而久之，身体更加虚弱，连过性生活的兴趣都没有了。这种难言之隐，有没有好的办法可以自行在家治疗或改善呢?

早泄，一个不顺耳的名词，主要指男子在性生活过程中在极短的时间内就排精，或尚未开始性生活就泄精。简言之，早泄是男性射精过早，这与射精过快并非一码事。有专家曾指出，男性可轻松做到在 1 分钟内射精，也就是说，正常男子在 1 分钟之内就可以完成开始性生活直至性高潮结束这一过程。所以，从某种意义上说，射精快属于健康状态，早泄则属于一种较为常见的性功能障碍。

成年男子之所以会发生早泄，多半是因为房事过劳、频繁手淫、过分兴奋或过于紧张，亦可由肾虚封藏失职或固摄无权所致，其中肾阴亏虚、肾气不固是引起早泄的根本所在。性生活没有节制或过早地进行性生活，只会令阴精耗尽、肾气亏虚，从而引发虚火旺盛，肾精便无法固摄住，肾脏的封藏功能也会丧失，最终导致早泄。另外，湿热郁结在肝经的循行路线上，使得肝的疏泄功能失常，精液得不到控制，诱发早泄。

事实上，早泄与阳痿均属于性功能障碍范畴，两者还经常同时出现，稍有不注意，早泄就会演变成阳痿，阳痿的同时也会伴随早泄。故一旦发现早泄症状，别为了顾及面子而耽误治疗，也别轻视它而乱投医，否则极有可能被它纠缠你一辈子。根据钟先生的病理表现，在服药的同时配合贴脐外治效果会更好，可从温肾助阳、固肾涩精的方面入手：

准备材料 黑附子、肉桂、山药、山茱萸各15克，金樱子、芡实各20克。

开始操作 将上述药物一起研磨成细粉末，取适量药末，倒入黄酒调和成糊状，敷脐之上，用纱布覆盖，用胶布固定即可。

用法提示 每日换药1次，3日为1个疗程。

对症推荐

【搭配治疗】加贴中极穴（在下腹部，前正中线上，先找到脐中，再向下量4寸即可）、肾俞穴（取坐位，先找到第2腰椎棘突下，旁开1.5寸处），效果更佳。

其他对症贴脐方

早泄现象已普遍存在，严重影响性生活的质量，故需要尽快根治。然而，施治时不仅要根据早泄的病因选择药方，还得依据早泄的症状表现来具体用药。

湿热下注型

症状表现：阴茎不能勃起，伴有口干或口苦，小便热赤，阴囊潮湿，下肢酸软等。

贴脐方法：**敷脐法**

取龙胆草15克，栀子、车前子各10克。将上述药物一起研磨成细粉末，加入醋调和成面团状。于临睡前，取适量药膏，制成药饼，直接贴敷于肚脐上，外用纱布覆盖，用胶布固定即可。每日换药1次，连续治疗3~5日。

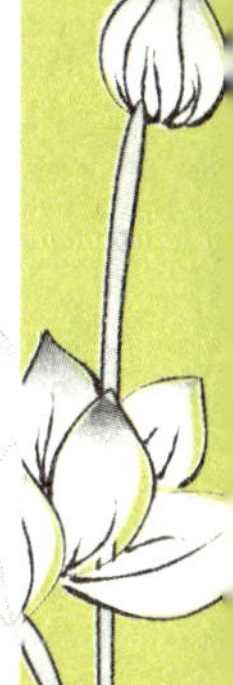

阴虚火旺型

症状表现：过早泄精，性欲亢进，头晕目眩，手足心热，舌红少苔。

贴脐方法：**填脐法**

取知母、丹皮、山茱萸、枸杞子各15克，煅龙骨、煅牡蛎各10克。将上述药物研成细粉末调和均匀，取适量药粉直接填入肚脐内，外用胶布固定即可。每日换药1次。

小便淋漓，贴脐来补肾

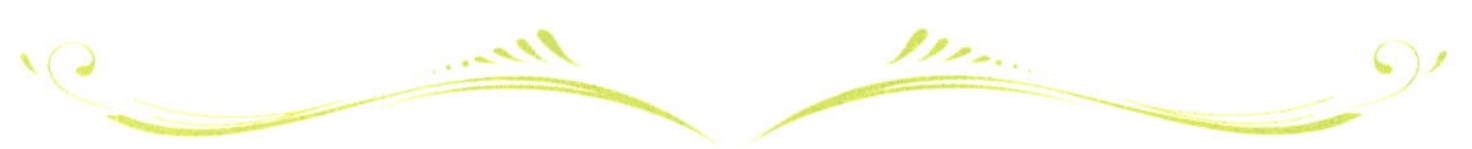

龚先生，不满30岁，某公司白领，平日里应酬特多，经常得忙到三更半夜。近来他的身体却出现了问题，还直接影响到他在公司的业绩。大约在2个多月前，他突然出现了小便问题，总是感到尿急，刚尿完又想尿，每次尿量并不多，却一直淋漓不止。每次与客户谈生意，他总忍不住想跑厕所，客户都无法忍受，最终只能使生意白白泡汤。龚先生非常纳闷：究竟是什么原因造成他小便淋漓不尽呢？自己又有什么办法可以改善呢？

小便频数且短涩、小便时还有点刺痛、小便经常欲出未尽等均属于小便淋漓之症，在中医学称为“淋证”，还经常伴有小腹拘急或腰腹疼痛等不适。“淋”这一名称早在《黄帝内经》中就有记载，之后在《金匮要略》中还明确提出了“淋证”的基本症状，即“淋之为病，小便如粟状，小腹弦急，痛引脐中。”到了隋代，有书云：“诸淋者，由肾虚而膀胱热故也。”这就开始对淋证做了详细的论述，还明确指出了淋病的发病位置及致病原因。

现如今，淋证在临床上较为常见，多因饮食不节、劳心过度、湿热侵袭引起，主要致病原因在于肾虚、膀胱湿热、气化功能失调等。首先，肾与膀胱相表里，肾气的盛衰情况直接影响膀胱的气化功能。淋证若得不到及时的治疗，热邪极有可能伤阴，湿邪则会伤阳，在一定程度上就会导致肾虚。然而，肾虚得不到调养，湿热之邪就会侵入膀胱中，进而导致淋证的出现并反复发作。

对于症状较轻的淋证患者，正如上述案例中的龚先生，轻度肾虚，加之劳累过度，引起初期淋证症状，我主张运用固肾补虚的药物来贴脐，以便改善小便淋漓不止或小便刺痛等不适。具体配方如下：

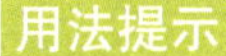

准备材料：山药、山茱萸各20克，带须葱头3个，车前草3颗，盐少许。

开始操作：将上述药物混合，捣烂，制成药饼。将药饼直接贴敷在肚脐处，外用纱布覆盖，用胶布固定即可。

用法提示：每日换药1次，10日为1个疗程。

对症推荐

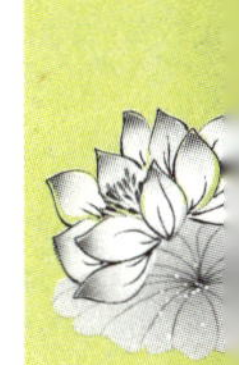

【搭配治疗】加贴气海穴（在下腹部，前正中线上，先找到脐中，再向下量1.5寸），效果更佳。

其他对症贴脐方

淋证在中医学有6种分型，即气淋、石淋、膏淋、血淋、劳淋及热淋等。其中以血淋、劳淋较为多见。现将这二种淋证详细说明，并提供相应的贴脐方。

血淋

症状表现：小便赤热、刺痛，尿色深红，夹有血块等。

贴脐方法：**填脐法**

取蒜泥或葱泥适量，麝香少许。将上述药物一起捣烂成泥，直接填入肚脐内，用纱布封固即可。每隔1日换药1次。

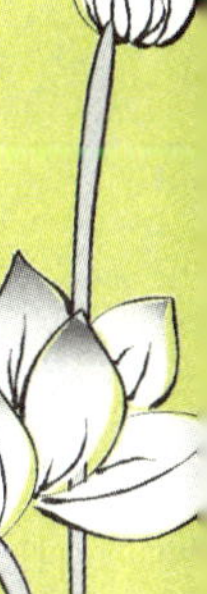

劳淋

症状表现：小便淋沥不止、时而尿时而止，劳作时症状发生或加剧，伴有腰酸膝软、神疲乏力等。

贴脐方法：**填脐法**

取黄芪、党参、山药、益智仁各15克，麝香0.3克，黄酒适量。将前4味药物一起研磨成细粉末，加入麝香再次研磨一遍，然后倒入黄酒调和成糊状，制成药丸，将1粒药丸纳入肚脐中，用手按压一下，盖上纱布，用胶布固定即可。

夜里不再遗精

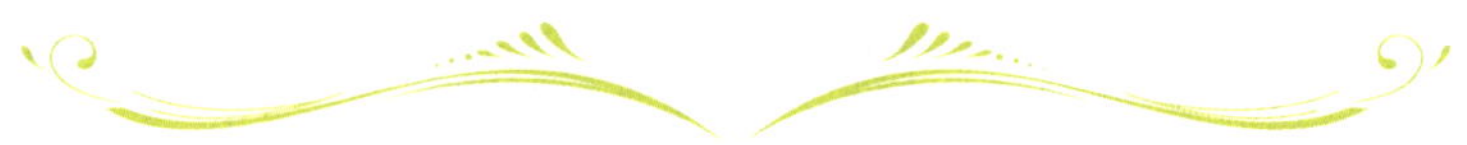

丘先生35岁，在一家外企担任要职，经常陪客户吃饭喝酒。一天夜里，丘先生应酬结束后直接回家休息，迷迷糊糊之中好像做了一个梦，惊醒后竟然发现自己的内裤里全是精液。这一问题随后发生过多次，且丘先生开始自觉腰酸背痛，白天时常犯困，全身也没有什么力气，手与脚不自觉地就冰凉起来。丘先生感觉有点儿不对劲，但又不知道是怎么回事？更不知道该如何自行治疗？

很明显，丘先生那一夜遗精了，之后表现出来的诸多不适皆为遗精并发症。进入青春期，性功能逐步发育完全且趋于成熟，男性会不自觉地排出乳白色的液体，即发生遗精。换言之，遗精专指在没有发生性生活时所产生的一种精液不自觉溢出的现象。据统计，在我国未婚的健康的青壮年男子中，大约80%出现过遗精。常见的遗精正如丘先生一般，多为梦遗，也就是在睡梦中，这多半与性梦、被褥过于暖和、内裤太紧、衣被等给阴茎造成刺激有关。当然，遗精还包括其他两种形式，即无梦遗精、滑精。其中，滑精就是在清醒状态下发生的精液自行滑出的现象。

从生理需求与自然反应方面看，遗精实属正常现象。但若是每月遗精次数超过5次以上或一夜遗精次数较多，甚至在有正常性生活的情况下仍遗精等，均属于不正常的遗精现象，即为性功能障碍的病理状态。

我们已经知道，肾藏精。人体精液本应该封固在肾脏内的，日常生活中一旦思虑过多、纵欲过度、酗酒无度，极易导致肾精亏虚，进而引发肾阴虚损、虚火旺盛等，致使肾精不易封藏而容易外泄，最终导致精液滑泻。再者，劳心过度，心火必旺，肾水不能上济于心，心肾不能互济、心火扰动精室，精液特别容易外泄而出。

丘先生就属于劳心劳力过度，又酗酒无度，致使早泄产生。在治疗时应以固肾纳气、封髓摄精为主，以贴脐方外治，同样可以改善或辅助治疗遗精及其并发症等。具体配方如下：

准备材料　海螵蛸、龙骨、文蛤各 40 克，金樱子 20 克。

开始操作　先将金樱子倒入锅中加水煮沸 20 分钟，取汁备用。再将前 3 味药材一起研磨成细粉末，取适量药末，用药汁调和成糊状，涂抹在消毒的纱布上，迅速贴敷在肚脐上，并用胶布固定即可。

用法提示　每隔 2 日换药 1 次，待不再遗精后再连续贴敷 2 周即可。

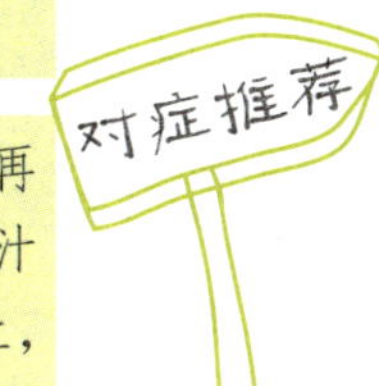

【搭配治疗】 加贴关元穴（取仰卧位，找肚脐下 3 寸处即可），效果更佳。

其他对症贴脐方

从致病的主要因素角度，可以将遗精分为肾虚不固型、心脾两虚型，我们根据其具体的病理表现来对症施治。

肾虚不固型

症状表现：遗精次数多且滑精，面色少华，头晕目眩，腰膝酸软等。

贴脐方法：**熨脐法**

取芡实、莲须、莲肉、沙苑子、龙骨、牡蛎各 10 克，制附子、肉桂各 5 克。将上述药物一起研磨成细粉末，取适量药末，加入盐水调和成糊状，敷于脐上，并用纱布覆盖，然后用热水袋熨之。

心脾两虚型

症状表现：思虑过多或劳作过度易引发遗精，伴有心悸，失眠，健忘等。

贴脐方法：**敷脐法**

取党参、黄芪、白术、茯苓、酸枣仁、龙眼肉、木香、当归、远志、炙甘草各 10 克，红枣适量。将上述药物一起研磨成细粉末，取适量药末，倒入生姜汁调和成糊状，直接贴敷于肚脐上，用纱布封固。

女人生病这样贴

经期一点也不痛

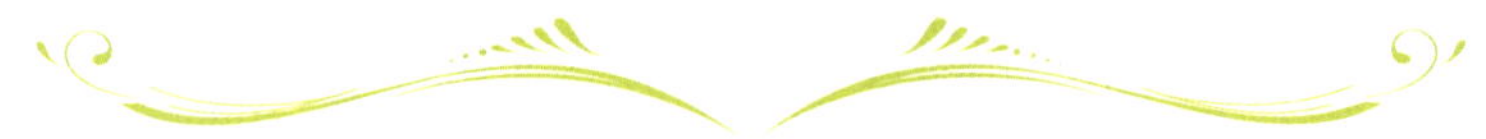

贾女士，自从结婚后就出现了痛经的症状。每次来月经的那几天，肚子便会隐隐作痛，甚至还有点腰膝酸软。刚开始以为这是普遍现象就没往心里去，结果情况越来越糟，痛经难忍，有时疼得满头大汗，几乎不敢下床走动，必须卧床休息。除了肚子疼之外，胸胁与乳房也胀痛难忍，经血中还经常夹有血块。贾女士为此前来医院就诊，希望能彻底解决痛经问题。

经期或经行前后，小腹出现周期性的疼痛不适，甚至连腰骶部也跟着疼痛，有些人甚至会因剧痛而晕厥，均称为“痛经”。因为这种病症一般都是随着月经周期持续发作的，故也被称为“经行腹痛”。

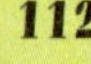

现实生活中，很多女性都会痛经，只是疼痛程度因人而异。该病常发生于未婚女青年以及月经初潮的少女，但也并不排除其他人群发生的可能性。正如上述案例中的贾女士，结婚以后才出现痛经症状。

痛经的主要症状为：经期或行经前后，小腹部出现周期性的胀痛、冷痛、灼痛或刺痛，通常还伴有腹胀、乳房胀痛、胸胁胀痛等不适。那么，痛经之症又是因何出现的呢？

中医认为，该病的发生与冲任、胞宫的周期性生理变化有关。正所谓“不通则痛”“不荣则痛”，一旦体内精血亏虚或邪气在体内蠢蠢欲动，经期前后冲任二脉气血变化较为突然，胞宫的气血运行特别容易受到影响，导致瘀滞而不畅行，从而引发痛经。具体来说，有以下几个原因：

首先，若是先天肾气不足，又或者因房劳过度、久病缠身而伤及肾气，肾气不足必然会使精血亏虚，冲任便会不足，经行期间容易出问题，最终导致胞脉失去濡养而诱发痛经。

其次，身体虚弱的女性本身就气血不足，或者大病或久病之后，气血损耗较大，又或者脾胃过于虚弱，导致气虚血少，最终都会导致经行血泄，进而造成冲任气血更加不足，胞脉得不到滋养，最终产生痛经。气血不足是一方面，气血瘀滞是另一方面。平时郁郁寡欢之人或者脾气较为暴躁之人，容易伤及肝脏。肝郁气滞，体内易出现瘀血，一旦瘀血阻滞了冲任，血液循行必然受阻，经前或行经期间气血容易下注冲任，最终导致胞脉气血壅滞而引发痛经。

另外，寒邪或热邪同样会引起痛经。经期若是感受了寒邪或者吃了太多生冷、寒凉之物，或者感受了湿热之邪，寒气或热气、湿气等到达冲任，与血搏结，均会导致气血凝滞，胞脉气血不通，进而产生痛经。

根据贾女士的症状表现，腹痛难忍，拒按，伴有乳房胀痛、胁痛以及经血夹有血块等，我基本判断她为气血瘀滞所致的痛经。若想要减轻疼痛不适，当务之急是活血行气，其中五灵脂与蒲黄的搭配贴脐就很不错。具体配方如下：

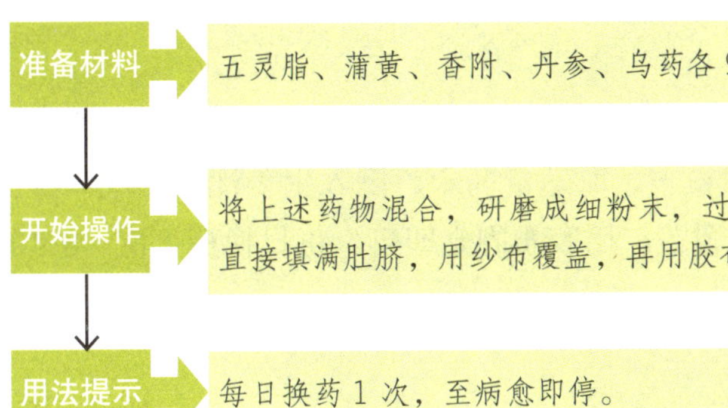

对症推荐

【搭配治疗】加贴膈俞穴（取坐位，先找背部第7胸椎棘突，其下凹陷处左右旁开1.5寸处）、次髎穴（取坐位，在骶部，髂后上棘内下方，正对第2骶后孔），效果更佳。

其他对症贴脐方

气血运行是否顺畅是产生痛经的关键之处，故想要改善或彻底治愈痛经，首先就得调理气血，那么究竟是活血、凉血还是行气、益气呢？这就得从痛经的致病原因以及基本症状表现来区分了。其中肾气亏虚型、气血虚弱型、气滞血瘀型、胞宫虚寒型较为常见，每种类型都有不同的贴脐方，而气滞血瘀型上述案例已经介绍，此处不再赘述。

肾气亏虚型

症状表现：经期或经后小腹隐隐作痛，喜按，月经量少，色淡，质稀，伴有头晕耳鸣、腰酸腿软、小便清长等不适。

贴脐方法：**熨脐法**

取当归、白芍、山茱萸、巴戟天、甘草、山药各 6 克。将上述药物混合，研磨成细粉末。取适量药末，倒入盐水调和成糊状，直接贴敷于肚脐上，用纱布覆盖，用热水袋熨之。30 分钟后取下热水袋，3~6 小时后取下药物，每日治疗 1 次。

气血虚弱型

症状表现：经期或经后小腹隐痛，喜按，月经量少，色淡，质稀，伴有神疲乏力、头晕目眩、心悸失眠、面色苍白等不适。

贴脐方法：**敷脐法**

取当归、党参、黄芪各 20 克，白芍、桂枝、红枣各 10 克，饴糖 5 克。将上述药物混合，研磨成细粉末。取适量药末，倒入生姜汁调和成糊状，直接贴敷于肚脐上，用纱布覆盖，用胶布固定即可。每日换药 1 次，8~10 次为 1 个疗程。

胞宫虚寒型

症状表现：经前或经期小腹冷痛，喜温喜按，得热痛减，经血量少，色黯淡，质稀，畏寒肢冷，面色发青或发白等。

贴脐方法：**熨脐法**

取肉桂 10 克，吴茱萸、小茴香各 20 克。将上述药物混合，研磨成细粉末，倒入白酒炒热，趁热置于脐部，用胶布固定即可。凉后再炒热，再熨脐。每月行经前 3 日治疗即可。

崩漏，别害怕

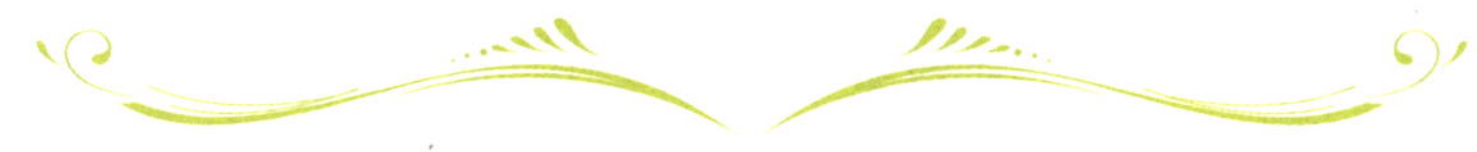

钱女士，年轻时为了生计一路打拼过来，劳累成疾，腰酸背痛、关节风湿痛都是老毛病了。步入中年以后，月经也跟着来捣乱，周期总是无故延长，月经淋漓不尽，到医院就诊后服用了药物，月经总算止住了。可是不过一个月，月经又来潮，持续了一个多月都没能结束，月经量时多时少，常感到头晕眼花的，全身乏力，什么事情也不想做，总想睡觉，腰腿酸痛的毛病还愈发严重了。钱女士自觉问题严重，但又不知如何是好。那么，中医用药能否帮她的忙呢？

女性月经期间出血是最正常不过的生理现象了，可是钱女士却在非行经期间出血，且淋漓不尽，确实是个值得重视的问题。在医学上，钱女士的这种现象被称为“崩漏”。一般来说，若经血量多，来势汹汹的情况，则被称为“崩”；而出血量少但持续不止，止而又来且淋漓不断的情况，则被称为“漏”。崩与漏虽然有所不同，但总能相互转化而来，比如血崩久了，气血耗损严重，极易转化为漏，漏的时间长了，病势也会加重，又演变成崩，所以临床上将二者统称为“崩漏”。

现实生活中，这种病并不少见，而且病期较长，缠绵难愈，堪称妇科病中的疑难重症。从中医角度看，崩漏主要是因冲任受损而难以控制住经血引起的。那么，什么原因会造成冲任受损呢？

1. 肾虚促成崩漏　引起女性肾虚的原因很多，如早婚多产、房事不节、过度劳作等均会造成肾气受损，一旦伤及精血，就会导致肾阴虚损，造成阴虚内热，使得经血不能正常运行，引发崩漏。另外，命门火衰，肾阳虚损，肾的封藏功能失调，冲任便会不固，继而难以控制住经血，导致崩漏。钱女士年轻时过劳，步入中年后肾气逐渐衰弱，故而引发了崩漏。

2. 脾虚引发崩漏 劳作过度、饮食不节、忧思过度等均会造成脾气受损，进而导致中气下陷、冲任不固，一旦血液无法被统摄住，就会在非经期失控而下，最终导致崩漏。

3. 血热致使崩漏 多数女性性格偏内向，情志稍有不畅，肝气容易郁结，郁久化火；或者感受了热邪，吃了过于辛辣或有利于升阳的食物，火热就会在体内囤积，最终使得热伤冲任，导致崩漏。

4. 血瘀诱发崩漏 气机郁滞阻碍血液运行，导致气滞血瘀，或者感受了寒邪，寒邪使血脉凝滞，瘀阻胞宫，最终导致血不能随着经脉的循行路线而动，进而诱发崩漏。

崩漏的病情有轻重缓急之分，还有出血久暂之别，故在治疗上除了要根据病因与症状合理用药，还得灵活运用药方。上述案例中的钱女士经诊断为肾阴虚导致了崩漏，虽伴有头晕、乏力、腰腿酸软等不适，但症状尚不严重。故在具体治疗时，我建议她在滋阴补肾的基础上，还得注意用一些固冲止血的药物。在贴脐疗法的具体用药上也应当如此，具体配方如下：

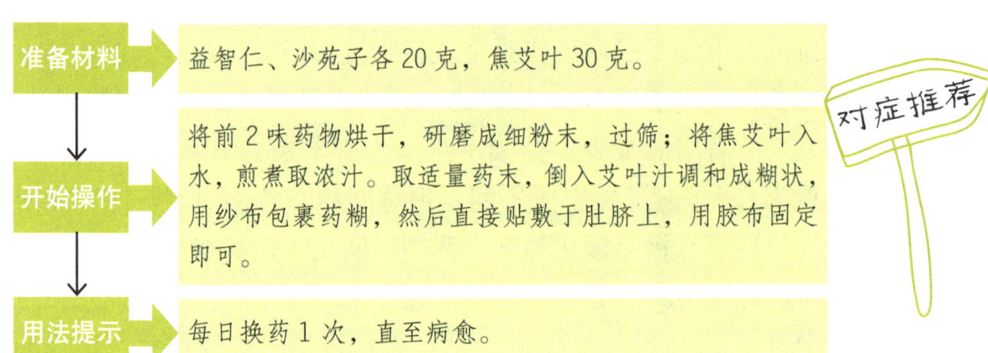

【搭配治疗】加贴三阴交穴（侧坐垂足，先找到内踝尖直上3寸处，再找到胫骨内侧缘）、隐白穴（取坐位，足着地，找到足大趾末节内侧，距趾甲角0.1寸处），效果更佳。

其他对症贴脐方

要想改善崩漏症状，除了查明病因，还得根据出血量、色、质等变化以及全身症状来辨证施治。

肾虚型

症状表现：经血非时而下，出血量少或多，淋漓不断，血色鲜红，质稠，伴有头晕耳鸣、腰酸膝软、手足心热等。

贴脐方法：**敷脐法**

取杜仲炭、山茱萸各 10 克，山药、枸杞子各 15 克，盐少许。将前 4 味药捣烂如泥，加入盐搅拌均匀，用纱布包好，直接贴敷于肚脐上，用胶布固定即可。每日换药 1 次，连续治疗 3~5 日为 1 个疗程。

脾虚型

症状表现：经血非时而下，出血量多，淋漓不断，色淡质稀，伴有神疲乏力、气短懒言、不思饮食、四肢不温、面色淡黄等。

贴脐方法：**敷脐法**

取党参、白术、炮姜、海螵蛸各 15 克，甘草 6 克。将上述药物混合，研磨成细粉末，过筛。取适量药末，倒入陈醋调和成糊状，直接贴敷于肚脐上，用纱布覆盖，用胶布固定即可。每日换药 1 次。

血热型

症状表现：经血非时而下，出血量多，淋漓不断，血色深红，质稠，伴有心烦少寐、渴喜冷饮、头晕、面红耳赤等。

贴脐方法：**填脐法**

取生地黄、地骨皮各 15 克，黄芩、黑栀子、煅牡蛎各 10 克，牡丹皮 8 克。将上述药物混合，研磨成细粉末，过筛，取适量药末，倒入陈醋调和成膏状，搓揉成药丸，将药丸直接填入肚脐内，用纱布覆盖，并用胶布固定即可。每隔 1 日换药 1 次。

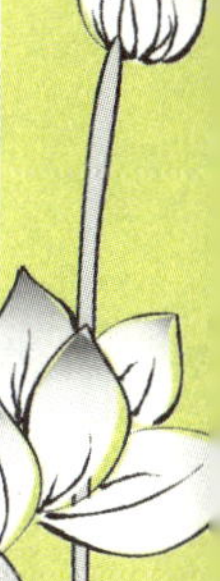

生活调理·专家说

1. 茶饮止崩法： 取白芍药、香附子、熟艾叶各 1 克，加水煎煮，去渣取汁，代茶频饮，每日 1 剂。长期服用可有效改善月经淋漓不尽。

2. 贯仲炭止血法： 取贯仲炭 15 克，加黄酒煎煮 20 分钟，取汁饮服，每日 1 剂。可有效地改善月经不调、月经淋漓不尽等症状。

月经周期不再紊乱

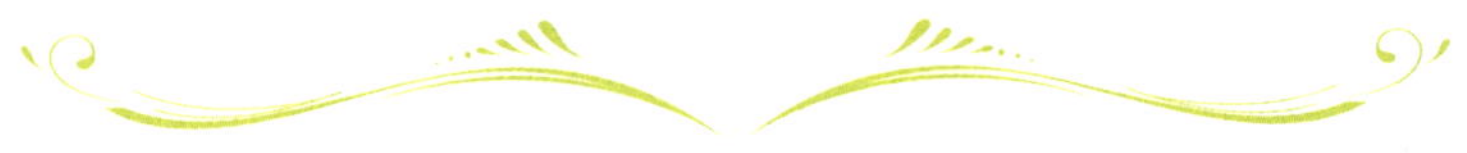

不到 30 岁的朱小姐，工作特别繁忙，经常外出跑腿，回家还得干家务活。看着自己憔悴的脸庞，情绪极为低落，连身体也出现了问题，白天犯困，晚上却难以入睡，精神状态特别不好，连食欲也变差了。一年以来，月经倒是每次都如约而至，只是时间早晚有先有后，月经量也很少，每次月经到来时总觉得乳房胀痛。她怀疑是月经出问题了，于是前来医院就诊。

月事是女性的正常生理现象，却常常受到各种内因或外因的影响，故而每个人所表现出来的形式不尽相同，而且总会因为各种原因造成月经不调。所谓的月经不调，即指月经周期或经量发生异常，要么周期延长或缩短，要么月经量过多或过少。正常情况下，月经周期达到 20~36 天，均属正常。每次月经的间隔周期不规则的提前或延后，则属于异常现象，考虑是否属于月经不调的病理现象。

女人的一生基本都得受内分泌激素的控制，激素水平偏高或偏低都会影响到正常的生理周期与生理功能。换句话说，如果女人出现了月经不调，她正常的生理内分泌调节功能必然发生了故障。月经不调是妇科疾病的常见病症之一，容易引起失血性贫血症状，甚至引发不孕。其中最常见的问题就是直接影响女性的身心健康，就如上述案例中的朱女士，皮肤问题频频出现，色斑、晦暗无光、毛孔粗大、皮肤粗糙或松弛等，严重影响她的个人形象；不仅如此，月经不调还会导致全身乏力、精神倦怠、失眠多梦、烦躁易怒、记忆力下降、多汗、潮红等不适。那么，这都是什么原因造成的呢？

中医认为，经水出于肾。肾气充足，精血旺盛，月经便可通调；另外，脾为血之化源，身体的血源充足，血液流通顺畅，气血调和，月事便可正常。可见，月经不调多半与肾虚、脾虚、肝郁等密切相关。

然而，朱小姐之所以患有月经不调的最初原因是过劳肾虚，之后心情郁结，引起肝气郁滞，最终加重了月经不调症状，并伴有失眠多梦、食欲不振、精神萎靡等不适。所以要想改善月经不调症状，关键还得补肾气、疏肝气，以此为基础配合贴脐外治，疗效也是相当不错的。具体配方如下：

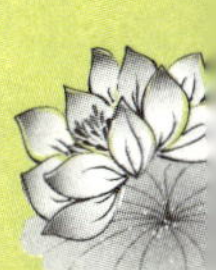

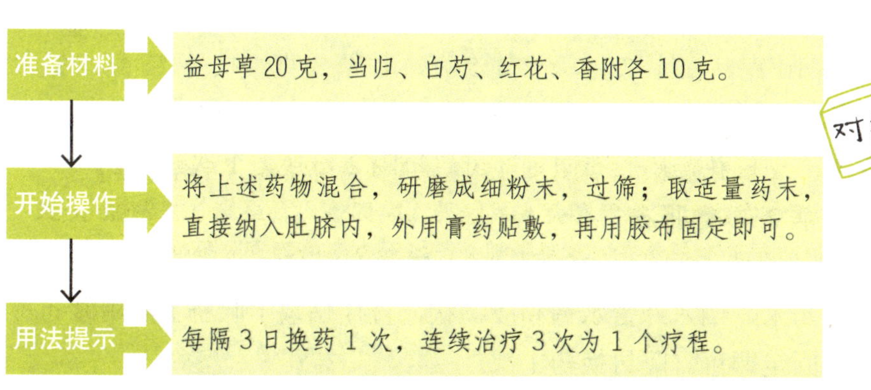

【搭配治疗】加贴志室穴（取坐位，在腰部，第 2 腰椎棘突下，旁开量 3 寸即是）、足三里穴（取坐位，屈膝，先找到犊鼻穴，再从犊鼻穴向下量 3 寸），效果更佳。

其他对症贴脐方

中医认为，治疗月经不调应先明确病理病因，一般应从补肾、扶脾、疏肝、调节气血等方面入手。具体应该用哪种方法还得从基本证型出发。中医一般将月经不调分为肾虚型、脾虚型、肝郁气滞型。在此，我介绍这三种证型的基本贴脐方法及配方，希望能帮到有这类烦恼的女士。

肾虚型

症状表现：经行或先或后，月经量少，色淡，质稀，伴有头晕、耳鸣、腰膝酸软、小便频数等不适。

贴脐方法：**熨脐法**

取人参、熟地黄、山药、五味子、菟丝子、金樱子各 10 克，炙甘草 5 克。将上述药物混合，研磨成细粉末，过筛。取适量药末，倒入盐水调和成糊状，直接贴敷于肚脐上，用纱布覆盖，用热水袋熨之即可。30~40

分钟后取下热水袋，5~7 小时取下药物，每日治疗 1 次。

脾虚型

症状表现：经行或先或后，月经量多，色淡，质稀，伴有神疲乏力、腹脘胀满、食欲不佳等不适。

贴脐方法 1：**填脐法**

取党参 10 克，白术 7 克，干姜 5 克，甘草 3 克，茯苓 25 克。将上述药物混合，研磨成细粉末。取适量药末直接填入肚脐内，覆盖上软纸片，再盖上一层棉花，用胶布固定即可。每隔 2 日换药 1 次。

贴脐方法 2：**敷脐法**

取白术、杜仲、黄芪各 15 克。将上述药物混合，研磨成细粉末，过筛。取适量药末，倒入蜂蜜水调和成糊状，直接贴敷于肚脐上，用纱布覆盖，用胶布固定即可。隔日换药 1 次。

肝郁气滞型

症状表现：经行或先或后，月经量或多或少，色暗红，有血块，伴有胸胁、乳房或少腹胀痛，精神郁闷，喜欢叹气，食欲不振，失眠多梦等。

贴脐方法 1：**敷脐法**

取乳香、没药、白芍、川牛膝、丹参、山楂、红花各 15 克，冰片少许。将上述药物混合，研磨成细粉末，过筛。取适量药末，倒入黄酒调和成糊状，直接贴敷于肚脐上，用纱布覆盖，用胶布固定即可。

贴脐方法 2：**填脐法**

取炮姜 10 克，延胡索 6 克，山楂 20 克。将上述药物混合，研磨成细粉末，过筛。取适量药末，用黄酒调和成膏状，并搓揉成药丸，直接填入肚脐内，用纱布覆盖，用胶布固定即可。

生活调理·专家说

1. 中药外敷法：将肉桂、吴茱萸、小茴香一起研磨成细粉末，再倒入白酒炒热，装入布袋中，趁热敷于小腹部，有利于改善寒湿所致的月经不调。

2. 抱腿运动法：坐在床上，屈起双腿，双手抱膝，用力使腹部贴近膝盖。长期坚持做，有利于暖宫，改善月经不调症状。

乳腺炎症立即消

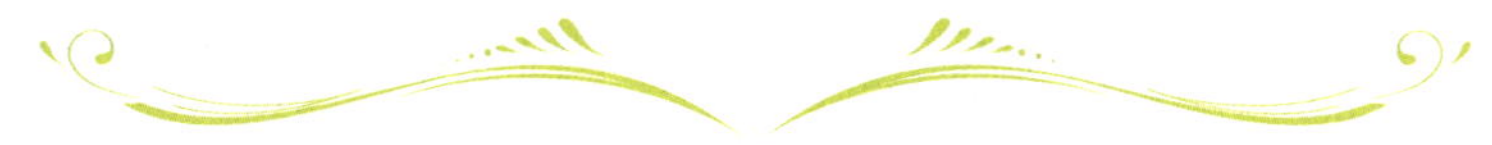

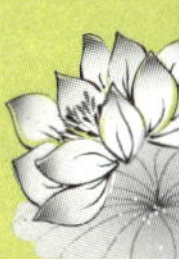

顾女士，诞下一个细皮嫩肉的小女儿，喜出望外，一心一意想着给宝贝女儿喂奶。怎奈，奶后没几天，自己的乳房便开始隐隐作痛，听信老人的话，以为这是初次喂奶的正常现象，就没去就诊，忍着疼痛给女儿继续喂奶。渐渐地，乳房开始发红、肿痛，按压时疼痛明显加剧，稍有不慎碰到胸部便会出现持续不断的胀痛，这几天更是莫名其妙地破皮，并有脓汁外溢。顾女士这才意识到问题的严重性，特到医院就诊。

上述案例中的症状表现完全符合乳腺炎的特征。而乳腺炎相当于中医的“乳痈”，是乳房疾病中较为常见的一种急性化脓性病症，多发于产后6周内，而且多见于初产妇。一般情况下，产褥期间乳腺内乳汁不能排净而淤积，乳房就会红肿胀痛，逐渐开始化脓，甚至伴有恶寒、发热等不适，即为急性乳腺炎。

乳腺炎可一侧发病，也可双侧同时发病。正如顾女士的症状，刚发病时，乳房只是单纯的肿胀、疼痛，皮肤尚不红或微红；一旦病发，乳房局部的硬结便会逐渐增大，疼痛感也会增强，有些人还伴有持续发热症状，若是患侧腋窝淋巴结肿大，按压时就会有明显痛感；若继续任其发展，则出现化脓或脓肿，最终导致产妇无乳可出。

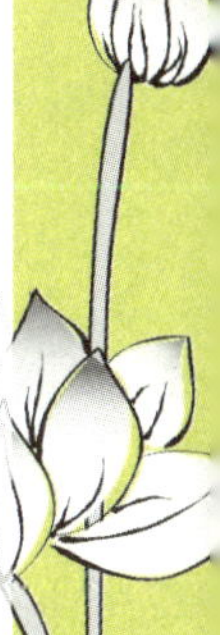

从中医角度看，乳汁淤积，或体内肝郁，或外感风邪、热邪，均会引起乳络堵塞、气血瘀滞，进而酿成“乳痈”，即所谓的“急性乳腺炎”。具体来分析：

初产妇们往往因为乳头破损害怕疼而不敢给孩子喂奶，极易影响乳汁的正常排出，进而导致乳汁淤积，久而久之，极易化热酿脓，最终形成乳痈。当然，除此之外，乳多食少、回乳不当、本身的乳络不畅等，均会导致乳汁排出不畅而造成局部淤积。

再者，中医认为，女子的乳房属胃经，乳头则属肝经。分娩时大量出血，极易使肝失所养，一旦过于愤怒或忧郁，肝气便会不畅，肝的疏泄功能失常，乳汁的分泌自然也会失调了。不仅如此，如果月子期间饮食不节，胃中有火热，肝胃失和而致肝郁胃热，乳络极易阻滞不通，进而导致乳汁淤积、气血瘀滞，形成乳痈。在现实生活中，有不少产妇哺乳时本来挺顺利的，生气之后乳房立即胀痛加重，稍不及时喂奶，就会出现乳房结块、红肿，极易引发乳痈。

考虑到顾女士处于哺乳期，口服药物能不吃则不吃，我建议她采用具有清热解毒作用的肚脐贴，具体配方如下：

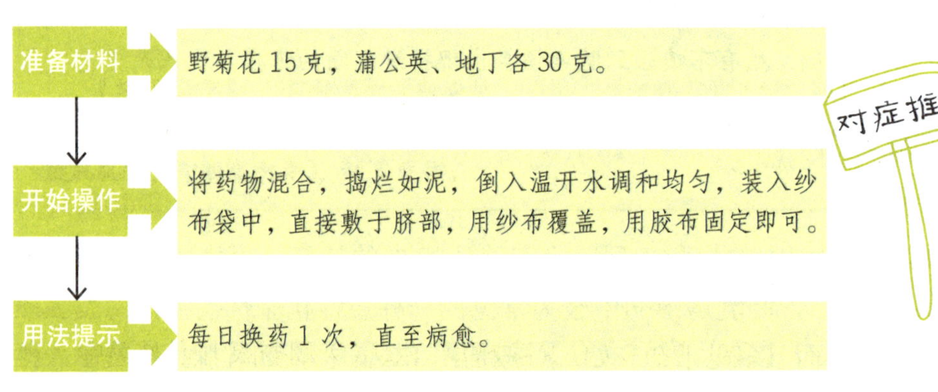

【搭配治疗】加贴膻中穴（取坐位或仰卧位，先找到胸部正中线，再找两乳头连线的中点）、天宗穴（在肩胛部，先找到冈下窝中央凹陷处，与第 4 胸椎平齐，找到肩胛冈中点下缘即可），效果更佳。

其他对症贴脐方

治疗乳腺炎的过程中，外治法相对更为多见，但是即便是外治，也得对症分型而治，合理用药。

气滞热壅型

症状表现：乳汁淤积，乳房局部皮肤微红，肿胀热痛，触之有肿块，伴有发热、口渴、食欲不振等。

贴脐方法 1：**熨脐法**

取瓜蒌仁、牛蒡子、天花粉、黄芩、金银花、连翘、皂角刺、生甘草各 10 克，冰片少许。将上述药物混合，研磨成细粉末，过筛，取适量药末，倒入生姜汁调和成糊状，直接贴敷于肚脐上，用纱布覆盖，用热水袋熨之即可。40 分钟左右取下热水袋，7~9 小时后取下药物，每日治疗 1 次。

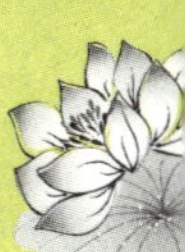

贴脐方法 2：**敷脐法**

取麦迪霉素、苯海拉明、三黄片各 1 片。将上述药物混合，研磨成细粉末，取适量药末，用温开水调匀制成糊状，直接贴敷于肚脐上，用纱布覆盖，用胶布固定即可。每日换药 1 次。

热毒炽盛型

症状表现：乳房内肿块增大，皮肤灼热泛红，触碰时疼痛加剧且持续时间长、波动性疼痛明显，伴有高热、口渴、小便短赤、大便燥结等。

贴脐方法 1：**敷脐法**

取金银花、野菊花、蒲公英、天葵子各 3 克，生黄芪 5 克，川芎、皂角刺各 1 克。将上述药物混合，研磨成细粉末，过筛。取适量药末，倒入生姜汁调和成糊状，直接敷于肚脐上，用纱布覆盖，用胶布固定。6~12 小时后取下药物，每日治疗 1 次。

贴脐方法 2：**填脐法**

取珍珠粉、人工牛黄、麝香各 5 克，雄黄、蟾酥、冰片各 1 克。将上述药物混合，研磨成细粉末，取适量药末，倒入醋调和成膏状，制成药丸，直接填入肚脐内，盖上纱布，用胶布固定即可。每日换药 1 次。

生活调理·专家说

1. 仙人掌外敷法： 将 100 克仙人掌，去刺，洗净，捣烂成泥，外敷于乳房红肿处。长期外敷，有利于改善尚未成脓的乳痈症状。

2. 乳房按摩法： 可轻轻地按揉乳房，并用食指与拇指牵拉乳头，配合热敷，效果会更好，有利于改善初期未化脓的乳痈症状。千万不可用力挤压乳房的肿块处。

安然度过更年期

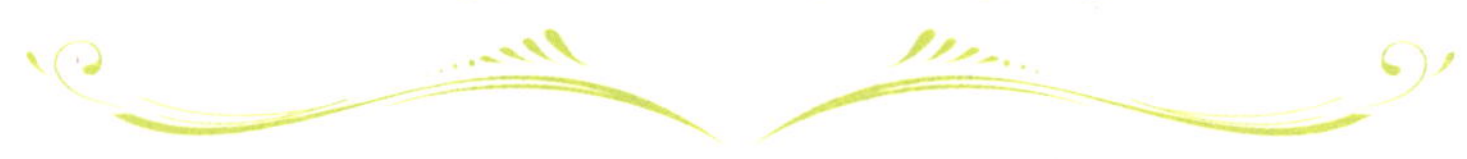

杜女士，刚过45岁，经常锻炼身体，身体一直都挺不错的。可是最近不知道怎么回事，总是无缘无故地出汗，且伴有头晕眼花、腰膝酸软、烦躁易怒、耳鸣、心悸等问题，经常忘记接下来要做的事，月经也极其不规律，经量少色紫红，感觉全身上下没一处舒服的地方。她一度怀疑自己是更年期提前了，但又不敢乱吃补药，于是前来就诊，希望在医生的指导下正确用药。

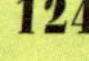

更年期是卵巢功能由旺盛走向衰退的过渡时期，是女性一生中的必经阶段。卵巢能够分泌出大量的雌性激素，以维持女性特有的生理功能，并保证月经如期而至。一旦卵巢功能衰退，更年期就会来报到了。那么，女子的更年期何时才会来到呢？《素问·上古天真论》有云："女子七岁，肾气盛，齿更发长；二七天癸至，任脉通，太冲脉盛，月事以时下，故有子……七七任脉虚，太冲脉衰少，天癸竭，地道不通，故形坏而无子也。"中医习惯将女子的七年视为一个周期，到了七七四十九岁时，也就到了生殖周期的尽头了。换句话说，女子到了49岁左右开始绝经了。现代医学认为，在45~55岁绝经的均属于正常。

事实上，更年期到来与否，与天癸密切相关。那么，天癸究竟是何方神圣呢？中医认为，天癸是肾中蕴藏的精气物质。这一物质的存在，直接影响下一代的孕育，并关乎女子的月事情况。然而，天癸的多少取决于肾功能的强弱。女子到了一定年纪，经历过月经、怀孕、生子、哺乳等过程，肾中的天癸基本已经消耗殆尽，之后迎接她的便是卵巢、子宫的萎缩，月经消失得无影无踪，老年期紧跟其后。

杜女士的情况很显然已经到了围绝经期（更年期），从杜女士的症状表现来看，多半是肾阴虚导致的，肾阴不足，则虚火内生；同时精亏则不能化血，肝血必然会生化不足。所以，我建议她使用养阴、固肾的贴脐方来辅助治疗，具体配方如下：

准备材料 熟地黄15克，山药、山茱萸、茯苓、当归、肉苁蓉各10克

开始操作 将上述药物混合，研磨成细粉末，过筛；取适量药末，倒入清水调和成糊状，直接贴敷于肚脐上，用纱布覆盖，用胶布固定即可。

用法提示 每日换药1次。

对症推荐

【搭配治疗】加贴三阴交穴（侧坐垂足，先找到内踝尖直上3寸处，再找到胫骨内侧面后缘），效果更佳。

其他对症贴脐方

更年期的症状除了肾虚这一主要原因之外，通常还与肝气郁结、心肾不交等因素相关。上述案例中已经为读者朋友们介绍了肾阴虚的贴脐方法，此处不再赘述。

肝郁气滞型

症状表现：月经前后不定，经血有紫色血块，伴有胸胁胀痛等。

贴脐方法：**填脐法**

取木香、橘皮、甘草、乌药、远志、砂仁各8克。将上述药物研磨成细粉末，取适量药末，加入醋调和成膏状，填入肚脐内，用纱布封固即可。

心肾不交型

症状表现：月经量少，色淡，伴有头晕、心悸、耳鸣、腰膝酸软等。

贴脐方法：**敷脐法**

取黄连、肉桂、远志、夜交藤各10克。将上述药物混合，研磨成细粉末，取适量药末，倒入生姜汁调和成糊状，直接贴敷于肚脐上，用纱布覆盖，胶布固定即可。每日换药1次。

带下贴脐有秘方

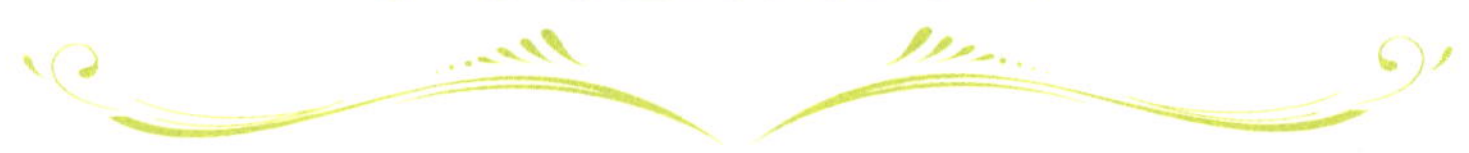

白女士，最近总觉得身体不适，没吃寒凉刺激性的食物，小腹也总是出现胀满的感觉，且伴有腹部疼痛、腰酸、口干、口苦、大便艰涩难下等症状，最重要的是，她的月经周期也不正常了，白带量明显增多，气味难闻。这让白女士有点担心了，她怀疑自己得了妇科病，于是前来医院就诊。

根据白女士的自述，她的阴道内会自行流出一种黏稠的液体，有的时候像鼻涕，有的时候像唾液，而且绵绵不断地淌着，这种液体物质在医学上称为“白带”。一个正常女性通常在发育成熟时期、经期前后、妊娠初期均会出现白带增多的情况，这属于正常的生理反应，并非病理现象。一旦带下的量增多，色、质、气味等也发生了异常变化，偶尔还伴有全身或局部不适之症，则为异常，被中医称为“带下病”、“下白物”等，相当于西医学的阴道炎、盆腔炎等引起的白带增多之症。

带下病的产生主要是湿邪在作祟，正如《傅青主女科》中所言，“夫带下俱是湿症”。既是湿邪，必有内外之分。外湿即外感湿邪，如女性经期淋雨、涉水等，寒湿入体；又如女性产后体弱，若是吃了生冷、不洁之物，湿毒便会乘虚而入，直捣子宫，最终导致任脉受损、带脉失约，从而诱发带下病。内湿则与脏腑功能失调有关，比如脾虚，运化功能失调，水湿停滞在体内，最后下行至任带；又比如肾阳亏虚，气化功能失常，水湿不仅受阻，同样伤及任带。

这么看来，引起带下病的直接原因在于湿邪侵体，而根本原因在于脾与肾的功能失调，其核心机理在于任脉损伤、带脉失约等，病理位置主要集中在前阴及胞宫。上述案例中的白女士到底是肾阳虚还是脾虚引起的呢？根据白女士的症状表现：腰膝酸软、小腹胀痛、月经紊乱、带下的气味难闻等方面来看，她的带下病多半是肾阳虚引起的，应以升阳、除湿为主，辅之以疏肝固肾。下面这个贴脐方就能很好地改善带下病症，不妨一试。

对症推荐

准备材料 芡实、桑螵蛸各 30 克，肉桂、肉苁蓉、白果各 20 克。

开始操作 将上述药物混合，一起研磨成细粉末，取适量药末，用醋调和成糊状，直接贴敷于肚脐上，用纱布覆盖，并用胶布固定即可。

用法提示 每日换药 1 次，连续治疗 5~7 次为 1 个疗程。

【搭配治疗】 加贴带脉穴（取坐位，举臂，先取章门穴，向下量 1.8 寸，在第 12 肋骨游离端下方垂线与肚脐水平线的交点处），效果更佳。

其他对症贴脐方

从中医角度可把带下病分为脾虚、肾阳虚、湿热下注型，在具体施治上也是根据基本分型对症治疗的。而肾阳虚的贴脐方法上述案例中已经介绍，有相关问题的读者朋友，可以上述内容为参考。

脾虚型

症状表现：带下量多，色白或蛋黄，质稀薄，无臭气，伴食少便溏等。

贴脐方法：**敷脐法**

取醋炙鸡冠花、酒炒红花、荷叶灰、白术、茯苓、车前子各 3 克。将上述药物混合，一起研磨成细粉末，取适量药末，倒入米汤调和成糊状，将药糊直接贴敷于肚脐上，用纱布覆盖，用胶布固定即可。

湿热下注型

症状表现：带下量多，色黄，黏稠，有臭气，伴有阴部瘙痒等。

贴脐方法：**敷脐法**

取石榴皮、苍术、白术各 20 克，车前子 15 克，柴胡、升麻各 5 克。将上述药物研磨成细粉末，倒入米汤调成糊状，贴敷于肚脐上。用纱布覆盖，胶布固定即可。

子宫脱垂可恢复

王女士，一直在家带孩子，共养育了3个孩子，生活过得挺舒适的。可最近突然感觉身体有些不适，总是觉得阴道里有异物，走起路来还感觉摩擦得厉害。因为此问题有些难以启齿，一直忍受着。结果病情越来越严重，四肢也变得无力，精神状态也变差了，甚至腰膝软弱无力、头晕耳鸣。王女士有些害怕了，才在爱人的陪同下到医院就诊。

王女士自觉阴道有异物，走路还带有摩擦，很明显，这是子宫脱垂的表现。所谓子宫脱垂，即子宫从正常位置沿着阴道下降，使得子宫颈外口位于坐骨棘水平以下，甚至子宫完全脱出阴道口外的情况。这种病症在中医称为“阴脱”、“子宫脱出”等。目前，子宫脱垂的发病率呈上升趋势，主要集中于劳动妇女或多胎妇女以及产后损伤的女性等。

根据本人多年的从医经验来看，子宫脱垂除了子宫下移、小腹下坠等基本症状之外，还经常表现出四肢无力、精神倦怠、腰腿酸软、头晕耳鸣、小便频多等病症。从这些症状表现来看，子宫脱垂的主要病理有两种，即气虚及肾虚。所以，从某个角度看，引起子宫脱垂的主要原因就在于冲任不固、固摄无力等，换言之，也就是肾虚与气虚引起的。

1. 气虚 分娩过程中需要消耗全身力气，产后又得操持劳务以及照顾孩子等，使得身体虚弱而中气不足；久咳不愈者或年老久病者，均会使中气大大损伤而下陷，最终导致固摄无力而引发子宫脱垂。

2. 肾虚 肾虚有多种可能，或先天不足，或房劳多产，或年老体弱等。体内一旦肾气亏虚，冲任便会不固，最终导致子宫脱垂。

上述案例中属于肾气不足引起的子宫脱垂，这与她多次妊娠分娩有着密切关系。在治疗上，我建议她使用补肾固脱的肚脐贴来辅助性外治。

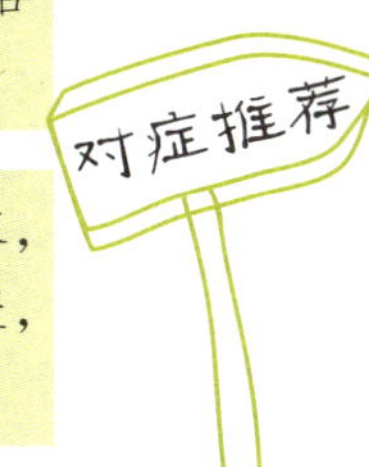

准备材料 杜仲、续断、桑寄生各15克，熟地、枸杞子、山茱萸各10克。

开始操作 将前6味药物混合，一起研磨成细粉末，取适量药末，用醋调和成膏状，再将药膏贴敷于肚脐上，用纱布覆盖，并用胶布固定即可。

用法提示 每隔3日换药1次，连续治疗10次为1个疗程。

【搭配治疗】加贴命门穴（取坐位，在腰部，先找到两髂前上棘连线与后正中线的交点处，即第4腰椎棘突，再向上数2个椎体，在其棘突下缘的凹陷处）、志室穴（取坐位，在腰部，先找到第4腰椎，再向上数2个椎体，再从其棘突下凹陷处旁开量3寸即可），效果更佳。

其他对症贴脐方

引起子宫脱垂的两大原因：气虚、肾虚，故子宫脱垂的类型也是这两类，肾虚型贴脐方上文已经介绍。但中医认为湿热型也是子宫脱垂的重要类型。

气虚型

症状表现：子宫下移或子宫脱出阴道口，劳作时症状加剧，小腹下坠，伴有神疲乏力、少气懒言、小便频数、带下量多且色白、面色少华等。

贴脐方法：**敷脐法**

升麻、黄芪、柴胡、党参各6克，枳壳15克，麝香少许。将上述药材混合后研磨成细粉末，取少量清水调和均匀，敷于肚脐上，用纱布覆盖，再用胶布固定即可。

湿热型

症状表现：子宫脱出阴道口，表面红肿、溃烂等，伴有小便灼热、口干口苦等。

贴脐方法：**敷脐法**

取山药、五倍子、白果、车前子各10克，黄柏15克。将上述药物混合，捣烂，制成膏状。取适量药膏，贴敷于肚脐上，用纱布覆盖，用胶布固定即可。

产后腹痛别强忍

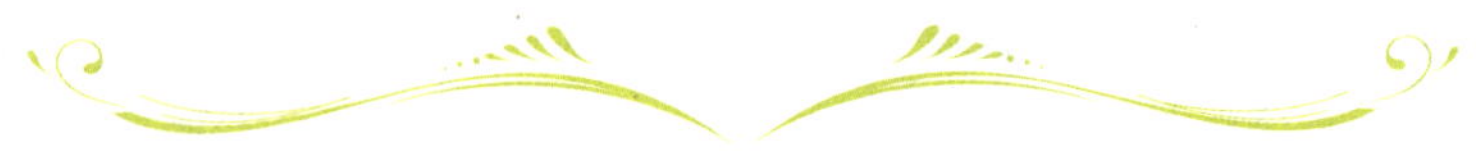

杨女士，产后1个月，腰痛、后背痛，小腹部也有些隐隐作痛。刚开始以为是“月子病”，没有太在意，结果痛了好些天也不见好转，做了B超也没发现异常现象，子宫恢复得也不错。用热毛巾敷一敷，疼痛感会明显减轻。但特别怕冷，有时还有点轻微腹泻。这是不是子宫收缩引起的不良反应啊？

产后腹痛，俗称“儿枕痛”，专指产妇在分娩后小腹出现的疼痛症状。一般情况下，产后腹痛多为生理性腹痛，主要是由子宫收缩引起的。通常这个时候，产妇们用手可在小腹部摸到一个较硬的球状物，多半在产后3~5天会自行消失。但若因为某些病理因素引起的产后腹痛，则需要引起高度重视。

从临床上看，产后腹痛发作时，通常也会伴随着恶露量多或量少，甚至恶露淋漓不净等症状。从中医角度看，这多半是由产后气血运行不畅、瘀血阻滞在腹部引起的。

1. 气血两虚　产妇在分娩过程中往往伤血又耗气，身体十分虚弱，此时若是得不到及时的休息或营养补充，冲任便会血虚、胞脉失去补养，最终导致腹痛；同时血少、气弱，气血运行也会受到阻碍，进而导致血行迟滞，最终引发腹痛。

2. 产后脏腑虚弱　分娩过程中，血室大开，产后若得不到充分的休息，极易感受寒邪，血遇寒则凝；另外，产后若情志失调，肝气容易郁结，气滞容易导致血瘀，进而导致腹痛。

上述案例中的杨女士产后发生腹痛，主要原因在于气血亏虚，加之受风或者受寒，进而导致腹泻、畏寒等一系列不适。故我给杨女士开了一副调养气血、驱寒温补的药物来贴脐，具体配方如下：

准备材料 当归、川芎、炮姜、益母草各10克，炙甘草5克。

开始操作 将上述药物混合，一起研磨成细粉末，取适量药末，用生姜汁调和成糊状，涂抹在消毒的纱布上，迅速贴敷在肚脐上，并用胶布固定即可。

用法提示 每隔2日换药1次，连续治疗10次为1个疗程。

对症推荐

【搭配治疗】加贴中脘穴（取仰卧位，位于上腹部，找到神阙与胸剑结合点连线的中点即可）、膈俞穴（取坐位，先找第7胸椎，胸椎棘突下左右旁开1.5寸处），效果更佳。

其他对症贴脐方

产后腹痛的缓解主要以调养气血为主，但是该补血、活血还是凉血，却是由基本症状来决定的。具体可从以下几个方面来辨证施治：

血虚型

症状表现：小腹隐隐作痛，按揉后疼痛减轻，恶露量少且色淡，伴有头晕眼花、心悸、大便燥结等不适。

贴脐方法：**敷脐法**

取党参、当归、川芎各10克，甘草5克，黄酒适量。将前4味药物一起研磨成细粉末，装入瓶中。取适量药末，倒入黄酒调和成糊状，贴敷于脐部及其周围，用纱布覆盖，用胶布固定即可。每日换药1次，5次为1个疗程。

血瘀型

症状表现：小腹疼痛得不敢按揉，痛如针刺感，恶露量少且色暗紫，有血块，面色发青等。

贴脐方法：**熨脐法**

取生蒲黄、五灵脂各10克。将上述药物一起研磨成细粉末，取适量药末，倒入少许白酒，拌匀，置入锅内炒之，炒热后装入布袋中，趁热放在肚脐上。每次治疗30分钟，每日治疗1~2次。

小儿生病这样贴

小儿发热快退烧

1岁多点的小薇薇，体温较高，小脸滚烫，嘴唇还有点微红，捂得严严实实的，全身却一点汗都没有，偶尔还会恶心呕吐，但只是吐一些水。一点东西也不想吃，水也喂不进去，只是昏昏沉沉地躺着，要么就是睡觉，要么就是无神地看着前方，不哭不闹的，难受的时候也只是小声地啼哭。退烧药吃了，退热贴也敷了，怎么就是不管用呢？有没有其他好办法可以帮助孩子退热呢？

小儿发热非常普遍，在诸多儿童疾病中随处可见，小儿感冒伴有低热、小儿积食偶有高热、小儿肺炎持续发热、小儿腹泻反复发热……那么，体温达到多少度才算是发热呢？医学上认为，小儿正常体温（腋下）为36~37℃，（肛门）则为36.5~37.5℃。如果腋下体温超过了37.4℃，而且一天之中体温波动超过1℃以上，则视为发热。发热有低热与高热之分，其中腋下温度若是在37.5~38℃，则为低热；腋下温度达到38.1~39℃，则为中度热；若为39.1~40℃，则为高热；超高热的话，腋下温度一般都得超过41℃。另外，发热的时间若是持续两周以上，即为长期发热。

小儿脏腑比较娇嫩，往往不耐寒热。而且小儿智力尚未发育完全，经常冷热不知，热的时候不知道躲避，凉了也不知道增加衣物。因此，无论是内伤还是外感，一般都会结伴在一起伤害小儿的身体，最终导致邪从热化，引起发热。清代的叶桂曾说过：“襁褓小儿，体属纯阳，所患热病最多。”也就是说，小儿阳常有余，阴常不足，感受外邪之后，一旦患病，多半会伴有发热症状。

上述案例中的薇薇小朋友，外表受了寒凉之邪，热量无法正常散发，一直积聚在肌腠之中，最终引起发热。此时注意保暖，使其出汗是一方面，另一方面还得用解表散寒的药物治疗。

对症推荐

准备材料　大蒜 30 克，芒硝 60 克，寒水石 15 克，生石膏、滑石各 100 克。

开始操作　将后 4 味药物混合，研磨成细粉末，调和均匀。取适量药末，加入大蒜，一起捣烂，用鸡蛋清调和成糊状，直接外敷于肚脐上，用纱布覆盖并固定即可。

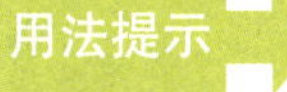

用法提示　4 小时后取下药物，第二天继续敷脐。

【搭配治疗】加贴外劳宫穴（握拳，中指指尖触碰处即是内劳宫穴，外劳宫穴在手背中央，与内劳宫穴相对）、肩井穴（取坐位，先找到大椎穴与肩峰，两者连线的中点即是），效果更佳。

其他对症贴脐方

《黄帝内经》中说道："阳胜则热，阴胜则寒。重寒则热，重热则寒。寒伤形，热伤气。"也就是说，要想治疗小儿发热之症，首先就得分清寒热、表里以及虚实等。

表实热证

症状表现：发热，怕冷，无汗，全身疼痛，精神萎靡，嗜睡。

贴脐方法：**敷脐法**

取生石膏、青蒿各 100 克，薄荷 50 克，蒲公英 30 克，黄芩 20 克。将上述药物混合在一起，碾压成细粉末。取适量药末，加入蜂蜜调和成糊状，直接外敷于肚脐处，上盖纱布，外用胶布固定即可。

表虚热证

症状表现：发热，有汗，有点怕冷，尤其怕风，偶有喘息，呕恶欲吐。

贴脐方法：**敷脐法**

取金银花、连翘各 15 克，芦根、葱白各 10 克。将上述药物混合，研成细粉末。取适量药末，加入清水调成糊状，直接敷于脐部，用胶布固定即可。

小儿肺炎快去火

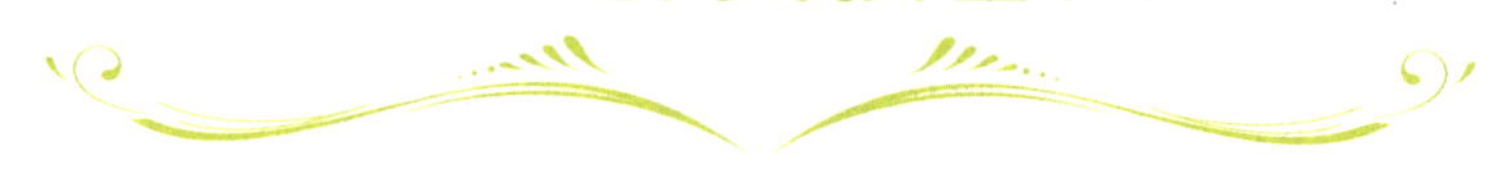

寒冬腊月里，“小豆包”经常感冒，一感冒就咳嗽且久久不能痊愈，刚开始家长都很庆幸孩子虽然咳嗽，但没有引起发烧，可这次的咳嗽却持续了将近一个月，且伴有呼吸急促，咽喉也有点发红，一点东西也不想吃，喂点水都得费好大功夫。“小豆包”的妈妈开始担心孩子患上了肺炎，于是急忙到医院就诊。

小儿肺炎是呼吸系统常见病之一，全年均可发病，但更多见于冬、春两季，婴幼儿为高发人群。

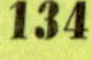

小儿肺炎发病时相对比较急，来势也较为凶猛，且以发热、咳嗽、喘促、鼻煽等为主要病理特征。一般来说，刚刚出生的小婴儿若是患有急性肺炎，仅仅表现出不吃乳、精神状态欠佳，甚至口吐白沫等；若是小儿肺部得了炎症，轻者有发热症状，咳嗽不止，喉间稍有痰鸣音；症状较为严重者通常会呼吸急促、鼻翼不停地煽动。

中医认为，肺炎属于外感咳喘范畴，主要由六淫外邪引起，其中风热、风寒以及热毒为主要致病原因。外邪一旦侵入肺部，肺气便不能肃降，从而容易引发咳喘。若是急性肺炎不能及时地治疗，极有可能恶化，导致长期咳嗽、气喘，严重影响小儿健康。就像上述案例中的“小豆包”，一咳嗽就以为是单纯性感冒，忽略了发热这一症状，以至于演变为肺炎，出现了咳喘、咽喉红肿等不适，甚至咳嗽久治不愈。

从中医角度看，肺炎可以分为风寒型、风热型、表寒里热型以及痰热闭肺型，所以在治疗肺炎时必须对症下药。针对“小豆包”的情况，轻微的发热症状不易被人察觉，有汗却依旧低热，咳嗽并伴有轻微的呼吸急促。很明显，风邪与热邪已经侵入肺部，引起炎症了。此时他需要清热散风、宣肺止咳，配合使用以下这款肚脐贴外治效果还是不错的。

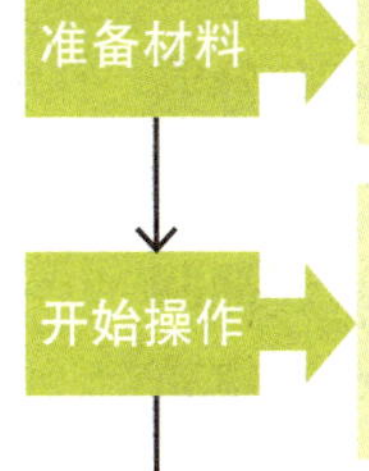

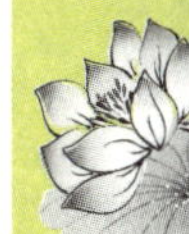

准备材料	桑叶、菊花、黄芩、牛蒡子、芦根各10克，杏仁、桔梗、天竺黄各5克。
开始操作	将上述药物混合，研磨成细粉末，调和均匀。取适量药末，加入蜂蜜调和成糊状，直接外敷于肚脐上，用纱布覆盖，用胶布固定即可。
用法提示	每日换药1次。

对症推荐

【搭配治疗】加贴肺俞穴（取坐位，先找到后颈部最高点，即第7颈椎，再向下数3个椎骨，从第3胸椎棘突下旁开1.5寸处即是），效果更佳。

其他对症贴脐方

我们已经知道肺炎是分4大证型的，不同证型表现出不同的病理变化，在治疗方面也得对症用药。下面简要介绍风寒及风热型肺炎。

风寒型

症状表现：咳嗽，呼吸急促，发热不重，无汗，恶寒等。

贴脐方法：**熨脐法**

取苏叶、前胡各10克，桔梗6克，甘草3克，葱白适量。将前4味药物混合，一起研磨成细粉末。取适量药末，加入葱白，捣烂如泥，直接敷脐，盖上纱布，用胶布固定，并用热水袋熨之。

风热型

症状表现：咳嗽，呼吸急促，有汗，口微渴，轻度烦躁，咽红等。

贴脐方法：**敷脐法**

取桑白皮、地骨皮、青黛、菊花各5克。将4味药物研磨成细粉末，贴敷于肚脐上，用纱布封固。

小儿腹泻别拖拉

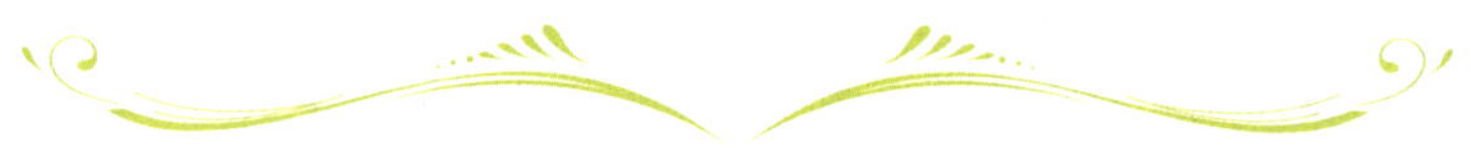

1岁半的“小肉球”，白白胖胖的，还总是笑眯眯的，特别惹人喜欢。可是，近两日以来，“小肉球”一直高烧不退，精神状态特别糟糕，除了上吐下泻之外，其余时间基本处于昏睡状态，还时不时会拉出水样的便便。一口饭都不想吃，甚至连水都不愿意喝，难受的时候即便啼哭声音也特别微弱。退烧药、调理肠胃的药，该吃的都吃了，就是不见病情好转。每天拉稀十余次，家长特别担心孩子虚脱，又不知该如何是好？

小儿腹泻是2岁以下婴幼儿常见的一种消化道疾病，在我国目前仅次于呼吸道感染疾病，在常见病与多发病中首屈一指。该病一年四季均可发生，尤以夏秋季节的发病率最高。该病的主要特征为大便次数增多，粪质稀薄或如水样，更有甚者会夹有不消化食物等，同时还经常伴有腹痛、腹胀等不适。

腹泻刚开始发作时，孩子多半会出现发热、呕吐、流鼻涕等症状，很多家长往往误认为是感冒发烧了，极有可能掉以轻心而耽误了治疗疾病的最佳时机。日常生活中，腹泻症状较轻的小儿不仅不发热，还不会呕吐，甚至能正常进食，精神状态也还不错，只是粪便如糊状或蛋花样，这时只要一天便溏的次数超过了3次，我们同样将其视为腹泻。严重腹泻患儿，大便次数一天可达十多次甚至数十次以上，同时伴有发热、呕吐症状，整个人看起来萎靡不振，眼眶都有可能凹陷进去，情绪上也有点烦躁不安，四肢甚全都有点发凉。

中医将腹泻称为“泄泻”。《黄帝内经》中的“湿盛则濡泻”，说明了腹泻的根本原因。引起小儿腹泻的原因有很多，最主要的有以下三种：

1. 感受外邪　小儿脏腑极为娇嫩，气血尚不够充实，故难以适应四季寒暑温凉的变化。一旦夏季暑气偏盛或者秋季阴雨连连，湿热便容易囤积在体内并引发腹泻。

2. 内伤饮食　小儿脾胃功能发育还不够完善，日常生活中一旦饮食不节或吃了不干净的东西，均会使脾胃受到一定程度的损伤，进而影响脾胃运化水湿的能力，导致脾胃无法腐熟水谷，使得水谷一股脑地涌入大肠内而引发腹泻。

3. 脾胃虚弱　脾脏特别讨厌寒与湿，一旦脾气不足，脾脏便无法正常运化水谷，最终导致水湿都滞留在体内，进而形成腹泻。

从上述三个方面的原因可以看出，脾胃虚弱是最重要的致病原因，可以说是发病的基础；而外邪、饮食均属于发病的条件。可想而知，要止住腹泻，首先要做的还是调理脾胃，之后再调整饮食、驱除外邪干扰等。下面这例贴脐方就是健脾和胃的良方，不妨一试。

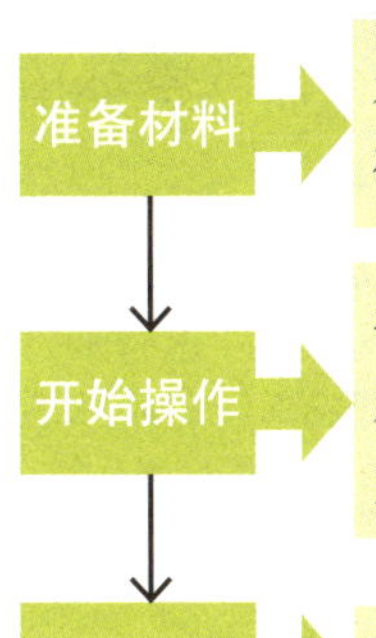

对症推荐

准备材料　木香、肉桂、丁香各5克，白术、薏苡仁、茯苓各10克，砂仁3克。

开始操作　将上述药物混合，研磨成细粉末，调和均匀。取适量药末，加入醋调和成糊状，直接外敷于肚脐上，用纱布覆盖，用胶布固定即可。

用法提示　每日换药1次，3次为1个疗程。

【搭配治疗】加贴中脘穴（取仰卧位，位于上腹部，找到神阙与胸剑结合点连线的中点即可）、脾俞穴（取坐位，先找到第11胸椎棘突其下旁开1.5寸处），效果更佳。

其他对症贴脐方

小儿腹泻，基本可以划分为伤食型、风寒型、湿热型、脾虚型以及脾肾阳虚型。所以在具体施治过程中，按照不同类型，根据不同的症状表现，应该有所侧重。

伤食型

症状表现：脘腹胀满，腹部隐隐作痛，痛则腹泻，泻后痛减，粪便酸臭，想呕吐，不思饮食，夜卧不安等。

贴脐方法：**敷脐法**

取山楂、神曲、莱菔子、陈皮各 1.5 克。将上述药物研磨成细粉末，直接敷于肚脐上，外用纱布包扎固定。每日治疗 1 次。

风寒型

症状表现：大便清稀且多有泡沫，臭气不是很严重，肠鸣腹痛，伴有恶寒，发热等。

贴脐方法：**熨脐法**

取白胡椒 10 粒，干姜、生姜各 10 克，小茴香 12 克，肉桂 3 克，葱白 3 棵。将前 5 味药物混合，研磨成粗末，然后与葱白一起捣烂，加入白酒调和均匀，放入锅内炒热，装入布袋中。将布袋直接贴敷于脐部。外用热水袋熨 30 分钟。

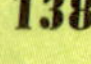

湿热型

症状表现：大便稀薄，水分较多，或如水注，粪便颜色深黄且发臭，腹痛，食欲不振，肢体倦怠，发热或不发热，口渴，小便短赤等。

贴脐方法：**填脐法**

取葛根 10 克，黄芩、黄连、滑石各 5 克，甘草少许。将上述药物一起研磨成细粉末，取适量药末直接填入肚脐内，用伤湿止痛膏覆盖并固定即可。

脾虚型

症状表现：大便溏稀，食后腹泻，色淡不臭，时轻时重，面色萎黄，形体消瘦，神疲乏力等。

贴脐方法：**敷脐法**

取炒苍术、炒白术、车前子、茯苓、炒薏苡仁各 10 克，胡椒、丁香各 5 克。将上述药物混合，研磨成细粉末。取适量药末，倒入食醋调和成软膏状，直接贴敷于脐部，用纱布封固。

小儿疳积先消食

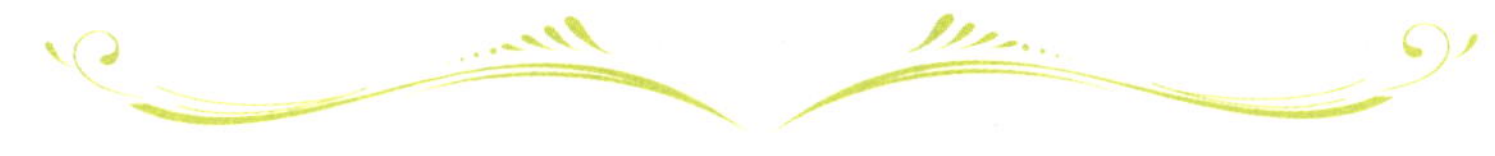

"小叮当"4岁了，一直吃饭都挺香的，比较听话。但最近突然变得不爱吃饭了，连水果、零食都不愿意多吃，没事还总喜欢啃手指、咬衣服，精神状态也没以前好了，而且越来越消瘦，面色黄得像是营养不良。到医院做了相关检查，医生开了药吃，但是效果并不乐观，吃饭仍旧不是很多。"叮当"的妈妈为此带他来看中医，希望中医能有个好的治疗方法。

疳积，又名"疳症"，相当于现代医学所说的"营养不良"，属于小儿较为普遍的慢性消化性疾病。该病的发生不分年龄段，但主要集中在1~5岁的幼儿。

从表面上看，疳积与厌食症颇为相似，实则疳积就是由于饮食不当引起的，包括厌食、偏食等。疳积的基本症状有：进行性形体消瘦、面黄发枯、腹部膨隆、青筋暴露、精神萎靡、烦躁易怒、饮食异常、大便不正常，甚至生长发育迟缓等。中医认为，小儿脾胃一旦受损，气阴耗损严重，导致脾胃的运化功能失常，食物的营养难以转换为气血，最终引起上述不适之症。

中医认为，疳皆脾胃病，亡津液所为也。换言之，疳积的形成主要是由于脾胃内伤所致。小儿脏腑功能较弱，稍有喂养不当、饮食不节，尤其喜欢吃肥甘油腻厚味之物，脾胃必然会受到损害。又或者小儿长期消化不良、厌食，甚至大病一场过后还未来得及调养好，脾胃都特别容易受到负面影响，诱使疳积发生。

疳积的病情一般历时较长。起病之初，病情尚轻，若不及时诊治，就会进一步导致脾失健运、积滞内停、壅滞气机，转为疳积，再拖延下去会因脾胃虚损，津液消亡，气血俱衰，导致干疳。也就是说，疳积虽然属于脾胃病，但久病不愈之后容易导致气血虚衰，使得脏腑不能得到濡养，最终出现各种并发症。所以，我建议疳积患儿应及时改善病情，其中最重要的就是调和脾胃、消积化滞。下面这个肚脐贴就挺管用的，不妨一试。

对症推荐

准备材料 炒神曲、炒麦芽、焦山楂各10克，炒莱菔子6克，炒鸡内金5克。

↓

开始操作 将上述药物混合，研磨成细粉末，调和均匀。取适量药末，加入少许淀粉，倒入白开水调和成糊状，直接外敷于肚脐上，用纱布覆盖，用胶布固定即可。

↓

用法提示 每日换药1次，临睡前贴敷最佳，第2日清晨取下即可。

【搭配治疗】 加贴三阴交穴（侧坐垂足，先找到内踝尖直上3寸处，再找到胫骨内侧缘）、上巨虚穴（取坐位，屈膝，从足三里穴向下量4横指，在胫骨前缘一横指处），效果更佳。

其他对症贴脐方

运用贴脐外治法辅助治疗疳积，总的治疗原则应以护脾胃为主，同时要消积除疳，有虫者还得驱虫，气血虚亏者还得益气养血等。从中医角度看，疳积基本可分为疳气型、疳积型、干疳型等。

疳气型

症状表现：形体消瘦，面色萎黄，毛发稀疏，食欲不振，大便时干时稀，精神欠佳，爱发脾气等。

贴脐方法1：**熨脐法**

取莲子肉、薏苡仁、白扁豆、人参、茯苓、白术、泽泻、芡实、白豆蔻各8克。将上述药物混合，研磨成细粉末。取适量药末，倒入生姜汁调和成糊状，直接贴敷于脐部，用纱布覆盖，用热水袋熨30分钟。

贴脐方法2：**敷脐法**

取党参、白术、当归各10克，大黄、木香、陈皮各5克。将上述药物混合，研磨成细粉末。取适量药末，倒入蜂蜜调和成糊状，直接贴敷于脐部，用纱布覆盖，用胶布固定即可。每日换药1次，至病愈。

疳积型

症状表现：形体明显消瘦，面色萎黄，肚腹膨胀，青筋暴露，毛发稀疏，精神不振，睡眠不宁，爱咬指磨牙等。

贴脐方法 1：**敷脐法**

取三棱、莪术、青皮、陈皮、槟榔、使君子肉、神曲各 10 克，高良姜、丁香各 5 克。将上述药材混合，捣成细粉末，取少量清水调匀，敷于肚脐处，用纱布及胶带固定即可。

贴脐方法 2：**敷脐法**

取黄芪、生麦芽各 15 克，白术 12 克，厚朴、槟榔、青皮各 9 克，胡黄连 6 克。将上述药物混合，研磨成细粉末。取适量药末，倒入食醋调和成糊状，直接贴敷于脐部，用纱布覆盖，用胶布固定即可。每日换药 1 次，至病愈。

干疳型

症状表现：形体极度消瘦，皮肤干瘪起皱，精神萎靡，欲哭无力或无泪，腹部凹陷，大便溏稀或便秘，口唇干燥等。

贴脐方法 1：**敷脐法**

取当归、川芎、熟地黄、白术、茯苓、甘草各 10 克，砂仁、木香各 5 克。将上述药物混合，研磨成细粉末。取适量药末，倒入生姜汁调和成糊状，直接贴敷于脐部，用纱布覆盖，用胶布固定即可。

贴脐方法 2：**敷脐法**

取芒硝、吴茱萸、生香附、侧柏叶各 15 克，小茴香、白胡椒各 6 克。将上述药物混合，研磨成细粉末。取适量药末，倒入鸡蛋清调和成膏状，直接贴敷于脐部，用纱布覆盖，用胶布固定即可。

生活调理·专家说

1. 茶饮健脾法： 将 10 克的谷芽与麦芽以及 5 克的山楂一起入锅，煮水，去渣取汁，给宝宝饮用。每周至少饮用 1 次。在给宝宝喝山楂水的时候，尽量少给宝宝喂肉吃。

2. 推拿健脾法： 用拇指指腹按照顺时针方向旋转按摩宝宝大拇指螺纹面，每天按摩 200 次；再按照顺时针方向推揉宝宝的大鱼际隆起处，每天至少推揉 50 次。

小儿腹痛贴肚脐

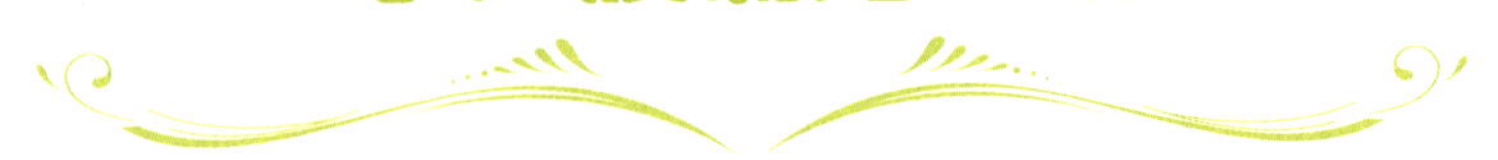

宁宁，不足1周岁，平时活泼、好动，特别招人喜爱。近几天，她却不爱笑了，没完没了地哭，尤其是晚上啼哭得特别厉害，好不容易抱着哄睡着了，刚放下又哭开了。哭累了，睡着了，突然间又会大声啼哭起来，双眉还紧蹙，白天精神状态也不是很好。父母看到宁宁的状态非常着急，特来医院就诊。

婴儿身体不舒服，只会用啼哭来表达，作为父母亲不可过分着急，而应该仔细观察孩子的情况。小宁宁不仅大声啼哭，双眉还紧蹙着，她也不是一个劲地哭，哭累了还会睡觉，睡一会儿又突然啼哭。这显然不是惊吓造成的。随着一系列的检查发现，宁宁是腹痛引发的啼哭。

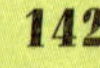

小儿腹痛指胃脘以下的脐周部位以及小腹部发生疼痛不适，孩子患病后多半会突然啼哭，时作时缓，偶有双眉紧蹙、弯腰捧腹等肢体动作表现，情况较为严重时，孩子还会发生恶心、呕吐、食欲不振等症状。

中医认为，腹痛的发生多半与外感寒邪、乳食积滞、脏气虚冷、气滞血瘀等因素有关。具体来说，穿衣太薄或晚上睡觉时腹部保暖不到位，以致寒邪直接侵入腹部；或者过多地食用生冷寒凉之物，寒邪直接由口进入腹部，直达肠胃，极易使腹部产生疼痛等不适。另外，小儿一旦饮食不节，尤其是暴饮暴食，气滞中焦，造成脾胃食积，便会“不通则痛”，进而引发腹痛。

经过询问得知，宁宁是因为腹部着凉而引起消化不利，导致食物都囤积在肠胃内，最终引发腹痛。故在给小宁宁的治疗过程中，我给她开了一个温散寒邪、消食导滞的脐贴药方，帮助她宣通气机、畅流血脉来止痛。

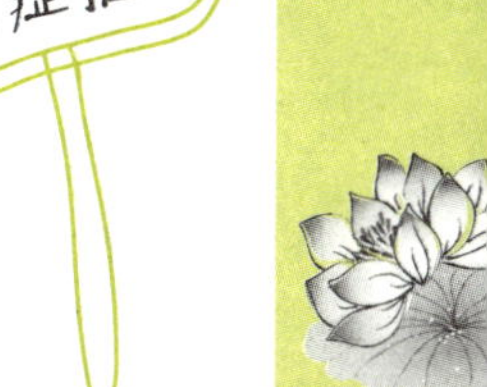

准备材料 小茴香、老姜、艾叶各9克，葱头1个。

开始操作 将上述药物混合，捣烂如泥。取适量药泥，入锅，炒热，装入布袋中，扎紧袋口，趁热贴敷在肚脐上。凉了再炒热，再熨脐。

用法提示 每日治疗数次，至腹痛缓解即可。

【搭配治疗】 加贴中脘穴（取仰卧位，位于上腹部，找到神阙穴与胸剑结合点连线的中点即可）、天枢穴（取坐位或仰卧位，在肚脐旁开2横指处），效果更佳。

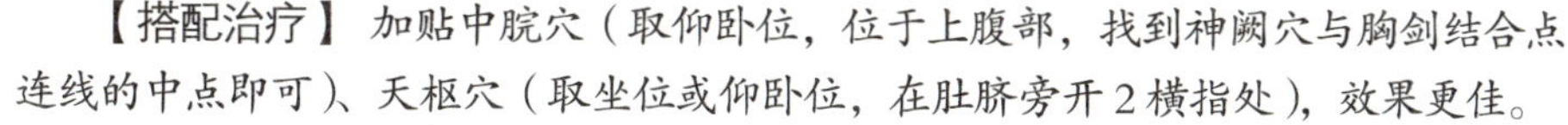

其他对症贴脐方

从中医角度看，小儿腹痛一般常见有腹部受寒型、食积型，故应根据病理变化及孩子的具体表现来施治。

腹部受寒型

症状表现：腹部疼痛，阵阵发作，得温则舒，面色苍白，出冷汗，肢冷，伴有呕吐、腹泻等不适。

贴脐方法：**熨脐法**

取食盐60克，花椒、生姜、葱白各20克。将后3味药物混合，捣烂如泥，再倒入食盐，炒热，装入布袋中，扎紧袋口，趁热贴敷于肚脐上，并做顺时针摩运。冷却后再炒热，再熨之。每日治疗数次。

食积型

症状表现：腹部胀痛，按之疼痛加剧，口气难闻，食欲不振，大便恶臭，时有呕吐，反酸，睡觉不安等。

贴脐方法：**填脐法**

取苍术、厚朴、香附各30克，山楂、神曲各15克，香油100毫升。将前5味药物混合，研磨成细碎末，加入香油调和成膏状。取适量药膏，直接填满肚脐，用纱布覆盖，用胶布固定即可。每日换药1次。

小儿厌食别犯愁

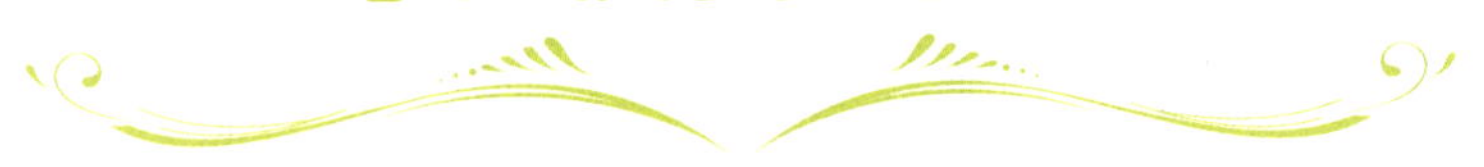

小萌萌从小在家就不正经吃饭，吃饭时从不肯在饭桌上好好坐着，喂她一口饭需要讲好多大道理，外加威逼利诱。甚至一些花花绿绿的零食都无法吸引她的目光。现在上了幼儿园，小萌萌总是吃不完自己的那份饭菜，而且挑食非常严重，凡是青菜一律不吃，真是愁坏了父母亲。特来医院寻求医生的帮忙。

吃饭不香，在医学上称为“厌食”。它专指小儿较长时期内不思饮食，甚至厌恶进食的一种病症。该病在现实生活中较为多见，而且多发于1~6岁的小儿。一般情况下，厌食患儿还会伴有面色少华、形体消瘦、营养不良等症状，少数患儿的精神状态欠佳，脾气也较为烦躁。

小儿厌食主要是脾胃不和、运化无力造成的。中医认为，人体的消化功能主要是由脾与胃主管。胃主要负责受纳腐熟食物，它的特殊位置与功能决定了它可以把食物输送至小肠内，主通降，也就是说胃气只有下降才是正常的。脾恰恰相反。脾主要负责将胃吸收来的食物转化为人体能用的精气，这个精气是需要升扬的，所以脾气只有向上升才算是正常的。脾胃一升一降，唯有协调运作，人体的消化吸收功能才能正常发挥作用。只要一方出现问题，另一方必然会受到影响。

当然，这里所说的脾并不单指西医理论中的一个淋巴造血器官，而是中医理论中有关消化吸收系统功能的总称。中医认为，脾与胃相表里，故胃也属于脾脏系统的一部分。那么，是什么原因造成小儿脾胃虚弱呢？小儿体质较为稚嫩，五脏发育均不完善。就拿脾胃来说，如果家长们喂养不当，比如婴儿时期没有按时添加辅食，或一味地强调营养，让孩子过度食用高油脂、高蛋白、高热量食物，往往会使孩子的脾胃受损，不能正常地发挥运化能力。正如《黄帝内经》中所言：“饮食自倍，肠胃乃伤。”这就是说，过量的饮食反而会伤害肠胃。

上述案例中的小萌萌吃饭不香，也是小时候家长喂养不当而损伤了脾胃所致，故我建议萌萌的家长可以用健脾开胃的方药给孩子贴肚脐。其具体配方如下：

对症推荐

准备材料 茯苓、莲子、陈皮、木香、桃仁、鸡内金、杏仁各9克。

开始操作 将上述药物混合，研磨成细粉末，过筛。取适量药末，加入鸡蛋清调和成膏状，直接贴敷于肚脐上，用纱布覆盖，用胶布固定即可。

用法提示 每日换药1次，连续3次，休息4天，3周为1个疗程。

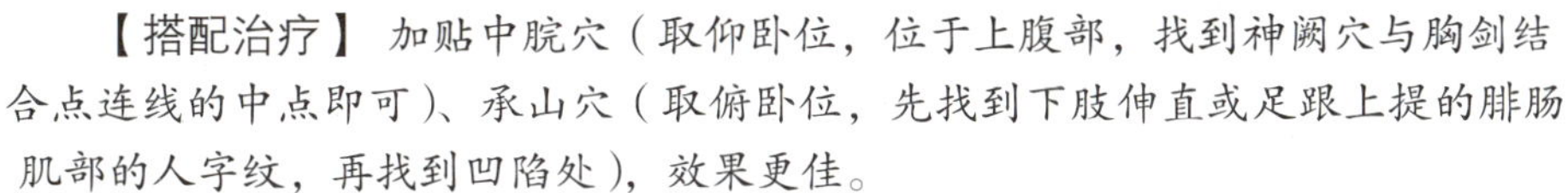

【搭配治疗】加贴中脘穴（取仰卧位，位于上腹部，找到神阙穴与胸剑结合点连线的中点即可）、承山穴（取俯卧位，先找到下肢伸直或足跟上提的腓肠肌部的人字纹，再找到凹陷处），效果更佳。

其他对症贴脐方

总的来说，脾胃失调特别容易造成小儿厌食症。然而，脾胃失调却可细分为阴虚型、气虚型以及脾胃失运型。改善小儿厌食症除了要健脾和胃之外，还得搞清楚是该补气还是滋阴。

脾胃失运型

症状表现：厌恶进食，吃饭乏味，食量减少，胸闷痞满，嗳气，恶心，多食后脘腹胀痛，大便不正常。

贴脐方法1：**熨脐法**

取苍术、橘皮、半夏、厚朴、藿香、莱菔子、炙甘草各10克，丁香3克。将上述药物混合，研磨成细粉末，取适量药末，倒入生姜汁调和成糊状，直接贴敷于肚脐上，用纱布覆盖，用热水袋熨之。30分钟左右取下热水袋，5~8小时后取下药物，隔日治疗1次。

贴脐方法 2：**填脐法**

取生山楂 9 克，陈皮、白术各 6 克。将上述药物一起研磨成细粉末，取适量药末，直接填入肚脐内，外用胶布固定。每日换药 2 次，连续治疗 3~5 日。

脾胃气虚型

症状表现：不思饮食，食不知味，食量减少，形体偏瘦，面色少华，精神萎靡不振，大便溏稀或夹有不消化之物等。

贴脐方法：**敷脐法**

取人参、茯苓、白术、陈皮、甘草、木香、砂仁各 5 克。将上述药物混合，研磨成细粉末。取适量药末，倒入生姜汁调和成糊状，直接贴敷于肚脐上，用纱布覆盖，用胶布固定即可。每日换药 1 次，连续治疗 5 次为 1 个疗程。

脾胃阴虚型

症状表现：不思饮食，食少饮多，口干舌燥，大便干燥，小便色黄，面黄少华，皮肤不够润泽等。

贴脐方法：**熨脐法**

取石斛、乌梅、北沙参、玉竹、甘草、白芍各 9 克。将上述药物混合，研磨成细粉末，取适量药末，倒入醋调和成糊状，直接敷脐上，盖上纱布，用热水袋熨之。30 分钟左右取下热水袋，6~10 小时后取下药物，每隔 3 日治疗 1 次。

生活调理·专家说

1. 代茶饮法：取适量山楂，直接加入清水，煎煮，去渣取汁，趁热饮用，代茶频饮，每日 1 剂。

2. 捏脊法：令宝宝俯卧，搓热双手，用拇指与食指用力捏脊 3~5 遍，稍用力向上提一提，并分推上背部。

3. 摩腹法：令宝宝仰卧，搓热双手，双手掌心贴在肚脐上，左右来回不停地按摩腹部，至局部感觉温热为宜。

夜里不再“画地图”

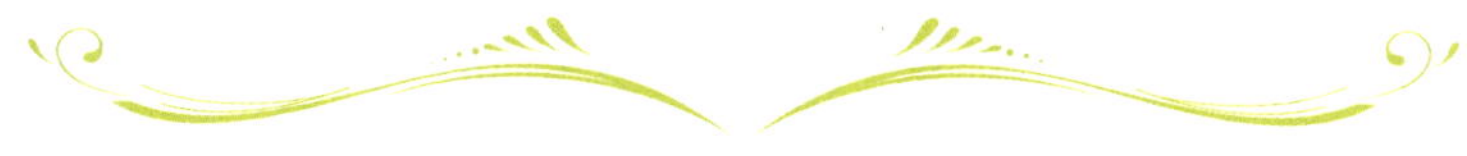

小明今年5岁多了，晚上若是没有被奶奶叫醒去上厕所，多半就会尿床。白天若是多喝一些饮料，晚上尿床是必然的。茶余饭后，大人们总爱拿这件事情取笑小明。小明把头低下，委屈得不行，但小明的尿床现象并没有因此得到改善，反而越来越严重，有时甚至会一晚上尿床2次。这是怎么回事？

“画地图”“尿床”用医学的专业术语来说就是“遗尿”。它专指小儿在睡觉时小便自遗，醒来才能觉察到的一种疾病。当然，婴幼儿因为生理上的经脉未盛、气血未充、脏腑未坚、智力未全，无法控制住排尿，属于正常现象，家长们无需过于担心。经验告诉我，但凡超过3岁，尤其是5岁以上的孩子，若是不能自主控制排尿，熟睡中经常遗尿，轻则数个晚上遗尿1次，重则一夜遗尿多次，均应视为病理状态。

中医认为，小儿遗尿主要是肾与膀胱虚寒所致。《诸病源候论》中说：“遗尿者，此由膀胱又冷，不能约水故也……肾主水，肾气下通于阴，小便者，水液之余也，膀胱为津液之腑，既冷气衰弱，不能约水，故遗尿也。”

中医将人体躯干肚脐以下部位统称为下焦，而肾、男女生殖系统均位于这一部位。中医认为，同位于下焦的命门内藏真火，此乃人体阳气之根本，对尿液的形成具有温化作用。肾主水液，主司二便，且与膀胱相表里。不论是出于先天原因还是后天养护不当，一旦肾气变得虚弱，命门的火气也会不足，逐渐衰弱下来，下焦极易出现虚寒状态，进而不能温煦水液，也不能正常地控制住水液排泄，小儿便会在不知不觉中尿床。

晚上尿床的孩子通常第二天脸色相对较差，精神也稍有倦怠，甚至个别孩子还会莫名地烦躁起来，手脚也比平时凉。这时除了要控制孩子临睡前的饮食习惯之外，还得时刻提醒孩子上厕所，尽量临睡前将膀胱排空。当然，针对这类孩子，我也建议家长使用温肾益气的药物来贴脐外治，效果不错，还安全放心。

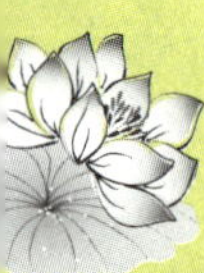

对症推荐

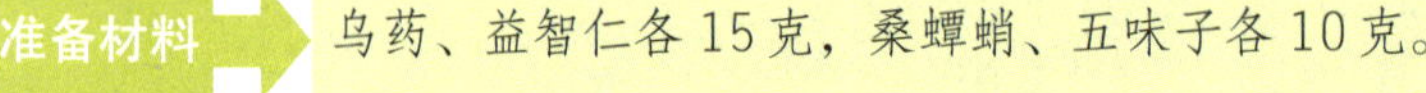

准备材料：乌药、益智仁各15克，桑螵蛸、五味子各10克。

开始操作：将上述药物混合，研磨成细粉末，过筛。取适量药末，加入白开水调和成膏状，直接贴敷于肚脐上，用纱布覆盖，用胶布固定即可。

用法提示：每日换药1次，连用5~7天。

【搭配治疗】 加贴肾俞穴（取坐位，先找到第2腰椎棘突下凹陷，左右旁开1.5寸处）、志室穴（取坐位，在腰部，先找到第4腰椎，与两髂前上棘水平连线相平，再向上数2个椎体，然后从其棘突下旁开量3寸即是），效果更佳。

其他对症贴脐方

除了肾气不足会导致小儿遗尿之外，肺脾气虚、肝经湿热均影响小儿遗尿。故在改善或治疗小儿遗尿的过程中，还得分清楚具体是哪种类型的问题。

肾气不固型

症状表现：睡中经常遗尿，一夜甚至会遗尿数次，小便清长，神疲乏力，面色苍白，四肢不温，腰腿酸软等。

贴脐方法1：**熨脐法**

取菟丝子、牡蛎、肉苁蓉、制附子、五味子、石菖蒲各10克。将上述药物烘干，混合，研磨成细粉末。取适量药末，倒入盐水调和成糊状，直接贴敷于肚脐上，用纱布覆盖，用热水袋熨之。5分钟后取下热水袋，3~5小时后取下药物，每隔2日治疗1次。

贴脐方法2：**填脐法**

取覆盆子、金樱子、菟丝子、五味子、仙茅、山茱萸、补骨脂各60克，丁香、肉桂各30克。将上述药物烘干，混合，研磨成细粉末。取适量药末，直接填入肚脐眼内，滴入 1~2 滴白酒，贴上暖脐膏即可。每隔 3 日换药 1 次。

贴脐方法 3：**敷脐法**

取炮附子 6 克，补骨脂 12 克，生姜 30 克。将生姜捣烂如泥；将炮附子与补骨脂混合，研磨成细粉末。将药末与生姜泥混合调制成膏状，直接贴敷于肚脐上，用纱布覆盖，用胶布固定即可。每隔 3 日换药 1 次。

肺脾气虚型

症状表现：睡中遗尿，少气懒言，神疲乏力，面色少华，自汗，食欲不振，大便溏稀等。

贴脐方法：**熨脐法**

取黄芪、人参、白术、当归、陈皮、升麻、柴胡、红枣各 10 克，砂仁 5 克。将上述药物混合，研磨成细粉末。取适量药末，倒入生姜汁调和成糊状，直接贴敷于肚脐上，用纱布覆盖，用热水袋熨之。5 分钟后取下热水袋，3~5 小时后取下药物，隔日治疗 1 次。

肝经湿热型

症状表现：睡中遗尿，尿黄量少，尿味臊臭，性情较为急躁，夜间常磨牙、说梦话等。

贴脐方法：**敷脐法**

取龙胆草、炒山栀子、泽泻、柴胡、车前子、甘草、黄连各 8 克。将上述药物混合，研磨成细粉末，过筛。取适量药末，倒入蜂蜜调和成糊状，直接贴敷于肚脐上，用纱布覆盖，用胶布固定即可。每隔 2 日换药 1 次。

生活调理·专家说

1. 芡实莲子饮：将适量的芡实与莲子一起入锅，加水煎煮，去渣取汁，温服。代茶频饮，每日 1 剂。

2. 核桃巧吃法：将核桃仁放入锅内，炒至发黄，取出，凉凉，调入蜂蜜食用即可。

3. 推拿按摩法：搓热双手，稍用力推揉孩子的脐部以及关元穴。关元穴很容易找到，在肚脐下 3 寸处即是。

小儿惊风怎么办

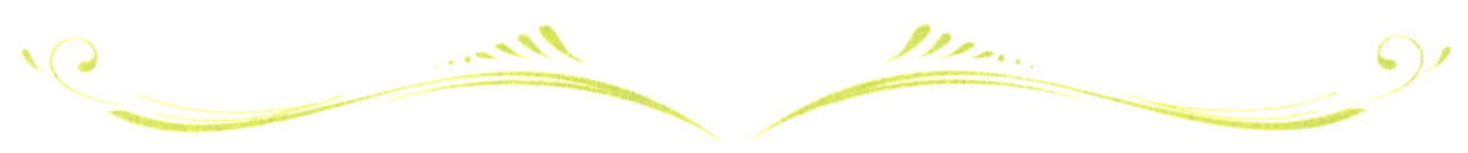

不到3周岁的涵涵，很小的时候因为感冒引起高热，还抽风过一次。随后，每次感冒，只要发热，就会出现手脚抽搐、呼吸困难的症状，样子十分吓人。家长为此十分着急，特来找我就诊。

抽风是小儿常见急症之一，在医学上被称为“惊风”“惊厥”。据调查，我国5岁以下的小儿中，大约有2%~3%都曾患有惊风之症。该病的主要发病人群为婴幼儿，尤以1~4岁的小儿最为多见，随着年龄的增长，其患病率愈低，相反地，年龄越小，发病率相对越高。这是为什么呢？中医认为，小儿气血尚不够充盛，神气还不充实，发育也并不完善，稍有一点风吹草动，比如受到惊吓、外感风邪、火热等，特别容易促成惊风之症。

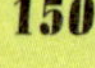

惊风通常会反复发作，持续时间由数秒钟至几分钟不等，主要表现出某一肢体或全身抽动，通常还伴随有意识不清、眼球固定（上翻或斜视）、牙关紧闭、头转向一侧或后侧，甚至口吐白沫、呼吸不规则、大小便失禁等症状。有时面部及四肢肌肉还会呈现出强直状态。很明显，上述案例中的涵涵小朋友出现的惊风症状还是比较轻微的，治疗起来相对还是容易些的。

中医认为，心主惊，肝主风。故而“惊”则代表心有病痛，“风”则代表肝有疾患。小儿之所以会在高热的基础上发生惊风，多半是由于外感了邪气，进入体内郁久化热，热极易生风，从而诱使惊风发作。日常生活中孩子若是发生了惊风，最好能先做一下急救，再送往医院救治。那么，日常生活中，我们如何来救急呢？针对涵涵小朋友的症状，最好能用疏风清热的药物为主，配合安神镇静的药物辅助治疗。

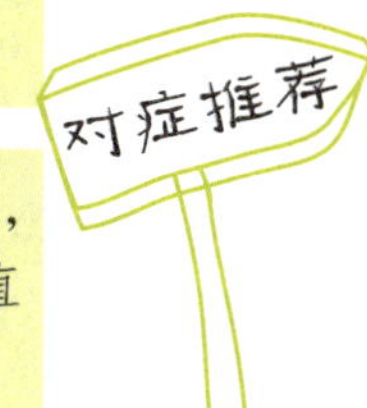

准备材料　知母、生地黄、钩藤各15克，石膏50克，炙甘草5克，羚羊角粉3克。

开始操作　将前5味药物混合，研磨成细粉末，过筛。取适量药末，加入羚羊角粉，搅拌均匀，再加入盐水调和成糊状，直接贴敷在肚脐上，用纱布覆盖，用胶布固定即可。

用法提示　每日换药1次，连续治疗10次为1个疗程。

【搭配治疗】 加贴中脘穴（取仰卧位，位于上腹部，找到神阙穴与胸剑结合点连线的中点即可）、天枢穴（取坐位或仰卧位，在肚脐旁开2横指处），效果更佳。

其他对症贴脐方

中医通常将惊风分为两类，急惊风与慢惊风，其中急惊风的治疗以疏风清热、平肝熄风、安神镇静为主，贴脐对急性惊风只能起到缓解作用，建议急性惊风患儿的家长们应迅速送医院救治；慢惊风则以温阳祛寒、柔肝熄风为主。

急惊风

症状表现：高热，昏迷，两目向上翻，牙关紧闭，抽搐，颈项强直，指纹青紫等。

贴脐方法：**填脐法**

取鲜地龙3~5条，麝香少许。将上述药物混合，捣烂，直接填入肚脐内，盖上纱布，用胶布固定即可。每日换药1次。

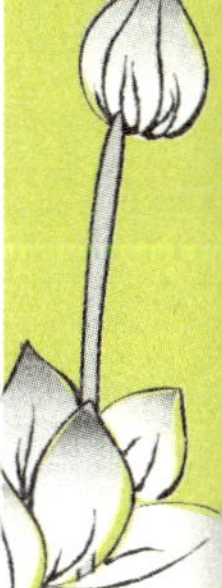

慢惊风

症状表现：高热，四肢厥逆，抽搐，昏迷，两目向上斜视等。

贴脐方法：**敷脐法**

取胡椒7粒，木瓜、白芍3克，葱白7根。将前3味药物混合，研磨成细粉末，再加入葱白捣烂如泥，并倒入鸡蛋清调成膏状，直接贴敷于肚脐上，盖上纱布，并用胶布固定即可。每日治疗1次。

小儿湿疹巧祛湿

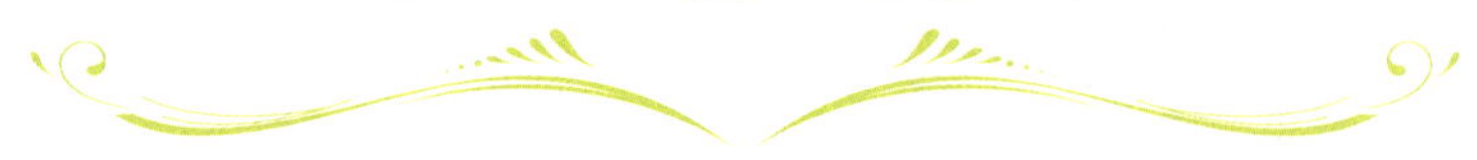

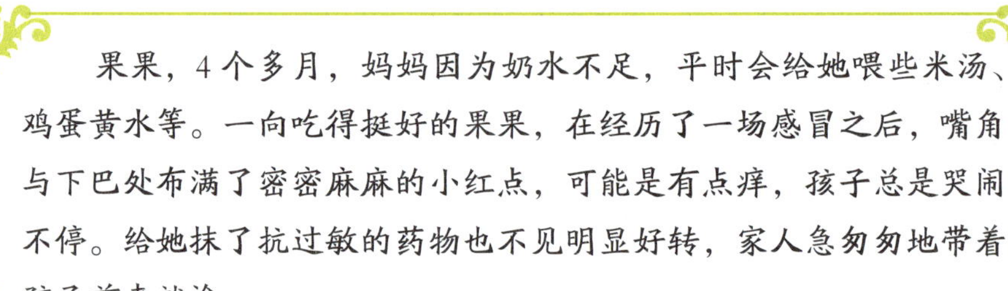

果果，4个多月，妈妈因为奶水不足，平时会给她喂些米汤、鸡蛋黄水等。一向吃得挺好的果果，在经历了一场感冒之后，嘴角与下巴处布满了密密麻麻的小红点，可能是有点痒，孩子总是哭闹不停。给她抹了抗过敏的药物也不见明显好转，家人急匆匆地带着孩子前来就诊。

局部或全身布满密密麻麻的小红点，更有甚者会起水疱，乃至出现小脓包，一般就被视为“湿疹”。西医认为，湿疹是一种过敏性疾病，通常是接触了过敏原才会引起的。引起小儿湿疹的食物通常包括虾、蟹、海鱼、蛋黄、牛奶等。因此，年龄小的婴儿正常情况下都主张母乳喂养，即便添加辅食，也得由少到多一样一样地添加，令孩子慢慢适应，也便于观察孩子是否会因为某种食物而引起过敏。不仅如此，婴幼儿若是生活不规律，哺喂时间不恰当，极有可能引起胃肠功能紊乱，进而诱发湿疹。

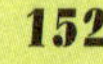

上述案例中的小果果多半就是因为过早喂食了鸡蛋黄等辅食导致的，在使用抗过敏药物之后仍不见好转，主要是因为她并未中止接触过敏原。

事实上，小儿湿疹在中医看来就是“奶癣”“胎敛疮”等，主要是因为脾胃内湿热蕴结，一旦外感风邪，则极易引发湿疹。也就是说，小儿若是长时间饮食不当，脾胃必然受损，脾胃运化水湿的功能随即变差，体内的湿气不能有效地排出体外，就会使体内囤积过多的湿热之邪，稍微受到一点风寒或者别的诱发因素，湿疹就会出现，这就并非用抗过敏药物所能治愈得了的。

小儿若是长期使用激素类药膏，会给身体造成不必要的伤害，还会使皮肤色素沉着。所以遇到果果的情况时，我建议辅助使用肚脐敷贴。

准备材料　防风、荆芥各10克，黄柏、苦参、蒲公英、白鲜皮各15克。

开始操作　将上述药物混合，研磨成细粉末，过筛。取适量药末，加入蜂蜜调和成糊状，直接贴敷在肚脐上，用纱布覆盖，用胶布固定即可。

用法提示　每日换药1次，至病愈。

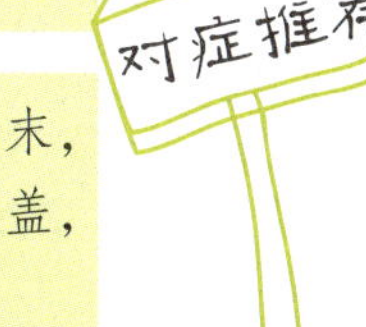

【搭配治疗】加贴曲池穴（屈肘90°，找到肘横纹外侧端凹陷处）、足三里穴（取坐位，屈膝，先找到犊鼻穴，再从犊鼻穴向下量3寸），效果更佳。

其他对症贴脐方

对于患有湿疹的小儿来说，首先就得考虑是否是食物过敏引起的，然后再考虑其他因素，或饮食时间不恰当，或脾胃湿热蕴结等。在改善小儿湿疹的过程中，除了远离过敏原，采用健脾温中、散热祛湿之法，还得考虑是干性湿疹还是湿性湿疹。

干性湿疹

症状表现：红疹如粟米大小，奇痒无比，伴有疼痛不适，疹子隐红且干燥。

贴脐方法：**敷脐法**

取连翘、马齿苋、地肤子各9克，黄柏6克，青黛、蝉衣各3克。将上述药物混合，研磨成细粉末。取适量药末，倒入蜂蜜调和成糊状，直接贴敷于肚脐上，用纱布覆盖，用胶布固定即可。每日换药1次。

湿性湿疹

症状表现：湿疹处渗出液较多，有腥味，局部发红，奇痒无比。

贴脐方法：**撒脐法**

取青黛粉、黄柏粉各9克。将二者混合，调匀，直接撒在肚脐上，也可用香油调匀后直接涂抹在脐部。每日治疗2次。

小儿流口水不麻烦

小宝从5个多月开始就特别爱流口水，家长以为是孩子出牙诱使口水较多，也就没理睬。可是，孩子现在都2岁了，还是特别容易流口水，以至于嘴角、下巴处红红一片，胸前总是湿哒哒的，经风一吹孩子会疼得大哭。最近，小宝流口水的问题不但没有解决，反而又出现了口角溃烂、大便困难、舌头发红。家长开始有些着急，带着孩子到医院就诊。

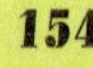

“流口水”本属于小儿正常的生理现象，一般宝宝从3个月起就会开始流口水，6~12个月宝宝开始萌出第一颗乳牙，牙齿生长必然会刺激牙龈，进而引起口水分泌增多，故该阶段正处于口水泛滥期。换句话说，若是宝宝因为出牙而引起流口水，就算不上病态。若是到了2周岁，宝宝还在流口水，那多半属于病理现象。中医将“流口水”称为“滞颐”，专指小儿涎液过多，经常流出，并滞留在嘴角、下巴及胸前，严重者甚至会导致下巴潮红、口角糜烂等。

中医认为，脾之液为涎，而脾与胃相表里。故引起流口水的原因无非就是脾胃功能失调。具体来说，引起流口水的原因有两个：脾胃积热与脾胃虚寒。我们都知道，小儿脾胃功能比较虚弱，一旦受凉或遭遇寒邪，体内的津液得不到很好地固摄，口水很容易流出。

上述案例中的小宝2岁多了还在流口水，即可断定为病理现象。除了流口水症状，小宝的嘴角糜烂、大便干燥、舌红、面色潮红等，这是上火的症状，准确点说，就是脾胃积热了。此时最好配合使用清热、燥湿、泻脾的药物来贴肚脐外治，效果会非常明显。

准备材料 黄连、生石膏各10克，丹皮、升麻、灯心草各5克。

开始操作 将上述药物混合，研磨成细粉末，过筛。取适量药末，加入蜂蜜调和成糊状，直接贴敷在肚脐上，用纱布覆盖，用胶布固定即可。

用法提示 每日换药1次。

对症推荐

【搭配治疗】加贴中脘穴（取仰卧位，位于上腹部，找到神阙穴与胸剑结合点连线的中点即可）、足三里穴（取坐位，屈膝，先找到犊鼻穴，再从犊鼻穴向下量3寸），效果更佳。

其他对症贴脐方

小儿流口水在现实生活中并不少见，但也被诸多父母所忽视，以为是正常生理现象而无视它，殊不知流口水也是一种病，直接影响孩子的身心健康发展。那么，在施治过程中，我主张分清脾胃寒热，再对症用药。

脾胃积热型

症状表现：口角流口水，口水黏稠，甚至还会有口角赤烂，小便赤短，大便干燥，面红，舌头发红，舌苔黄厚，指纹发紫等

贴脐方法：**填脐法**

取黄连胶囊1粒。将黄连胶囊的外皮去掉，填入肚脐内，外用伤湿止痛膏固定即可。每日换药1次，连续治疗3~5次。

脾胃虚寒型

症状表现：口水清稀，伴有小便清长，脸色发白、舌苔薄白，指纹淡红等症状。

贴脐方法：**填脐法**

取吴茱萸适量。将吴茱萸研磨成细粉末，直接填入肚脐内，外用伤湿止痛膏固定。每日换药1次，连续治疗3~5次。

夜啼不再是麻烦

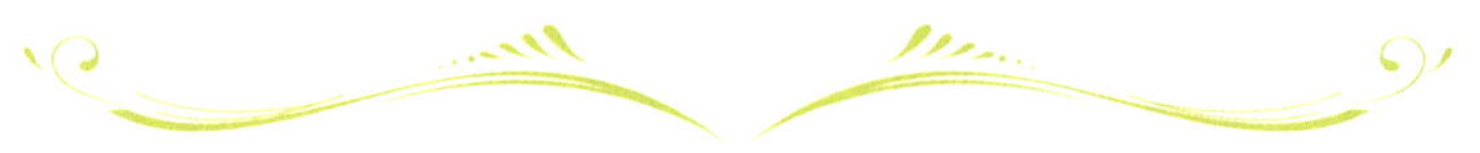

7个多月大的小豆丁一向乖巧，喜欢笑，不怎么哭闹。可是最近却总是夜里睡不踏实，大概半小时就会醒来，还得大哭一场。白天睡觉也会啼哭，肚子里似乎总是叽里咕噜地响，大便特别臭，口水也变得越来越多。家长给宝宝揉揉肚子，小豆丁会舒服地睡着，但仍不能安稳地睡很久。家长对此极其担忧，特带着孩子到医院就诊。

夜啼是婴幼儿常见病症之一，尤其多见于6个月以内的婴儿，持续时间少则数日，多则数月。在医学上，夜啼专指小儿经常在夜间啼哭的一种病症。那么，“经常”该如何界定呢？有些孩子白天正常，一到夜间便啼哭不安；有些孩子白天与夜间不停地啼哭。而且，要么时哭时停，要么阵阵啼哭，要么每夜定时开始啼哭，要么整夜都在哭，有些孩子甚至哭完了还能正常入睡。

啼哭，本来属于小儿求生的一种本能反应，主要反映小儿的一种不安心理或者特殊需求。日常生活中，饥饿、口渴、冷了、热了、尿湿、身痒、包裹过紧等均会引起小儿啼哭，但这往往都是暂时的，只要合理地满足了宝宝的需求，哭声自然就会停止，这种情况也算不上病态反应，家长无需担心。然而，若是孩子通宵达旦地哭啼，甚至彻夜不眠，白天也爱哭闹，就像小豆丁一样，多半属于病理现象，家长得多观察孩子的各种变化，从细节处入手找到病因。

一般来说，孩子夜间啼哭首先得考虑是否缺钙，其次再考虑是否受到了惊吓，最后再考虑其他因素。若是像上述案例中的小豆丁一样，肠鸣不断、大便恶臭、口水增多……则多半是因为脾胃不和所致的夜啼。我们已经知道了，脾虚容易使口水自流且难以控制住。中医也认为，胃不和则卧不安。因此，小豆丁晚上啼哭如此厉害，主要原因就在于脾虚、胃热。日常生活中，小儿一旦哺喂不当，就特别容易导致食积胃脘，最终导致患儿阴阳失调而整夜啼哭。另外，小儿若是受了风寒，尤其是腹部受凉，中焦脾脏必然会变得虚寒，寒性收引，气血就会凝滞而不能畅行，在一定程度上就会使腹部产生不适，出现肠鸣、腹痛、腹胀等症状，严重影响小儿夜间睡眠而导致啼哭。

除此之外，还有一个非常重要的原因会导致小儿夜啼，那就是受到了惊吓。惊恐万分之时，小儿的心志多半会受到极大的影响，心神不能安宁下来，甚至魂不守舍，直接扰乱了心神，导致夜啼不止。

既然小豆丁的脾胃不和，我建议配合使用健脾和胃的中药材来贴脐。具体配方如下：

对症推荐

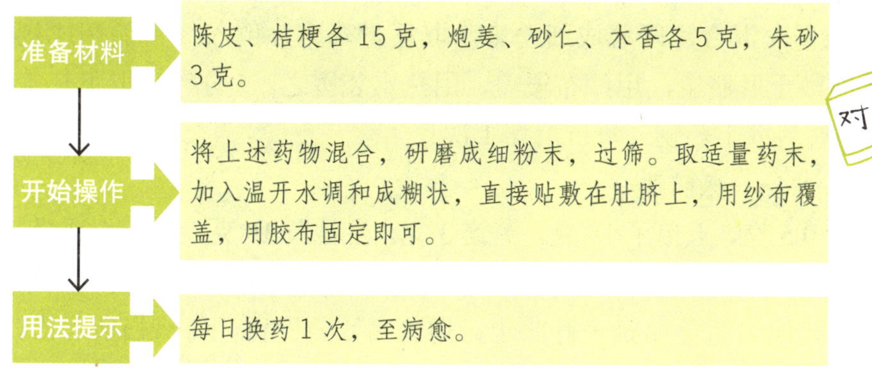

【搭配治疗】加贴中脘穴（取仰卧位，位于上腹部，找到神阙穴与胸剑结合点连线的中点即可）、阴陵泉穴（取坐位，屈膝，在膝部内侧，找到胫骨内侧髁后下方，再找到与胫骨粗隆下缘齐平的地方），效果更佳。

其他对症贴脐方

根据小儿夜啼的致病因素，可将其划分为三大类型，即脾寒气滞型、心经积热型、惊恐伤肾型。这样我们就可以根据病因，结合证型，合理地给小儿用药，科学地施治小儿夜啼了。

脾寒气滞型

症状表现：啼哭时声音低弱，时哭时停，面色青白，唇色淡红，睡觉时喜欢蜷着身躯，四肢不温，饮食欠佳、大便溏稀、小便清长等。

贴脐方法：**熨脐法**

取乌药、当归、沉香、木香、藿香、白果仁、远志各10克，砂仁5克。将上述药物混合，研磨成细粉末。取适量药末，倒入生姜汁调和成糊状，直接贴敷于肚脐上，用纱布覆盖，用热水袋熨之。5分钟后取下热水袋，2~3小时后取下药物。每日治疗1次。

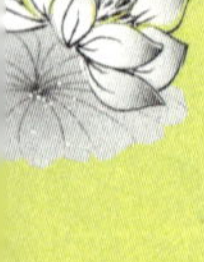

心经积热型

症状表现：啼哭时声音较响，面红唇赤，烦躁不安，体温稍高，大便秘结，小便短赤等。

贴脐方法1：**熨脐法**

取生地黄、生甘草、木通、灯心草、夜交藤各10克，丁香3克。将上述药物烘干，混合，研磨成细粉末。取适量药末，倒入蜂蜜调和成糊状，直接贴敷于肚脐上，用纱布覆盖，用热水袋熨之。5分钟后取下热水袋，2~3小时后取下药物。每日治疗1次。

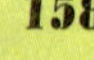

贴脐方法2：**敷脐法**

取朱砂0.5克，五倍子15克，黄连3克，生地黄10克，陈茶水适量。将前4味药物混合，研磨成细碎末。取适量药末，倒入陈茶水调和成糊状，捏成小药饼，直接贴敷于肚脐上，用胶布固定即可。每日换药1次，连续治疗5次为1个疗程。

惊恐伤肾型

症状表现：夜间突然啼哭，神情不安，紧紧地依偎在家长怀里，面色乍青乍白，哭声时高时低且时急时缓，指纹呈紫色等。

贴脐方法：**填脐法**

取朱砂、琥珀各20克，吴茱萸10克。将上述药物混合，研磨成细粉末，取适量药末，加入蜂蜜调和成饼状，纳入肚脐眼内，外用胶布固定。每日换药1次。

皮肤、五官生病了，脐贴也管用

化妆能给皮肤遮丑，却挡不住皮肤的病理变化；整容能使五官端正，却管不了五官的病痛不适。皮肤也需要好好呵护，否则就让你脸上长斑、身上生疹、全身瘙痒等；五官更是了不得，火气一上来，咽喉会肿痛、牙龈会出血、口腔还会溃疡、鼻子也会流血等。人体是一个内外统一的有机整体，皮肤、五官生病了，贴脐疗法同样可以使药物渗入体内，逐步渗透至皮肤、五官甚至脏腑之中，修复病变之处，改善病痛之所在，还你完好无损的皮肤、健康无恙的五官。

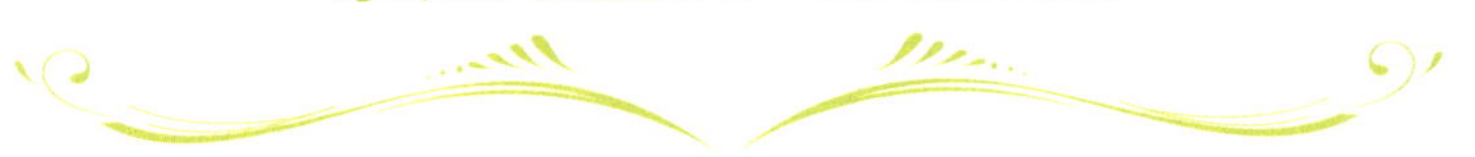

皮肤瘙痒勿乱挠

范女士，30多岁，皮肤状况一直都很好，羡煞不少旁人。然而，最近范女士受工作所累，经常通宵加班，身心俱疲，使得她心情极度郁闷。眼看着工作即将告一段落，后背突然奇痒无比，挠出血都不解恨。当时除了觉得它有点不便之外，并没有多想。结果这两天，她的胳膊与大腿内侧也开始发痒，挠破皮肤时甚至可见血痕累累。范女士开始有些担心，前来医院就诊。

皮肤瘙痒，顾名思义，即指在没有任何原发性皮肤损伤的情况下，皮肤自觉瘙痒。显而易见，它属于皮肤病中极为常见的症状，临床上有全身性皮肤瘙痒与局限性皮肤瘙痒之分。在中医看来，全身性的皮肤瘙痒即为“风瘙痒”或“痒风”，像范女士那样抓破皮肤后皮肤呈现血痕的情况，则称为“血风疮”；而局部性皮肤瘙痒则又名为“阴痒”及“肛门作痒”，也就是说，局部性皮肤瘙痒主要集中在肛门及外阴处。

中医认为，全身性的皮肤瘙痒症多半与肝血亏虚所致的，肝气旺则风从内生，血虚易使皮肤得不到滋养。这点在《外科证治全书》中即有论述，“痒风，遍身瘙痒，并无疮疖，搔之不止”，并提出了致病原因与治疗禁忌，“肝家血虚，燥热生风，不可妄投风药”。

另外，局限性皮肤瘙痒症则与肝脾亏虚有关。肝与脾一旦亏虚，湿、热之邪容易向下行，进而使湿热瘀滞在肌肤处而不得疏泄，最终导致外阴、肛门瘙痒。这点同样在《外科证治全书》中有相关论述：“阴痒，三虫在肠胃，因脏虚蚀阴，微则痒，甚则痛。”

上述案例中的范女士所表现出来的即为阵发性皮肤瘙痒症，往往白天症状较轻，夜间加重，起初仅限于身体某处，搔挠之后会蔓延至全身，经常抓破皮肤，甚至有抓痕或血痂。此时在涂抹药物的基础上，搭配养血润燥、清热利湿的药物来贴脐外治，减轻瘙痒症状的效果会更加明显。

对症推荐

准备材料 刺蒺藜、地肤子、防风、苦参、黄连、朱砂各10克。

开始操作 将上述药物一起研磨成细粉末，加入蜂蜜调制成饼状。将药饼填入肚脐内，盖上纱布，用胶布固定。

用法提示 每日换药1次，7次为1个疗程。

【搭配治疗】加贴曲池穴（屈肘90°，找到肘横纹外侧端凹陷处）、合谷穴（在手背，第2掌骨桡侧的中点处），效果更佳。

其他对症贴脐方

中医讲究辨证论治，故在具体治疗或改善皮肤瘙痒症状时，应先根据引起皮肤瘙痒的具体原因入手，切不可盲目用药。

血虚风燥型

症状表现：皮肤干燥，奇痒无比，夜间症状加剧，有抓痕或血痂，心烦气躁，夜不能寐，舌头呈淡红色等。

贴脐方法：**敷脐法**

取地肤子、红花、僵蚕、蝉衣、当归各10克。将上述药物一起研磨成细粉末，取适量药末，加入温开水调成糊状，敷于脐部，用纱布封固。

湿热下注型

症状表现：外阴及肛门潮湿且瘙痒，下肢皮肤瘙痒，抓破后容易结痂等。

贴脐方法：**敷脐法**

取龙胆草、栀子各5克，车前草、苦参、白鲜皮各10克。将上述药物一起研磨成细粉末，加入陈醋调成糊状，敷于脐部，用纱布覆盖，用胶布固定即可。

脱发不可怕

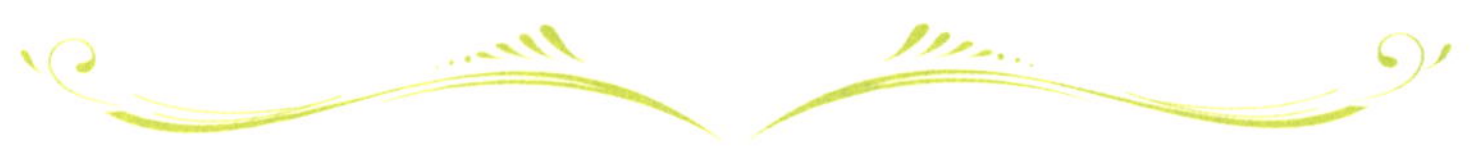

王女士生完小孩后就开始掉头发，当时并没有在意，以为过段时间脱发就会自行消失，可是过了一段时间，不但没有消失，反而越掉越多。生发产品、护发膏，她都用过了，连中药也吃过了，都不见好转。王女士特别着急，难道她的掉发症状无药可救了吗？到底要怎样防脱生发呢？

毛发具有仪表功能，还可看出机体的成熟程度，又能体现出体内的气血盛衰情况。所以，无论男女，不正常的脱发都不是好事。事实上，每天脱落80根以内的毛发属于正常现象，称为生理性脱发，一年四季中数秋天最明显。若每天零散掉落的毛发达到80根以上，则为病理性脱发。

关于脱发的病名，古已有之。《黄帝内经》将其称为“毛拔”“毛坠”，《黄帝八十一难经》中又命名为“毛落”。之后，中医学家们又将脱发区分为斑秃（油风）、脂溢性脱发（发蛀脱发）两类，这两种脱发症状在现实生活中普遍存在。其中，斑秃是一种突发性的斑状脱发症状，症状较轻者只是片状脱发，严重者呈现全秃或普秃；脂溢性脱发则主要表现为头部或头顶部渐进式的脱发。

无论是哪种类型的脱发，均与人体的肝、肾、脾有关，且与气血的盛衰情况密切相关。首先，中医认为，肾之华在发，肾主藏精。肾的精华完全体现在头发之上，头发的生长主要依赖于肾精。其次，肝藏血，主疏泄。肝的疏泄功能失调，气机将不顺畅，血则不能随气滋养皮肤毛皮，就会导致脱发。

综上所述，头发的营养来源于肝血，生机在于肾精与肾气充足。上述案例中的王女士若想止脱生发就必须以固肾益精、疏肝养血为主。

对症推荐

准备材料：黄精、陈皮、甘草、侧柏叶各 10 克。

开始操作：将上述药物一起研磨成细粉末，装入瓶中。治疗时，取适量药末，倒入醋调和成膏状，直接填入肚脐内，外用纱布覆盖，用胶布固定即可。

用法提示：每日换药 1 次，10 日为 1 个疗程。

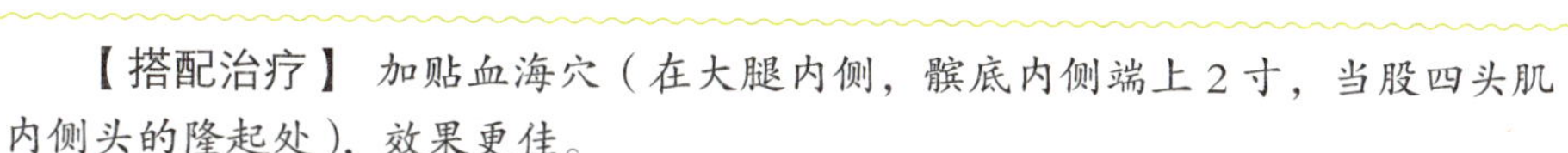
【搭配治疗】加贴血海穴（在大腿内侧，髌底内侧端上 2 寸，当股四头肌内侧头的隆起处），效果更佳。

其他对症贴脐方

脱发作为一种慢性病，治疗过程是漫长的。然而，不论多么地花时间、费精力，都应该做到对症施治。一个好方法并不适用于所有脱发症状，一种脱发症状也未必只能用一种方法来治疗。

血虚风燥型

症状表现：头发脱落较多、头皮瘙痒，伴有面色委黄、食少乏力、舌淡、脉细等。

贴脐方法：**熨脐法**

取白芍、当归、桑叶、首乌藤、鸡血藤、白芷各 10 克。将上述药物一起研磨成细粉末，取适量药末，倒入生姜汁调和成糊状，直接贴敷于脐部，用纱布覆盖，再用热水袋熨之。30 分钟后取下热水袋，6 小时左右取下药物，每隔 3 日治疗 1 次。

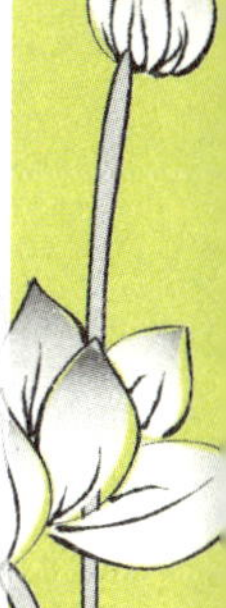

肝肾阴虚型

症状表现：头发脱落，伴有口干咽燥、失眠多梦、腰膝乏力、舌红脉细。

贴脐方法：**填脐法**

取枸杞子、女贞子、旱莲草、制首乌、当归、川芎各 10 克。将上述药物一起研磨成细粉末，取适量药末，倒入生姜汁调和成膏状，直接填入肚脐内。

荨麻疹巧护肤

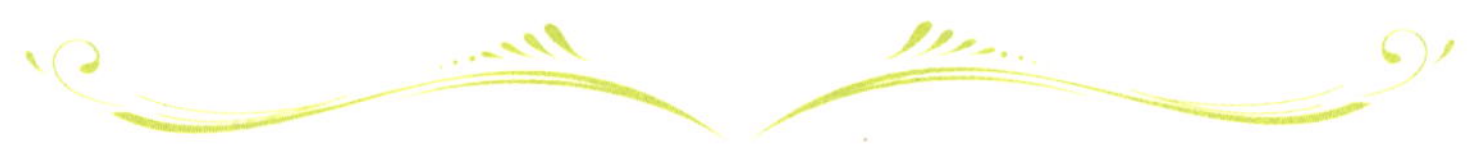

周女士，以前经常出现皮肤过敏，但稍用些药物过敏反应就消退了，所以没太在意。近一段时间过敏的频率增加了，症状也较以前严重了些，遇冷水或风吹日晒时，皮肤会马上起风团，奇痒无比，有时候还有点胸闷、呼吸困难。有一次吃点海鲜、香菜等，面部及全身出现大片红色的丘疹，痒得难忍，遇冷、热更加明显。医生说这是过敏性荨麻疹，吃了不少抗过敏的西药也不管用，不仅病没减轻，肠胃还受到了伤害，于是她希望通过中医治疗。

荨麻疹俗称"风疙瘩"，属于皮肤病中较为常见的一种，其发生没有年龄、季节与性别差异，而且以青壮年患者居多。据悉，我国恐怕有20%的人至少要发作一次荨麻疹，可见它的存在具有普遍性。

一般情况下，荨麻疹患者刚开始自觉皮肤瘙痒，有时还伴有灼热感，随即起鲜红色、苍白色或近似肤色的风团。风团的大小因人而异、形态也多样化，有圆形、椭圆形、不规则形状等，而且此起彼伏，皮损突然发生，而且逐渐增多，最终融合成大片状。不仅如此，荨麻疹的发作时间也不固定，一天之中可反复发作，一般持续半小时或数小时后会自动退去，而且不留任何痕迹。荨麻疹的发作部位也不固定，有全身性的，也有可能局限于某一个部位，甚至黏膜都有可能被连累，引起胃肠道不适，出现恶心、呕吐、腹痛、腹泻等不适。另外，荨麻疹病程长短不一，有时几天或几周后就会消退，有些则会反复发作，常年不愈。

很明显，荨麻疹主要是由过敏反应引起的，正如案例中的周女士，鱼、虾、蟹、蛋、牛肉、大蒜等均属于过敏原，过敏性体质者日常生活中应尽量远离。另外，寄生虫、细菌感染、接触刺激性物质等也容易引起荨麻疹，都要谨慎小心地对待。

从中医角度看，引起荨麻疹的原因甚多，但概括起来主要有以下两方面：

◎外感风、湿、热邪，导致营卫不和，最终郁结在毛孔内，导致皮肤出现风团。

◎饮食不节、情志不畅、血虚风燥等均会使体内的卫气收敛，气血循行变得不畅通，湿热之邪便会蕴结在体内，从而使肌肤出现问题

上述案例中周女士的情况明显是由过敏物质引起的，要想尽快止痒，最好的方式就是使用疏风、清热、凉血的药物来内服、外治，其中贴脐法就是不错的方式。下面我给大家推荐一个有利于祛风止痒的贴脐方，具体配方如下：

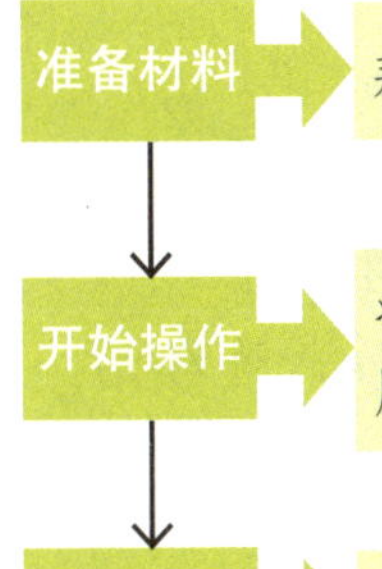

对症推荐

准备材料　荆芥、蝉衣、牛蒡子、防风、浮萍、乌梅、甘草各10克。

开始操作　将上述药物一起研磨成细粉末，取适量药粉，直接填入肚脐内，用手压紧，盖上纱布，用胶布固定即可。

用法提示　每日换药1次，1个月为1个疗程。

【搭配治疗】加贴大椎穴（取坐位，找到颈背交界处椎骨的最高点，在它的下缘凹陷处）、曲池穴（屈肘90°，在肘横纹外侧端的凹陷中），效果更佳。

其他对症贴脐方

引起荨麻疹的原因主要在于外感风热与风寒，根本原因在于血虚、肝郁。故在治疗荨麻疹的过程中应从这几个方面入手。

风热犯表型

症状表现：风团呈鲜红色、灼热、奇痒无比，遇热皮损加剧，伴有发热、恶寒、咽喉肿痛等不适。

贴脐方法1：**熨脐法**

取当归、生地黄、防风、知母、苦参、荆芥、苍术、生石膏、牛蒡

子、甘草各 10 克，丁香 5 克。将上述药物一起研磨成细粉末，取适量药末，倒入生姜汁调和成糊状，直接敷于脐部，用纱布覆盖，用热水袋熨之即可。40 分钟后取下热水袋，5~7 小时后取下药物，每日治疗 1 次，直至病愈。

贴脐方法 2：**填脐法**

取苦参 30 克，氯苯那敏（扑尔敏）30 片，防风 15 克。将上述药物分别单独研磨成细粉末，每药各取 1/3 混合均匀，直接填入肚脐内，用纱布覆盖，用胶布固定即可。每日换药 1 次，10 次为 1 个疗程。

风寒束表型

症状表现：风团呈白色，遇风寒症状加重，温暖后症状减轻，口不渴等。

贴脐方法 1：**敷脐法**

取麻黄、桂枝、芍药、甘草、杏仁、地骨皮、白蒺藜各 10 克。将上述药物一起研磨成细粉末，取适量药末，倒入盐水调和成糊状，直接敷于脐部及其周围，盖上纱布，用胶布固定即可。每日换药 1 次，连续治疗 7~10 日。

贴脐方法 2：**敷脐法**

取多虑平或息斯敏适量。将多虑平或息斯敏研磨成细末，加入雪花膏调和均匀，直接贴在肚脐上，并用胶布固定即可。每隔 3 日换药 1 次，5 次为 1 个疗程。

肝郁血虚型

症状表现：风团反复发作，病程较长，午后或夜间症状加剧，伴有心烦易怒、口干、手足心发热等。

贴脐方法 1：**填脐法**

取郁金、荆芥、白鲜皮各 20 克，非那根 125 毫克。将上述药物一起研磨成细粉末，混合均匀，取适量药末填入肚脐内，盖上胶布。每日换药 1 次。

贴脐方法 2：**敷脐法**

取柴胡、当归、白芍、生栀子各 15 克，冰片少许。将上述药物一起研磨成细粉末，取适量药末，加入凡士林或蜂蜜调和成糊状，直接贴敷于肚脐上，用纱布覆盖，用胶布固定。每日换药 1 次。

大大小小的黄褐斑

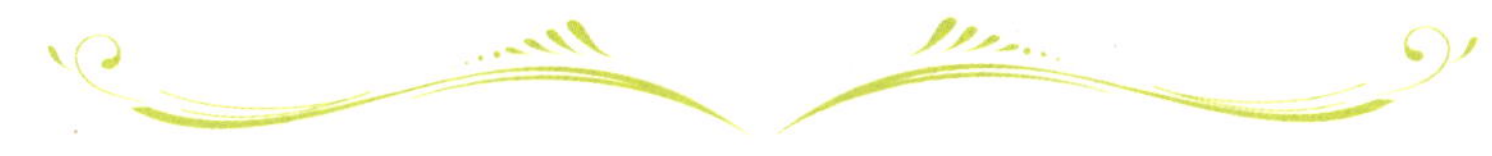

田女士，年近40周岁，是一位非常爱美的人。可近两年来，面部开始出现一片片黄褐色的斑，夏季斑块明显增多，冬季又会减少些。这对田女士来说可是个大问题，她吃过西药、做过美容、更换过多种护肤美容产品，可效果都不尽如人意。最近田女士的问题又严重了，不仅面部有褐色斑点，还特别容易疲倦、脾气也暴躁了，时常觉得肚子胀得慌，偶尔还会拉肚子，白带明显增多，行经期间还腹痛难耐，并伴有血块。田女士听说中医调理此类问题效果较好，于是前来医院就诊。

爱美之心人皆有之，任谁的脸上长颗痘都不愿意，更别说是长斑了。斑的类型有很多，其中黄褐斑属于面部黑变病的一种，又名为肝斑或蝴蝶斑，主要体现在颜面上色素沉着而生斑。黄褐斑的形状各异，大小不等，颜色多半呈黄褐色或咖啡色，表面光滑并无鳞屑，而且一般都对称分布着，日晒后病情会更加严重。该病症以女性居多，偶有男性患病，尤其以育龄女性为主。

目前医学已经认定，该病的发生与怀孕、口服避孕药、内分泌失调、服用某些药物、使用某些化妆品以及患有肝脏疾病等有关。事实上，这种斑的产生与肝脏功能密不可分，其根本原因就在于肝气郁滞。不少女性因工作压力、生理周期等，极易引起生理功能发生变化，从而使肝脏功能受损，严重耗损肝血，使得血脉不顺畅，一旦血液瘀滞在面部，斑块就会在脸上浮现。又或者血虚导致血液不足以滋养面部肌肤，也会引起斑块的形成。另外，情志中的怒与郁严重影响肝脏的健康状况。长期心情郁闷或大怒易使气机紊乱，进而过度消耗肝血，同样会引发皮肤问题，产生黄褐斑。

上述案例中田女士所表现出来的种种症状足以看出：冲任不调、经络受阻、气滞血瘀等因素导致黄褐斑的产生，情志不畅又进一步加重了病情。根据这一病因，我推荐了一款活血理气、调理冲任的贴脐方。具体配方如下：

对症推荐

准备材料 人参、当归尾、白芷、白及、白敛、白茯苓、沉香各9克。

开始操作 将上述药物一起研磨成细粉末，过筛，将药末与熔化的凡士林药膏调成膏状，制成药饼，直接敷于肚脐中，外用纱布覆盖，用胶布固定即可。

用法提示 每隔3日换药1次，10次为1个疗程。

【搭配治疗】加贴太冲穴（侧坐伸足或仰卧位，在足背的第1、2跖骨间，找到跖骨底结合部，位于其前方的凹陷中）、阴陵泉穴（取坐位，屈膝，在膝部内侧，找到胫骨内侧髁后下方，再找到与胫骨粗隆下缘齐平的地方），效果更佳。

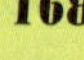

其他对症贴脐方

在治疗黄褐斑的过程中，不仅要做到辨证论治，还应避光，使用防晒产品，慎用化妆品，保持乐观的情绪。

肝气郁滞型

症状表现：面部皮损呈淡褐色或黄褐色，伴有急躁易怒、胸胁胀痛、痛经或经期延后、经血呈暗紫色、有血块、舌头有紫斑等。

贴脐方法1：**熨脐法**

取柴胡、枳壳、炙甘草、白芍、川芎、香附、陈皮、白芷、白术各10克，薄荷5克。将上述药物一起研磨成细粉末，取适量药末，倒入醋调和成糊状，直接贴敷于肚脐上，用纱布覆盖，用热水袋熨之。30分钟左右取下热水袋，6~8小时后取下药物，每隔4天治疗1次。

贴脐方法2：**敷脐法**

取麝香1.5克，白芷、白芍、大黄、苍术、当归、乳香、没药、厚朴、白僵蚕各30克。将上述药物一起研磨成细粉末，过筛，取适量药末，倒入食醋调和成膏状，直接外敷于肚脐上，用纱布覆盖，用胶布固定即可。

每日换药 1 次。

贴脐方法 3：**填脐法**

取白僵蚕、红花、川芎、白芍、苏木各 30 克，冰片少许。将上述药物一起研磨成细粉末，取适量药末，加入白蜂蜜调和成膏状，直接填入肚脐内，外敷纱布，用胶布固定即可。每隔 2 日换药 1 次，7 次为 1 个疗程。

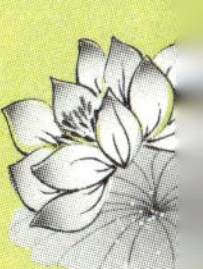

贴脐方法 4：**敷脐法**

取血竭、三七、葛根、白芍、川芎、香附各 12 克，冰片、甘草各 6 克。将上述药物（除血竭、冰片之外）烘干，研磨成细粉末；血竭、冰片单独研磨成细粉末，与前面的药粉一起混合。取适量药末，加入米醋调和成糊状，直接贴敷于肚脐上，用油纸隔湿，用纱布覆盖，用胶布固定即可。每隔 3 日换药 1 次，连续治疗 3 次。

肝肾阴虚型

症状表现：面部皮损呈淡褐色或黄褐色，伴有眩晕、耳鸣、健忘、失眠、口干舌燥、五心烦热、盗汗、女子经少、男子遗精或早泄等。

贴脐方法 1：**熨脐法**

取熟地黄、山药、山茱萸、茯苓、丹皮、泽泻、白术、白芷各 10 克。将上述药物一起研磨成细粉末，取适量药末，倒入盐水调和成糊状，直接敷于脐上，用纱布覆盖，再用热水袋熨之。30 分钟后取下热水袋，8~12 小时后取下药物，每隔 3 日治疗 1 次。

贴脐方法 2：**填脐法**

取女贞子、柿子叶、当归、冰片、白芷各适量。将上述药物一起研磨成细粉末，取适量药末，直接填入肚脐内，外面覆盖上纱布，用胶布固定即可。每日换药 1 次，7 次为 1 个疗程。

生活调理·专家说

1. 当归水涂抹法： 将当归置于冷水中浸泡 20 分钟，再将当归与水一起倒入锅中，以大火煮沸后，再用小火继续煎煮 15 分钟左右，过滤取汁，继续加水煎至沸，再次过滤取汁；将两次汁液混合在一起，用脱脂棉球蘸取少许当归汁液涂抹在黄褐斑生长之处。

2. 南瓜子面膜贴敷法： 将南瓜子磨成粉，加入蜂蜜搅拌成糊状，直接敷在脸上，15~20 分钟后洗净。

五官生病这样贴

咽喉肿痛去火热

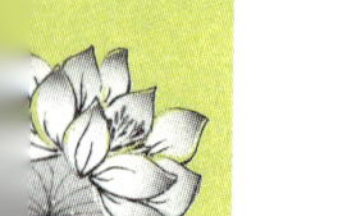

耿先生，25岁，非常喜欢吃烧烤。前两天同学聚会，酒喝多了，呕吐之后喉咙就开始红肿疼痛，吃饭的时候总觉得嗓子眼里有一半空隙被东西堵住了，吞咽特别困难，连咽口水都觉得疼，食欲变得越来越差。吃了抗炎药物也不见明显好转，现在连晚上睡觉都受到了影响。于是耿先生特意到医院就诊。

咽喉肿痛，在大多数人眼中顶多算个小毛病，以为吃点含片或者止痛药就万事大吉了。等到病情严重时又开始盲目使用抗生素，如果还不见好转，才想到上医院就诊。这种做法极不科学，不仅会耽误病情、危害身体健康，还会在一定程度上浪费医药资源。

咽喉肿痛，说白了，就是咽炎的一种，中医称之为“喉痹”。中医认为，咽为胃之关，喉为肺之门。外感之邪一旦进入人体肺部，极易损伤喉；饮食不当则伤胃，势必也会损害咽。也就是说，咽与喉是邪毒进入人体的必经通道。那么，一旦咽、喉受损，就有可能引起咽喉肿痛之症，表现出咽部干燥、灼热不适，咽喉红肿疼痛，吞咽时症状加剧，口水增多，吞咽困难，咽部一般会充血、色泽鲜红。通常情况下，咽喉肿痛还会伴随着同侧耳部或牙齿疼痛，严重者还会有呼吸困难等。

引起咽喉肿痛的原因，从中医角度看，有外因与内因之分。外因多是风寒、风热之邪。《温病条辨》中说：“温邪上受，首先犯肺。”然而咽喉居于肺部之上，故首先感受到外邪。内因则多为阴虚体质，日常生活中又喜欢吃一些辛辣、煎炒之物，久而久之，使得痰热蕴结，上灼咽喉，也有可能伤及肺阴与肾阴，从而导致虚火上炎，促使津液变成痰，痰热又随着经脉的循行路线向上侵害咽喉，最终导致咽喉肿痛。

上述案例中的耿先生就是因为长期饮食不节导致阴虚，又乱用药物，耽误了治疗病情的最佳时机。若想要更好地改善病症，应在对症吃药的基础上，配合使用一些祛火、散热的药物进行贴脐外治。具体配方如下：

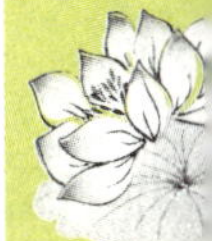

准备材料：黄连3克，吴茱萸2克。

开始操作：将上述药物一起研磨成细粉末，过筛，倒入米醋调和成软膏状，取适量药膏，入睡前直接贴敷于肚脐上，用油纸覆盖，并用胶布固定，第二天早晨去掉即可。

用法提示：每日换药1次，3次为1个疗程。

【搭配治疗】 加贴廉泉穴（取坐位，仰靠，在颈部，前正中线上，喉结上方，找到舌骨上缘的凹陷处即是），效果更佳。

其他对症贴脐方

咽喉肿痛在根源上主要与肺、胃、肾等脏腑有关，故从某个角度看，咽喉肿痛的治疗也应该分型而治。

实热型咽喉肿痛

症状表现：咽喉红肿疼痛，吞咽困难，声音嘶哑，痰多黏稠。

贴脐方法：**填脐法**

取石菖蒲、远志、薄荷、胆南星各9克。将上述药物碾压成细粉末。取适量药末，倒入生姜汁调和成膏状，填入肚脐内，用纱布封固。

阴虚型咽喉肿痛

症状表现：咽部稍微有点肿胀，呈暗红色，疼痛较轻，吞咽时有点疼痛，入夜之后症状加重。

贴脐方法：**敷脐法**

取玄参、生地、沙参各9克，西瓜霜适量。将前3味药物研磨成粉末，再加入西瓜霜和匀，倒入清水调成糊，贴敷于肚脐上，用胶布固定。

引火下行消除牙龈肿痛

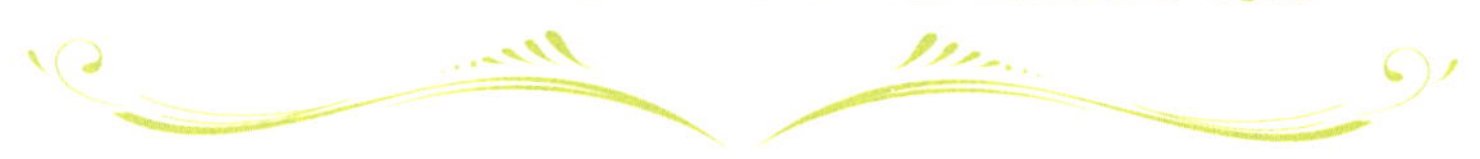

朴先生，工作一直很繁忙，经常要熬夜加班，连续加了3天班之后，牙龈开始隐隐作痛，稍微有些红肿。以为多喝点水，就能把火气赶跑，牙龈自然也不痛了。谁知，这几天牙龈痛得更厉害，经常疼得半夜都睡不着，头还有点痛，饭也吃不下，胃口都变得不好了。吃了几片消炎药，也没有什么效果。于是，朴先生来医院就诊。

牙龈肿痛在牙科疾病中较为多见，属于牙痛症状的典型形式。牙龈肿痛，主要表现为牙齿根部疼痛，牙龈部位略显肿胀，有时还会伴有口苦、口臭、大便燥结、牙出血、头痛、不能嚼食等症状。

俗话说，牙痛不是病，疼起来真要命。牙龈肿痛就是这种状况。从某种程度上说，牙龈肿痛的主要原因在于上火，然而上火又是多方面原因引起的，比如天气干燥、过多地食用辛辣刺激性食物、经常熬夜等。

从中医角度看，牙龈肿痛与肾、胃、大肠等脏腑息息相关。首先，齿为骨之余，为肾所主；其次，足阳明胃经正好经过上齿龈，而手阳明大肠经正巧行于下齿龈。也就是说，一旦胃火亢盛、风火上攻至大肠、肾阴不足等，在很大程度上就会引起牙龈肿痛。

上述案例中的朴先生之所以牙龈肿痛，主要是加班熬夜导致的肾阴不足引起的，在治疗上应以固肾滋阴、清热降火为主。其中以这一原则为主，配合使用中药贴脐外治也是非常管用的。具体配方如下：

对症推荐

准备材料　生石膏 15 克，细辛、升麻、丹皮各 3 克，黄连、生地黄各 6 克。

↓

开始操作　将上述药物一起研磨成细粉末，取适量药末，加入温开水调和成糊状，直接贴敷于肚脐上，用纱布覆盖，并用胶布固定即可。

↓

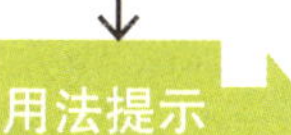

用法提示　每日换药 1 次，连续治疗 7~10 日为 1 个疗程。

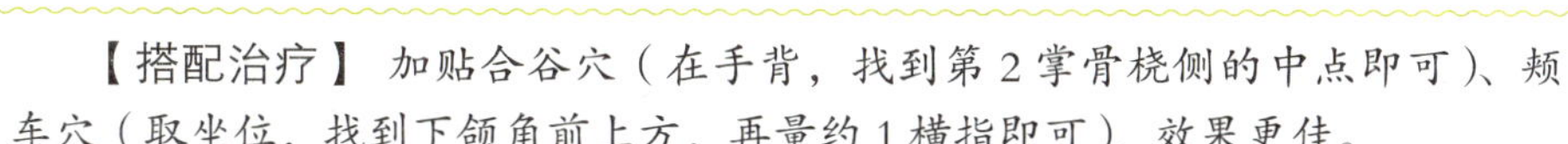

【搭配治疗】加贴合谷穴（在手背，找到第 2 掌骨桡侧的中点即可）、颊车穴（取坐位，找到下颌角前上方，再量约 1 横指即可），效果更佳。

其他对症贴脐方

因为引起牙龈肿痛的原因很多，如果只是单纯地使用止痛药，恐怕只能暂时止住疼痛，却无法根除。而且在治疗牙龈肿痛的过程中不能一概使用消炎药，而应该根据不同的病因具体治疗。

肾阴不足型

症状表现：牙龈微微红肿，隐痛绵绵，牙齿不固有点摇动，伴有牙出血等。

贴脐方法：**敷脐法**

熟地黄 25 克，女贞子、淮山药各 15 克，山萸肉、牛膝、泽泻、骨碎补各 10 克，细辛 3 克。将上述药物一起研磨成细粉末，过筛，倒入盐水调和成软膏状，取适量药膏，入睡前直接贴敷于肚脐上，用纱布覆盖，并用胶布固定即可。每日换药 1 次，5~8 次为 1 个疗程。

胃火炽盛型

症状表现：牙龈肿痛，患侧面部有些肿胀，不能嚼食，局部灼热，口苦，口臭，便秘等。

贴脐方法：**填脐法**

取细辛、荜茇、生石膏、大黄各 5 克。将上述药物研磨成细粉末，加入温开水调成膏状，填入肚脐内，用胶布固定。每日换药 1 次。

鼻炎过敏怎么办

邹先生，一年多的鼻炎病史。刚开始只是普通感冒，打喷嚏、流鼻涕，没吃药，一直硬挺着，感冒很久才痊愈，可是鼻子一直感觉不舒服，总觉得鼻子干燥、有堵塞物，偶尔还会出鼻血。到了季节交替的时候还会患上感冒，流鼻涕、喷嚏不止；一接触到花粉，也会使劲地打喷嚏、流鼻涕。普通感冒演变成过敏性鼻炎。最近鼻炎又犯了，到医院就诊。

过敏性鼻炎，表现为鼻痒、打喷嚏、流鼻涕、鼻涕清稀且量多、鼻塞等症状。一般情况下，该病症都会有发作史，呈突发性且反复发作，症状消失后常常表现出常态。

中医认为，肺主皮毛，肺气亏虚之人通常伴有卫表不固之症，风、寒等邪气易于进入体内，所以过敏体质患者往往伴有容易感冒、畏寒、怕风、易出汗、气短、面色苍白等不适。从中医角度说，引起过敏性鼻炎有内外因之别。内因主要是脏腑功能是否正常，一旦脾、肺、肾等脏器出现问题，再外感风寒邪气，就会导致发病。首先，脾为先天之本，气血生化之源，脾虚便会运化失职，气血生化不足，清阳不升，肺失所养，卫表不固，再感受外邪，就容易出现过敏性鼻炎症状，并伴有疲劳、气短、胃口差、大便稀等。其次，肾乃全身阳气之根，肾虚则容易导致肺虚，进而使得过敏性鼻炎患者同时还存在畏寒、手脚冰冷、头晕、耳鸣、夜尿频多等不适。

过敏性鼻炎虽然算不上什么大病痛，但很多人会觉得痛苦不堪，严重影响个人生活与工作，所以尽快改善或治愈它才是乃当务之急。上述案例中的邹先生患有过敏性鼻炎之后，容易感冒，一感冒就会诱发鼻炎，精神状态也极差，这明显就是肺气虚寒导致的，从根本上应固表护卫、温肺散寒。

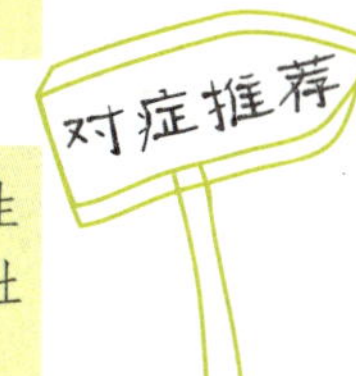

准备材料 黄芪、甘草、防风、桔梗、荆芥、桂枝各 9 克。

开始操作 将上述药物一起研磨成细粉末，取适量药末，加入生姜汁调和成糊状，放在麝香壮骨膏上，然后贴敷于肚脐上。

用法提示 每日换药 1 次，连续治疗 10 日为 1 个疗程。

【搭配治疗】加贴中府穴（取坐位，双手叉腰，先找到锁骨外端下方凹陷处的云门穴，然后在云门穴直下方量约 1 寸，再找到前正中线旁开 6 寸即可），效果更佳。

其他对症贴脐方

有效治疗过敏性鼻炎，除了要配合医生的积极治疗，还可自己在家进行简单的贴脐外治。

郁热熏肺型

症状表现：鼻内发痒且有点酸胀，喷嚏不断，鼻塞不通，流清涕，嗅觉减退，伴有口苦咽干，小便短黄，大便或干结，舌质偏红等。

贴脐方法：**敷脐法**

取葛根、黄芩、知母、赤芍、生地各 10 克。将上述药物混合，碾压成细粉末，取适量药末，倒入生姜汁调和成糊状，直接贴敷于肚脐上，用纱布覆盖，用胶布固定。

肾阳亏虚型

症状表现：流鼻涕、鼻塞、打喷嚏、嗅觉暂时减退等，伴有腰膝酸软、遗精、早泄、形寒肢冷、夜尿频多等不适。

贴脐方法：**涂脐法**

取制附子、熟地黄、茯苓、山药、肉苁蓉、覆盆子、菟丝子各 10 克，肉桂、细辛各 3 克，吴茱萸 5 克。将上述药物研磨成细粉末，取适量药末，倒入温开水调和成糊状，涂抹在肚脐及其周围。

对症贴脐，耳鸣不怕

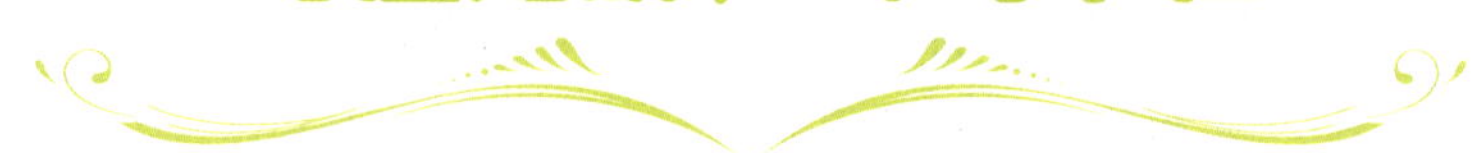

阎女士，45岁，在一次大发脾气之后就开始经常耳鸣，当时以为只是短暂的现象，谁知道半个月过去了，耳鸣没有丝毫缓解的迹象，到医院进行了仔细的检查，未发现耳朵有器质性疾病，只是让他多休息，少吃上火的食物，结果还是不见明显好转，反而开始有些心慌、头晕、纳差等。究竟是什么原因造成耳鸣？有没有好的中医外治办法可以有效缓解呢？

耳鸣作为耳科疾病的常见症状，主要是听觉功能紊乱导致的。其基本症状是自觉耳内或头部有嗡嗡声。具体来说，越是安静的环境，鸣音声感觉越大；有时是单一的声音，如蝉鸣声、铃声、震动声等；有时是多种声音并存的响声；有时表现出间歇性，有时表现为持续性；鸣音大小各异；有时是单侧耳鸣，有时是双侧耳鸣。

耳鸣的出现多半与疲劳状况、睡眠质量、月经周期、情绪因素、头部血液循环状况以及内耳缺氧等因素有关，甚至高血压、低血压、动脉硬化、贫血、白血病、糖尿病等疾病也容易引起耳鸣。

中医认为，耳为肾之窍，为肾所主，又与其他脏腑密不可分。其中，若是外感了邪气，脏腑内部极易生痰，痰湿阻滞，清窍失养，产生耳鸣，则多半属于实证；若是久病耗伤导致脏腑虚损，引起耳鸣，则多半属于虚证。一个人若是长期处于惊恐状态中，或者容易暴怒，则肝胆的风火就会上逆，导致少阳经气闭塞，痰火极易郁结在耳窍内，精气不能上达于耳，最终导致耳鸣。

对耳鸣的治疗应先找病因，根据具体病因来准确调养与治疗。上述案例中的阎女士属于肝肾阴虚引起的虚火上冲，进而诱发耳鸣。在治疗上应以滋阴、养肝、固肾、祛火为主，具体配方如下：

对症推荐

准备材料 柴胡、熟地黄各15克，当归20克，杜仲、制何首乌、郁金、丹皮各10克。

开始操作 将上述药物一起研磨成细粉末，取适量药末，加入温开水调和成糊状，直接贴敷于肚脐上，用纱布覆盖，并用胶布固定即可。

用法提示 每日换药1次，连续治疗10~15日为1个疗程。

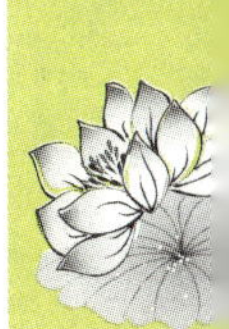

【搭配治疗】 加贴曲泉穴（取坐位，屈膝，在股骨内上髁与半膜肌之间，找到膝内侧横纹端，位于其凹陷处），效果更佳。

其他对症贴脐方

从中医角度看，耳鸣主要分为风热侵扰型、肝火上扰型、痰火郁结型、肾精亏虚型等，下面介绍前两种类型的贴脐方法。

风热侵扰型

症状表现：发病较急，自觉耳中胀痛，有阻塞感，听力下降，多伴有头痛、恶寒、发热、口干等不适。

贴脐方法：**熨脐法**

取金银花、连翘、薄荷、荆芥、淡豆豉、牛蒡子、竹叶、菊花、桑白皮、桔梗各10克，升麻、甘草各5克。将上述药物一起研磨成细粉末，取适量药末，倒入生姜汁调和成糊状，直接贴敷于肚脐上，用热水袋熨之即可。30~40分钟后取下热水袋，5~8小时后取下药物。

肝火上扰型

症状表现：耳鸣像有潮声或雷声，郁闷或发怒之后耳鸣会加重，内耳胀痛，伴有头晕目眩、面红目赤、口苦咽干、夜不能寐、烦躁不安等。

贴脐方法：**敷脐法**

取龙胆草、栀子、黄芩、车前子、泽泻、大黄、薄荷各3克。将上述药物研磨成细粉末，倒入陈醋调成糊状，贴敷于脐部，用纱布覆盖，并用胶布固定。

口腔溃疡不再反复

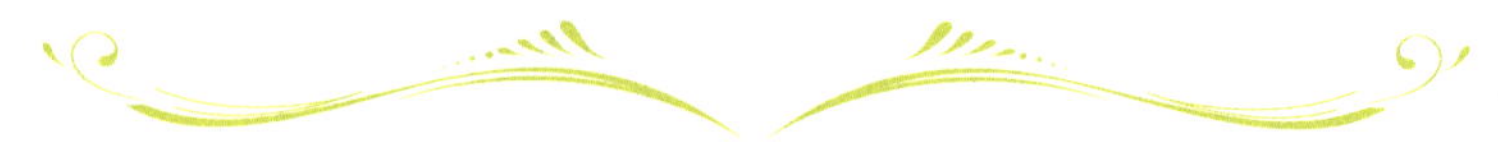

管先生，40多岁，特别容易上火，稍微多吃些瓜子，就会口腔溃疡，还总是反复发作，症状时轻时重，严重时不敢进食，连喝口水都觉得疼。每次口腔溃疡发作时，只是在家随便吃点去火的东西或者喝一些去火的茶水而已。结果，他又自觉口干舌燥、手足心热，大便也越来越干燥难下，精神状态特别不好。口腔溃疡不就是上火吗？怎么会变得这么严重，还影响了肠胃？

口腔溃疡较为常见、多发，经常会反复发作，对身心健康的危害极大。主要表现为：口腔黏膜反复出现浅表性的溃疡，多呈圆形或椭圆形，而且一般都是孤立出现的，局部还伴有灼热与疼痛不适。

从中医角度看，口腔溃疡属于“口疮”“口糜”等范畴。这一病症虽然症状发自于口腔，但与内脏有着密切关联。中医认为，脾开窍于口，心开窍于舌，肾脉则与咽部相连，还与舌头相系，两个脸颊与齿龈则属于胃与大肠经，就连任脉与督脉都上络口腔唇舌，可见口疮的发生与五脏脱不了干系。《素问·至真要大论》中说：“诸痛痒疮，皆属于心。”意思是说，口疮之火主要责任在于心。日常生活中，烟酒过度、过多地食用肥甘厚腻之物，甚至忧虑过多、经常暴怒等均会导致心脾、肺胃、肝胆等积蓄热毒，从而引起口腔溃疡，这多半属于实证。若肾阴不足，虚火就会上炎，同样会引起口腔溃疡，这多半属于虚证。另外，年老体弱、劳累过度等，易使脾胃受损，进而导致中焦枢纽不能发挥正常功能，引起上下气机不通，也就是说，上焦的阳气不能降下来，下焦的阴气不能升上去，最终造成心火旺盛，一旦跟着经脉循行路线上行至口腔，引发炎症，就会使口腔溃疡发作，这多半也属于虚证。这在李东垣的《脾胃论》中有所体现：“既脾胃气衰，元气不足，而心火独盛，心火者，阴火也，起于下焦，其系于心，心不主令，相火代之。”

上述案例中的管先生是阴虚火旺导致口腔溃疡。首先，口腔溃疡发生位置在齿龈与舌边，齿为肾所主，舌边则隶属于肝胆区；反复发作，则说明口腔溃疡拖延时间较长而转变为虚证。久病易伤肾阴，致使阴津不足，虚火便会上扰，口腔黏膜极易生疮。因此，我建议管先生配合使用贴脐疗法来滋补肝肾之阴，另有清虚热、降虚火之效，不仅有利于治疗口疮，还能清热通便。具体配方如下：

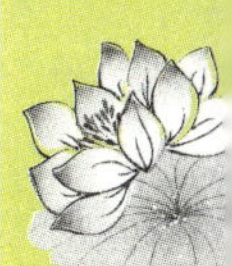

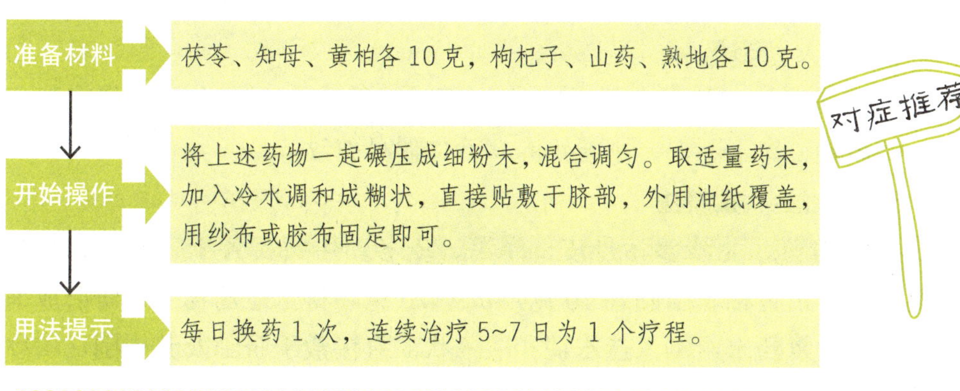

准备材料：茯苓、知母、黄柏各10克，枸杞子、山药、熟地各10克。

开始操作：将上述药物一起碾压成细粉末，混合调匀。取适量药末，加入冷水调和成糊状，直接贴敷于脐部，外用油纸覆盖，用纱布或胶布固定即可。

用法提示：每日换药1次，连续治疗5~7日为1个疗程。

对症推荐

【搭配治疗】加贴内关穴（伸肘仰掌，微屈腕，先找到腕横纹，向上量约2横指，再找到掌长肌腱与桡侧腕屈肌腱之间的凹陷处）、足三里穴（取坐位，屈膝，先找到犊鼻穴，再从犊鼻穴向下量3寸），效果更佳。

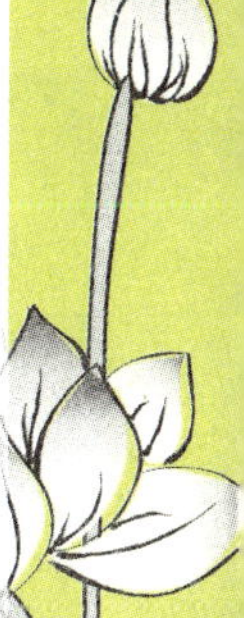

其他对症贴脐方

口腔溃疡的病因不外乎一个“火”，人体的火有虚实之分，故去火时也得虚实对症，同时还得做到辨脏腑、辨病、辨证相结合，以便取得更好的疗效。

心脾积热型

症状表现：舌尖、舌边、舌面、齿龈、两颊有口疮，反复发作，溃疡表面有黄苔，中间凹陷，四周隆起，伴有口苦、口臭、心烦、小便短赤、大便燥结等不适。

贴脐方法1：**填脐法**

取黄芩、黄连、赤芍、白芍、虎杖各15克，大黄、炒栀子各10克，生甘草 5 克，莲子心 3 克。将上述药物一起研磨成细粉末，倒入适量蜂蜜，调和成糊状，取适量药糊，搓揉成药丸，直接填入肚脐内，用纱布覆盖，用胶布固定即可。每隔 1 日换药 1 次。

贴脐方法 2：**撒脐法**

取朱砂 3 克，滑石 10 克，冰片少许。将上述药物一起研磨成细粉末，取适量药末，直接撒入肚脐中，外用纱布覆盖，用胶布固定即可。隔日换药 1 次。

虚火上炎型

症状表现：口疮反复发作，疼痛不甚，溃疡表面有白苔，伴有气短乏力、烦热、口干不渴、小便短赤、舌尖偶见裂纹等。

贴脐方法：**敷脐法**

取生地黄、北沙参、丹皮、泽泻、麦冬、生黄芪各 15 克，山萸肉、山药、知母、黄柏、当归各 10 克，茯苓 20 克。将上述药物一起研磨成细粉末，取适量药末，倒入盐水调和成糊状，直接敷于脐部及其周围，用纱布覆盖，用胶布固定即可。每日换药 1 次，7 次为 1 个疗程。

实火上炎型

症状表现：口腔溃疡的周围黏膜鲜红且有肿胀，灼痛较为明显，说话或进食症状加重，伴有发热、口渴、小便发黄等不适。

贴脐方法：**敷脐法**

取大黄、硝石、白矾各 10 克，醋、面粉各少许。将前 3 味药物一起研磨成细粉末，调匀。取适量药末，加入醋、面粉调和成糊状，直接敷于肚脐上，外用纱布覆盖，并用胶布固定即可。每日换药 1 次。

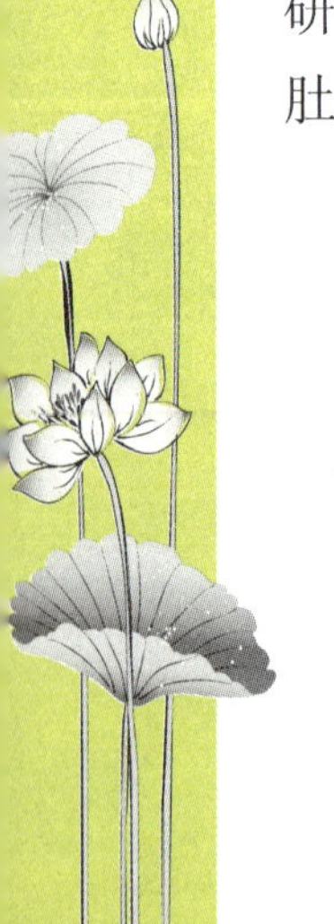

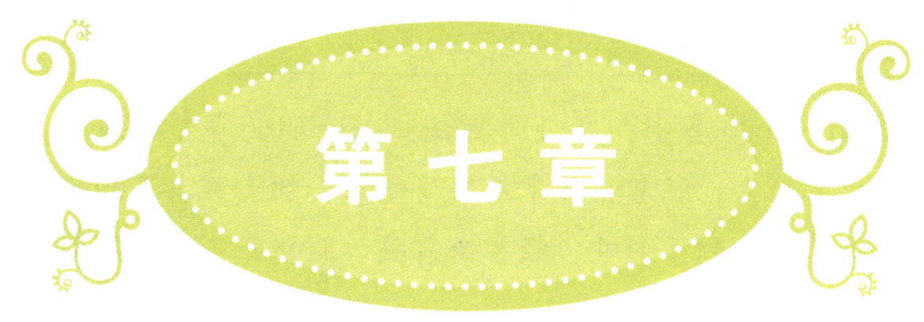

肚脐贴一贴，养生保健两相宜

阴阳五行、脏腑经络、气一元论、天人合一等论述是中医养生保健的理论基础，具有指导意义。所以在具体操作上应坚持因人、因时、因地的原则，运用多种手段与方法综合调理，做到形神共养、阴阳协调、脏腑和调、气血顺达、扶正祛邪等。当然，在这一过程中，贴肚脐虽然是外治疗法，同样得遵循这些理论。

贴脐祛口臭

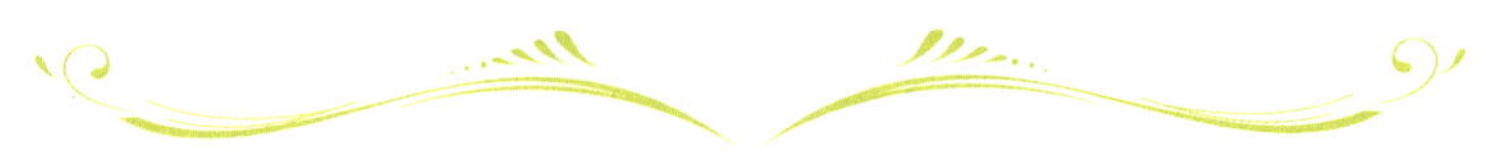

赵女士，30多岁，在公司担任秘书一职，事务较为繁忙，工作压力也比较大，经常忙起来就忘了吃饭，饮食极其不规律，久而久之胃肠功能受到了影响，经常会胃痛、腹胀等不适，同时还伴有口臭。

由于其工作性质，口臭对她的影响很大，她尝试过用药、漱口等效果均不是十分明显，为此特意到医院就诊。

口气，从口腔或鼻、咽等充满空气的空腔中发出来的气体，若散发出来的是臭气，即称之为口臭，也叫做口味异常，患者通常会自觉口酸、口苦、口咸等。

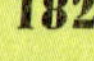

近年来，口臭的发病率呈上升趋势，已经严重影响了人们的社会交往与心理健康，故世界卫生组织将其列为一种疾病。

中医认为，口臭的出现往往意味着脏腑功能出现了问题，而且多半与胃肠道脱不了干系。从经络学说角度看，人体胃经入上齿中，大肠经则入下齿中。我们已经知道，胃是腐熟食物的场所，胃气只有降下去才算顺达，否则就会产生病理反应。所以，胃肠道一旦出问题，胃内易生火，胃热充盛之时，胃气就会郁积在胃内，而且极易循着食道上行至口腔，这就导致口臭的发生。因为胃火大，肠道也不安宁，所以口臭之人往往会伴有便秘或大便燥结难下等不适。

上述案例中的赵女士，工作压力与饮食不规律，导致她的肠胃出问题，最终引起口臭、胃痛、腹胀等病症。其中，胃火大才是根本所在，故在去除口臭治疗中，最先做的还是得去除胃火或者胃热。在此，我给她推荐一个有利于清胃理肠的肚脐贴，具体配方如下：

对症推荐

准备材料	竹茹 10 克，陈皮、栀子、黄连、麦门冬、生甘草各 3 克。
开始操作	将上述药物混合，碾压成细粉末，调和均匀，装入瓶中备用。取适量药末，加入醋调和成糊状，外敷于肚脐及其周围，覆盖上纱布，并用胶布固定即可。
用法提示	每日换药 1 次，5~7 日为 1 个疗程。

【搭配治疗】加贴胃俞穴（取坐位，先找到背部第 12 胸椎棘突，其下凹陷处旁开 1.5 寸处）、内庭穴（取坐位，在足背的第 2、3 趾间，找到趾蹼缘后方的赤白肉际处即是），效果更佳。

其他对症贴脐方

口臭与肠胃有关，在中医分型上可分为胃火炽盛型、肠胃食积型等。去除口臭应遵循分型论治的原则。

胃火炽盛型

症状表现：口臭，口干，牙龈红肿，容易饿，舌头发红，舌苔黄且津液少等。

贴脐方法：**填脐法**

取黄连、栀子各 10 克，升麻、大黄 5 克。将上述药物研磨成细粉末，取适量药末填入肚脐内，外用胶布固定即可。每隔 1 日换药 1 次，连用 2~3 次。

肠胃食积型

症状表现：口中酸臭，脘腹胀满，嗳气吞酸，大便溏薄或泻下不爽，小便短少等。

贴脐方法：**撒脐法**

取山楂、枳实、槟榔、木香、鸡内金各 15 克。将上述药物一起研磨成细粉末，直接撒在肚脐内，用纱布覆盖，用胶布固定即可。每日换药 1 次，10 日为 1 个疗程。

肚脐贴一贴，乘车、坐船不怕晕

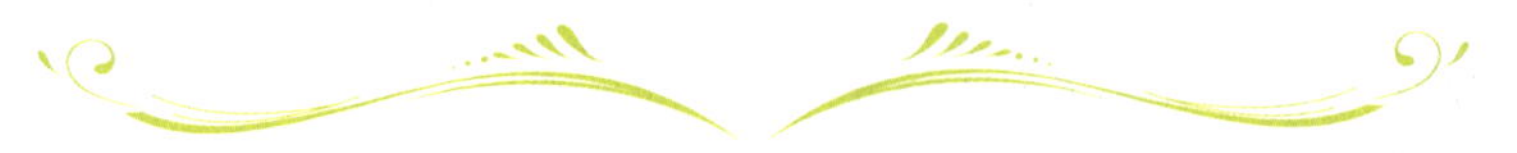

赵女士，一名40多岁的人民教师，从小就晕车，每次出门坐车都会感觉头晕、恶心，有时甚至连睁眼都觉得晕得慌，只能全程紧闭双眼，逼着自己睡觉。现在交通四通八达，出门坐车是家常便饭，可是赵女士的晕车问题，别说出远门旅行了，就连出门上下班都只能骑自行车，这给生活造成了极大的不便。

晕动症，想必大家不会感到陌生吧！据统计，我国是世界上晕动症发病率最高的国家之一，有将近80%的人饱受着晕动症之苦。在现实生活中，有人晕车，有人晕船，还有人晕机，甚至有人晕电梯。准确地说，晕动症根本算不上一种疾病，只是人们不能适应长时间体位改变而表现出来的一种不适反应。晕动症要符合以下条件，首先必须是由某种骑乘工具造成的，其次要在没有任何严重疾病的情况下，最后必定要发生恶心、呕吐、眩晕等不适。除此之外，很多人发生晕动症之后并不会因改变旅行方式或结束旅行后就减轻或终止。那么，晕动症到底会引发哪些不适症状呢？

晕动症的主要表现为：头晕、恶心、呕吐、面色苍白、出虚汗或冷汗等，甚至伴有精神抑郁、脉搏过缓或过速，严重者极有可能会导致血压下降、虚脱、晕倒等。

中医认为，晕动症属于气逆范畴。当人体坐在交通工具上，人的眼睛会受到来自窗外移动物的影响，鼻子则会受到汽油味的刺激，加上交通工具在发动与停止时的不稳定性，极有可能使气血发生逆乱，最终导致肝气逆则头晕脑胀、胃气逆则恶心呕吐等。

上述案例中的赵女士就是属于胃气上逆型的晕动症，在运用中医治疗的时候应着重调胃和中。下面这个和胃调中的肚脐贴方就是不错的选择。

对症推荐

准备材料 胃复安 1~2 片。

开始操作 将上述药物碾压成细粉末，倒入生姜汁调和成糊状，外敷于肚脐及其周围，外用伤湿止痛膏覆盖固定即可。

用法提示 乘坐交通工具前半小时贴上即可。

【搭配治疗】加贴内关穴（伸肘仰掌，微屈腕，先找到腕横纹，向上量约 2 横指，再找到掌长肌腱与桡侧腕屈肌腱之间的凹陷处）、中脘穴（取仰卧位，位于上腹部，找到神阙与胸剑结合点连线的中点），效果更佳。

其他对症贴脐方

当然，人的体质不同，对环境的适应能力也有差别，晕动症的发生必然也是因人而异的，对外界的刺激较为敏感的人更容易发生晕动症，有些人甚至会臆想晕车，往往一上车就开始觉得不舒服了。所以在治疗晕动症的时候，一定要做到因证而异、因人而异。

肝气上逆型

症状表现：头晕，目眩，脑胀为主，伴有面色苍白、出虚汗等。

贴脐方法：**敷脐法**

取丁香、肉桂各 10 克。将上述药物混合，研磨成细粉末。取适量药末，加入生姜汁调和成糊状，直接贴敷于脐部及其周围，用伤湿止痛膏覆盖并固定即可。乘坐交通工具前 1 小时贴上即可。

胃气上逆型

症状表现：恶心，呕吐，反酸水为主，伴有胃胀、胃痛等。

贴脐方法：**填脐法**

取生姜适量。将生姜切片，取大小合适的生姜片，塞入肚脐内，用伤湿止痛膏贴敷。乘坐交通工具前半小时贴上即可。

贴肚脐，缓解紧张情绪

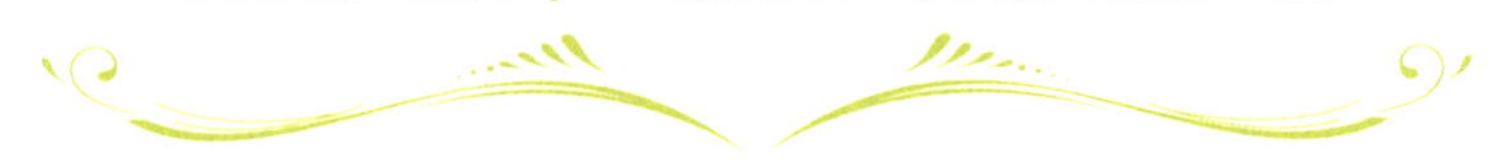

童小姐，大学毕业没多久，找了一份好工作，可是她有一个大烦恼，几乎见不了大场面。只要出席大场合，她的头皮就会变得又紧又沉，感觉脑子里装满了东西，却不知道到底装了些什么，面部及牙齿也感觉发紧。一遇到大事也难以克制紧张的情绪。她心里特别纠结：这种情况算是病态吗？有没有办法可以改善呢？

人体在某些特殊情况下，心理会自动产生一定的紧张感或压力。这种紧张与压力，有时是一切正常行为的动力来源，属于正常现象；有时却会影响正常的生活与工作，给身心带来损害，属于异常现象。长期处于紧张或压力状态下，极易使心理与生理发生双重紊乱，最终导致一种病态综合症状的出现。

当人感到紧张或压力时，人体自主神经容易失去平衡，交感神经过度紧张，体内的肾上腺激素分泌过多，瞬间就会使人处于一种异常难受的状态中，比如全身肌肉紧张、头皮发麻、血压上升、呼吸不畅、思维混乱、难以入睡等。有关专家甚至提出，长期处于这种激烈变化的情绪之中，有可能诱发高血压、高血脂、动脉粥样硬化、心律失常、冠心病、中风以及肿瘤等高危病症。

从中医角度看，这与人体脏腑功能有着密切关联。中医认为，肝藏魂、肺藏魄、肾藏志、心主神、脾主思。若长期处于紧张或压力之下，心、肝、脾、肺、肾等脏器均会受到损害，极易导致心神不宁、魂魄不安、精神涣散、情志不稳等紧张情绪的产生。中医理论有言："惊则气乱，恐则气下。"从这一角度可知，紧张情绪的产生多半与气机逆乱有关。

上述案例中的童小姐之所以会产生紧张情绪，主要是由于肝气不顺、胃气上逆所致。在具体治疗方面，可从疏肝理气、补中益气着手，配合使用中药贴脐外治法来缓解紧张综合征。具体配方如下：

对症推荐

准备材料：柴胡、枳壳、炙甘草、白芍、川芎、香附、陈皮、郁金各 9 克。

开始操作：将上述药物碾压成细粉末，倒入生姜汁调和成糊状，外敷于肚脐及其周围，覆盖上纱布，用热水袋熨之。

用法提示：30 分钟后取下热水袋，7 小时左右取下药物，每日 1 次。

【搭配治疗】加贴阳陵泉穴（取仰卧位，在小腿外侧，先找到腓骨小头，前下方凹陷处即是），效果更佳。

其他对症贴脐方

紧张情绪，从产生原因上基本可以分为肝郁气滞型、心神失养型。在改善紧张情绪的过程中，应按照不同类型选择不同的药方。

肝郁气滞型

症状表现：头痛，头晕，岔气，出冷汗，心急烦躁，肌肉震颤等。

贴脐方法：**敷脐法**

取柴胡、香附、枳壳、川楝子各 20 克，白胡椒 1 克。将上述药物研磨成细粉末，加入温开水调和成糊状，敷脐，用胶布固定。

心神失养型

症状表现：心悸，头痛，失眠，血压升高，注意力难以集中，健忘。

贴脐方法：**敷脐法**

取丹参、茯神、炒酸枣仁、远志、夜交藤、合欢皮各 10 克。将上述药物研磨成细粉末，取适量药末，倒入盐水调成糊状，贴敷于脐部，用纱布覆盖，用胶布固定。

贴脐抗衰老

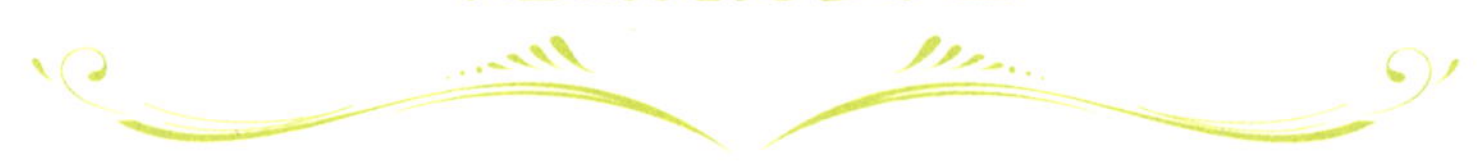

田女士，年过40，眼角与额头都出现了丝丝皱纹，皮肤也变得有点黯黑，还隐约长了些黑斑点，全身皮肤都有点干燥、发痒，精神状态也越来越不好，总是想睡觉，晚上有时又会失眠，就算睡着了也总是做恶梦，工作时注意力难以集中。特来求助于中医。

生老病死是自然界的永恒不变的规律，衰老则属于正常的生理现象。一般情况下，随着年龄的不断增长，人体内的新陈代谢减慢，身体器官的功能逐渐衰退，形体外观、内脏表征均会出现衰老的迹象。虽说衰老是必然要经历的过程，但衰老的早晚却是因人而异的。换句话说，衰老是无法避免的，但我们可以让衰老迟些到来，所以延缓衰老、尽享天年并不是异想天开的事儿，反而成为诸多人的梦想。

中医养生实际上就是在不断抗击衰老的过程。那么，在期盼青春永驻、容颜不老的道路上，我们首先应该找到导致衰老的根本原因，从根源处下手方可梦想成真。

中医认为，年老之人，萎瘁为常。也就是说，当人体脏腑机能萎瘁，外表、体窍就会发生衰老、退化的表征，甚至连脏腑组织、四肢百骸的功能都会开始衰退。具体来说，衰老的原因主要有以下三个方面：

1. 肾虚致衰老 《黄帝内经》认为，“夫精者生之本”。人的生、长、壮、老、死均与肾气的盛衰情况密切相关。肾乃先天之本、五脏之本，肾虚则意味着肾中精气亏损，也就是导致衰老的根源所在。日常生活中，若是房事不节、生活不规律、不良嗜好、久病劳伤、情志失调等，久而久之均会引起肾虚。

2. 脏器致衰老 《黄帝内经》认为，人体在40岁之后，每隔10年，将会有一个脏器衰老。其中，脾乃后天之本，是气血生化的根源。气血是人体生命活动的物质基础，是精气神的根本，故气血充足则会健康长寿，气血亏虚则易致衰老。所以，从某种角度说，脾虚，气血衰弱均会导致衰老。

3. 阴阳失调致衰老　《黄帝内经》中认为，“阴平阳秘，精神乃治”、“不知用此则早衰之节也”、“生之本，本于阴阳”……可见，阴阳平衡则健康长寿，阴阳失衡则容易导致生病、衰老等。

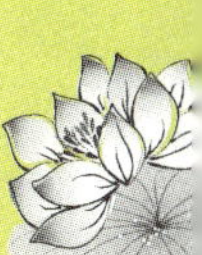

人体衰老的原因不是单一的，而是由内外因素综合引起的。上述案例中田女士的种种症状表现，可以看出她气血不足了，久而久之，她有点肝郁血瘀了，最终诱发衰老。要想延缓衰老，最好的办法就是疏肝解郁、活血理气等。下面这个贴脐方就是不错的选择，具体配方如下：

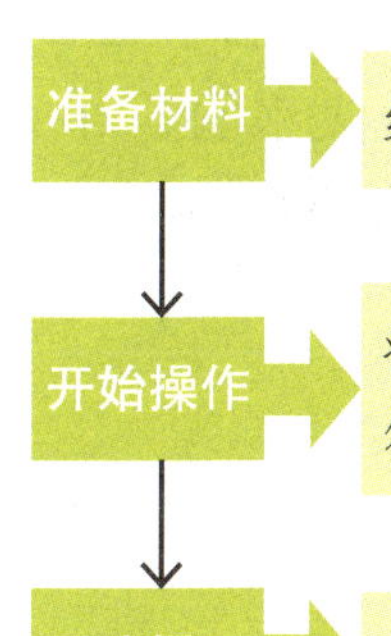

对症推荐

准备材料　红花、香附、陈皮、制何首乌、丹参各20克。

开始操作　将上述药物混合，碾压成细粉末，倒入蜂蜜调和成糊状，外敷于肚脐及其周围，覆盖上纱布，用胶布固定即可。

用法提示　每日治疗1次，连续治疗10次左右。

【搭配治疗】加贴涌泉穴（取坐位，卷足，先找到足底掌心前面正中凹陷处的前方，然后找到脚底肌肉的“人”字纹路，再找到“人”字纹的交叉部位即是）、足三里穴（取坐位，屈膝，先找到犊鼻穴，再从犊鼻穴向下量3寸），效果更佳。

其他对症贴脐方

内在健康，其华在外。也就是说，要想自己青春永驻，首先就得调理好脏腑功能，做好补气、养精、活血的工作。具体施治时，要根据引起衰老的具体原因合理用药与贴脐。

肾虚型衰老

症状表现：头晕眼花，耳鸣耳聋，腰膝酸软，口唇皮肤干燥，手足心热，失眠，遗精，盗汗等。

贴脐方法：**熨脐法**

取制何首乌、黄精各10克，枸杞子5克。将上述药物一起研磨成细粉末，取适量药末，加入生姜汁调和成糊状，直接贴敷于肚脐上，用纱布覆盖，用热水袋熨之即可。40分钟后取下热水袋，5小时左右取下药物，每日治疗1次。

血虚型衰老

症状表现：面色苍白，头晕目眩，精神萎靡，皮肤易长斑生皱纹，皮肤干燥，夜梦频多，贫血等。

贴脐方法：**填脐法**

取当归20克，丹参、白芍各15克，川芎10克。将上述药物一起研磨成细粉末，取适量药末，倒入盐水调和成膏状，搓成黄豆大小的药丸，直接填入肚脐内，覆盖上纱布，用胶布固定即可。每隔3日换药1次。

气虚型衰老

症状表现：少气懒言，神倦无力，自汗，头晕眼花，心悸失眠，易感冒。

贴脐方法：**敷脐法**

取黄芪50克，白术、山药、甘草各20克，防风10克。将上述药物一起研磨成细粉末，取适量药末，倒入生姜汁调和成糊状，直接贴敷于肚脐上，用纱布覆盖，用胶布固定即可。每日换药1次。

生活调理·专家说

1. 搓手运动法：①一手手掌张开、伸直，用另一手指交叉搓按指侧，反复操作12次，换手继续做；②再用一手拇指向另一手的小指方向推按小鱼际与大鱼际，反复进行12次，再换手继续做；③一手拇指向指尖方向推按另一手，沿着手掌根部一直推按至中指尖即可，每次坚持做6次，换手继续操作。

2. 腿部运动法：平躺，两腿分别悬在半空中，分别使其成90°、45°、30°，每个角度大约停留30秒钟，时间越长越好，到达极限即可。

贴肚脐，美容颜

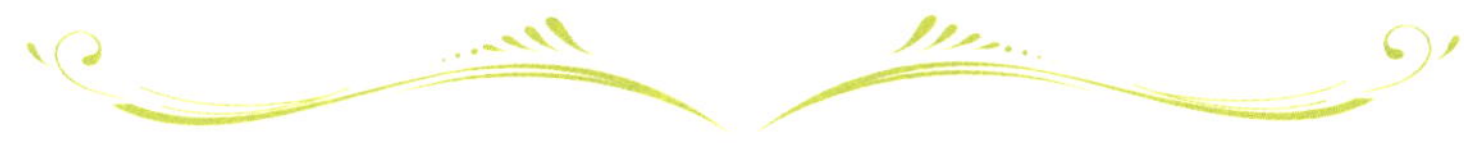

35岁的史女士，青春年少时面色红润、富有光泽，只是特别容易长痘痘。满30岁那会儿，痘痘不长了，但红润的脸色却消失得无影无踪，脸色逐渐发黄，有时还显得暗沉，眼角的皱纹挡也挡不住了。不仅如此，最近她还总感觉累得很，晚上还经常辗转难眠，就算睡着了也特别容易惊醒。为此她来医院寻求我的帮助。

爱美是女人的天性，爱“面子”更是势不可挡。光鲜亮丽固然是人们梦寐以求的，可是待年华老去的时候，皮肤出现问题也是无法避免的，比如面色无华、容颜晦暗、肌肤粗糙、斑点或斑块增多，等等，就算再高明的美容师也难以改变那张憔悴的面容，就算再昂贵的化妆品也无法帮你恢复俏丽的容颜。这究竟是怎么回事呢？

中医认为，女性的容颜与五脏密不可分。肌肤出现问题多半源于五脏功能失调。具体来说，体现在以下几个方面：

1. 心与容颜　心主血脉，其华在面。也就是说，心气负责推动血液的运行，进而将营养物质运送至全身各处。面部乃血脉最为丰富的部位，心脏功能是否正常可以直接从面部看出来。心气旺，则心血盛，面部便会红润、富有光泽；心气衰，则心血亏，面部供血不足，皮肤得不到滋养，脸色就会变得苍白、萎黄、晦暗等。

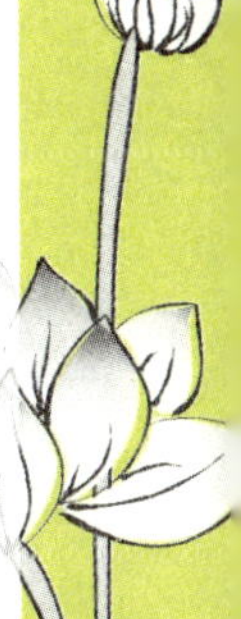

2. 肝与容颜　肝藏血，主疏泄。换言之，肝可调节血流量，使全身气机顺畅、气血平和，促使面部血液充盛，保证面部红润、富有光泽。相反，若肝的疏泄功能失调，气机不顺畅，血液运行不畅通，血液便会瘀滞在面部，表现出面色青、面色无华、面色黯淡无光等，甚至出现黄褐斑。

3. 脾与容颜　脾为后天之本，气化生化之源。脾胃功能正常，气血便会充盛，面色也就表现得红润、富有弹性等；相反，若脾失健运，气血津液极易亏虚，不能荣养颜面，最终会导致精神萎靡、面色苍白或萎黄等。

4. 肺与容颜 肺主皮毛。人体通过肺气的宣发与肃降来使气血津液输布全身。肺的功能若失常，长此以往便会使肌肤变得干燥、面色变得憔悴不堪。

5. 肾与容颜 肾藏精。肾精充盛，肾气则旺盛，五脏功能得以正常运行，气血便会旺盛而面容好；若肾气虚亏，则人的容颜就会变得暗黑、横生皱纹等。

综上所述，上述案例中的史女士因肝血亏虚、肝气不畅导致的面色不健康、身体出现各种不适。故想要彻底根治这一问题，改善肌肤问题，最好的办法就是补肝血、疏肝气等。可以配合使用贴脐药方，效果更佳：

对症推荐

准备材料 酸枣仁、当归各20克，枸杞子、白芍各10克，香附5克。

开始操作 将上述药物混合，碾压成细粉末，倒入蜂蜜调和成糊状，外敷于肚脐及其周围，覆盖上纱布，用胶布固定即可。

用法提示 每日治疗1次，连续治疗10次左右。

【搭配治疗】 加贴肝俞穴（取坐位，先找到背部第9胸椎棘突下，旁开1.5寸，左右各一穴）、太冲穴（侧坐伸足或仰卧位，在足背的第1、2跖骨间，找到跖骨底结合部，位于其前方的凹陷中），效果更佳。

其他对症贴脐方

从影响容颜的几大脏腑器官来看，要想美丽容颜，就得从调节脏腑功能入手，尤其要着重养血、活血、益气等。具体的贴脐方法如下：

肝血不足型

症状表现：面色无华，暗淡无光，两目干涩，视物不清，失眠多梦等。

贴脐方法：**涂脐法**

取枸杞子、山药、当归、山萸肉、制首乌各 9 克。将上述药物混合，碾压成细粉末，取适量药末，倒入生姜汁调和成膏状，直接涂抹在肚脐上，用纱布覆盖并固定即可。每日涂药 1 次。

气滞血瘀型

症状表现：胸胁脘腹胀闷，走窜疼痛，或刺痛拒按。妇女可见痛经或闭经，或乳房胀痛，或少腹胀痛。舌质紫暗，或者紫斑。

贴脐方法：**撒脐法**

取蒲黄、五灵脂、益母草、茜草、三七各 10 克。将上述药物混合，碾压成细粉末，取适量药末，直接撒在脐部及其周围，用胶布封固即可。每日换药 1 次。

脾弱气虚型

症状表现：皮肤干燥，缺乏弹性，毫无光泽，神疲乏力，饮食减少，或伴有腹胀、腹泻等。

贴脐方法：**敷脐法**

取黄芪 20 克，白术、茯苓、山药、甘草、木香各 10 克。将上述药物一起研磨成细粉末，取适量药末，加入醋调和成糊状，直接贴敷于肚脐上，用纱布覆盖，用胶布固定即可。每日换药 1 次。

肾阴亏虚型

症状表现：皮肤暗淡，鬓发斑白，齿摇发落，皱纹横生，未老先衰等。

贴脐方法：**填脐法**

取黑芝麻、核桃仁各 30 克，当归、制首乌各 15 克，玉竹 10 克。将上述药物研磨成细粉末，加入生姜汁调和成膏状，取适量药膏，制成黄豆大小的药丸，直接填入肚脐内，用纱布覆盖并固定即可。每隔 2 日换药 1 次。

贴脐抗疲劳

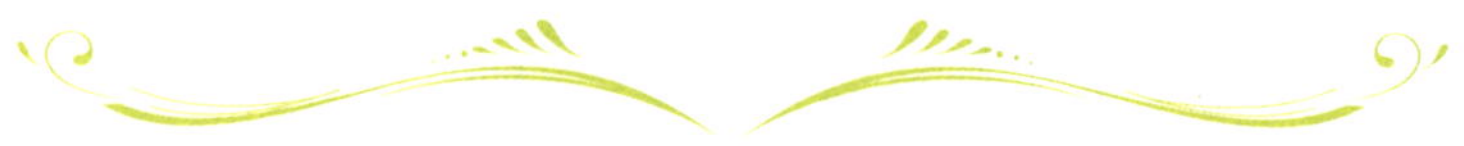

陈先生，在一家外贸公司任经理，从大学毕业开始，工作就特别忙碌，加班是家常便饭，有时甚至还得通宵达旦地工作几天。最近，陈先生感觉自己的身体一天不如一天，回到家就觉得浑身要散架了，只想躺着一动不动，可是大脑却无法安静下来，总是不停地高速运转着。巨大的心理与身体压力让他有点不堪重负，身体长期处于亚健康状态，精神状态特别差。陈先生的这种疲劳不适严重影响他目前的工作状态，不知道有没有好的办法可以缓解或消除呢?

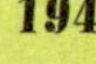

慢性疲劳综合征，起源于国外，主要是指在不明原因的情况下，身体得不到充分的休息而产生的一系列不适症状，如全身疲倦不堪、睡觉后也得不到缓解、劳累后持续不适，甚至伴有头痛、肌肉痛、非关节炎性的关节痛、睡眠障碍等，更有甚者会引起发热、喉咙痛、淋巴结肿大、食欲不振、上呼吸道感染、黄疸、情绪不稳、无法集中注意力、记忆力下降等。

在中医看来，慢性疲劳综合征实则就是“虚劳”，若是任其发展，极有可能损伤人体的正常机能，促使人体激素分泌失去平衡，进而破坏了人体的精神系统、循环系统、呼吸系统、消化系统以及生殖系统等，严重影响人体的身心健康。

中医认为，这种疲劳症状的出现主要是阳气虚衰在作祟。人属于恒温动物，需要持续的能量来保持正常体温，从而保证各项生命活动的进行。那么，这些能量从何而来呢？很明显，这些能量必须依靠阳气的推动来维持基本的循环代谢。人体一旦过度劳累，阳气便会大大折损，机体也就会失去阳气的温煦作用，导致气血不能畅行，各个脏腑器官不能正常地工作，最终诱使相应症状出现，这就引发了慢性疲劳综合征。

上述案例中的陈先生身心长期处于疲劳状态，情绪非常不稳定，通过贴脐疗法，可以通过药物作用渗入皮肤内，促使气血恢复正常的循行，舒缓紧绷的神经，使人慢慢放松下来，还可以提高人体的睡眠质量。另外，陈先生的疲劳不适已经严重影响了他的精神状态，思维能力有所下降，连注意力都难以集中，这主要是他用脑过度引起的。中医认为，脑为髓海，髓海不足，则脑转耳鸣，懈怠安卧等。所以，要想缓解陈先生的疲劳症状，应先健脑安神。下面这个贴脐方比较适合，有类似症状的朋友们不妨一试。具体配方如下：

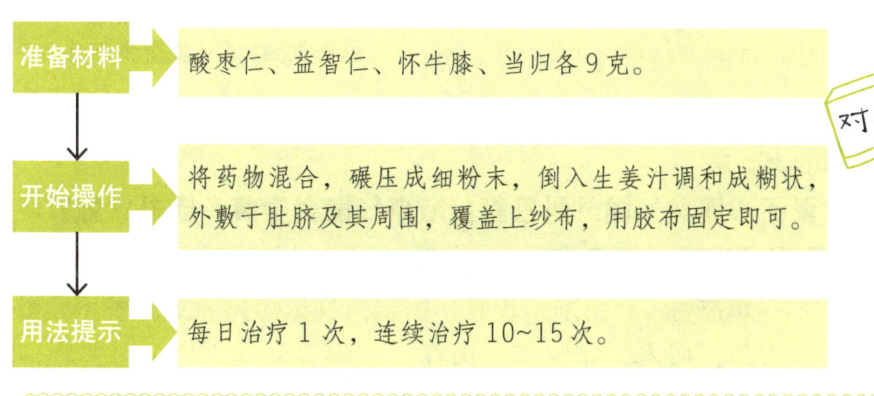

【搭配治疗】加贴心俞穴（取坐位，先找到背部脊柱区，然后找到第5胸椎棘突下，位于后正中线旁开1.5寸处）、阴郄穴（仰掌，在前臂前区，找到尺侧腕屈肌桡侧缘，在腕横纹上0.5寸处），效果更佳。

其他对症贴脐方

单从症状表现来看，慢性疲劳综合征与感冒、抑郁症极为相似，故在具体治疗上若是根据单一症状来看也许会误诊，一定要将致病原因与症状表现有机结合起来，科学、合理地消除疲劳，改善精神状态。

气血不足型

症状表现：心悸，气短，神疲乏力，头晕，目眩，失眠多梦，面色苍白或萎黄等。

贴脐方法：**熨脐法**

取当归、川芎、熟地黄、芍药、人参、白术、茯苓、甘草、丁香各9

克。将上述药物混合，碾压成细粉末，取适量药末，倒入生姜汁调和成糊状，直接贴敷肚脐上，用纱布覆盖，用热水袋熨之。

心阴亏虚型

症状表现：心悸，心神不宁，心烦意乱，失眠多梦，头晕耳鸣，颧红，咽干，盗汗等。

贴脐方法：**敷脐法**

取知母、熟地黄、龟甲、沙参、麦门冬各 10 克。将上述药物混合，碾压成细粉末，取适量药物，加入米醋调和成糊状，敷脐之上，用纱布覆盖，用胶布固定即可。每隔 2 日换药 1 次。

脾肾阳虚型

症状表现：心悸，气短，面色苍白，少气懒言，声音低弱，劳累后症状加剧，胸闷，畏寒，腰膝酸软，小便清长等。

贴脐方法：**填脐法**

取茯苓、芍药、白术、制附子、肉桂、丁香各 9 克。将上述药物混合，研磨成细粉末，取适量药末，加入盐水调和成膏状，直接填入肚脐内，用手按紧，盖上胶布封固即可。每隔 3 日换药 1 次。

心虚胆怯型

症状表现：多梦，易惊醒，坐立不安，心悸等。

贴脐方法：**涂脐法**

取柴胡、白芍、香附、珍珠母、香橼各 9 克。将上述药物混合，研磨成细粉末，加入盐水调和成膏状，直接涂抹在肚脐上，用纱布封固即可。每日换药 1 次，可反复多涂几次。

生活调理·专家说

1. 代茶频饮法： 取西洋参、牛蒡子、枸杞子、蒲公英、金银花、菊花等中的任意几样，混合泡茶，交替饮用，每天喝 4~6 杯即可，有利于恢复体力、缓解疲劳不适等。

2. 拍打头部法： 一旦出现脑疲劳，双手五指轻轻拍打头部。拍打力度小一些，手指轻轻拍打发梢即可，最好不要接触到头皮。

贴肚脐，助减肥

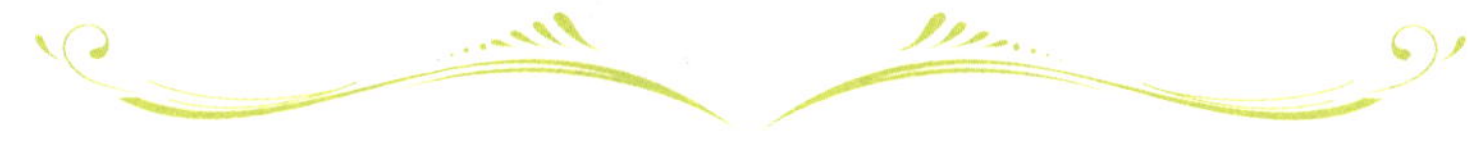

琳琳，正值青春年少时期，身高160厘米，体重高达75千克。这不仅影响了个人形象，还让她产生了自卑心理，就连健康状况也受到了影响。连日来，她总是感觉口干舌燥，小便却并不多，食欲也不是很好，身体总是觉得倦怠乏力，偶尔还感觉有点心慌、心跳加速。她也知道这些都是肥胖惹的祸，想尽办法减肥，吃减肥药、运动、节食等，但效果都不是很理想。为此她来到医院寻求帮助。

窈窕淑女，君子好逑。肥胖不仅困扰了不少爱美的男男女女，还一跃成为了全球性的问题。国际上关于标准体重有一个公式：体重（千克）÷［身高（米）］^{2}。也就是说，若男性的体重指数在20~25之间，女性在19~24之间，均属于正常体重，而最理想的体重指数是22。超出这一标准值的即为偏胖，低于标准值的就属于偏瘦。那么，引起肥胖的根源是什么呢？

中医认为，肥胖的真正原因在于体内囤积了过多的痰湿。痰湿一旦滞留在脾胃内，身体各处均会产生这种黏性的病理物质，最终导致消化系统出现障碍。换言之，吃同样热量的食物进去，脾胃正常之人很快就可以将其代谢吸收掉，而痰湿体质者则无法代谢掉这些食物，只能将其储存在体内，最终引发肥胖。很多人经常说的“我喝水都会长肉”就是这个道理！

一般而言，食物吃到了胃里，胃就要负责把这些食物腐熟，并且消化吸收，再由脾脏负责运化，把这些水谷运化成为人体所能吸收的精微物质，然后由脾脏的转输和散精功能布散。如果脾胃虚弱，则身体各个功能脏器得不到滋养，就容易变成痰湿（脂肪）积存于肌肤之中，导致水液代谢功能失调。气血不能正常运行，身体积存大量水份和废物，而无法代谢出去，就形成了肥胖。

可见，引起肥胖的原因不外乎两种，一是脾胃虚弱，痰湿停运；二是饮食过量、运动量过少。前者属于内因，后者属于外因。上述案例中的林女士若想要轻松减肥且不反弹，最好的办法就是健脾祛湿，从而促进新陈代谢，排出过多的体内垃圾及脂肪。下面这个轻身减肥贴脐方就值得一试，具体配方如下：

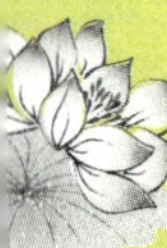

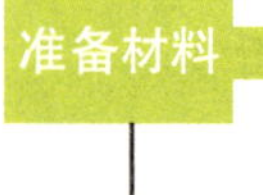

准备材料 茯苓 20 克，山楂、牵牛子、莱菔子、漏芦和黑豆各 9 克。

开始操作 将上述药物混合，碾压成细粉末，倒入蜂蜜调和成糊状，外敷于肚脐及其周围，覆盖上纱布，用胶布固定即可。

用法提示 每日治疗 1 次，连续治疗 15~20 次。

对症推荐

【搭配治疗】 加贴天枢穴（取坐位或仰卧位，先找到肚脐，再向旁边量约 2 横指）、大横穴（取仰卧位，在腹中部，先找到肚脐，再从前正中线旁开 4 寸）、水道穴（取仰卧位，先找到肚脐，再沿正中线向下量 4 横指，再向水平方向，量约 2 横指），效果更佳。

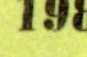

其他对症贴脐方

中医研究表明，引起肥胖的原因诸多，其中最重要的莫过于以下几种：胃肠积热、脾胃虚损、肝郁气滞以及禀赋不足等。想要健康地减肥，就得找到引起自身肥胖的原因，然后从根源入手，减少脂肪，拥有健康。

胃肠积热型

症状表现：肥胖，食欲亢进，多餐多食多饮，腹胀，容易便秘，活动量少，全身乏力，气少懒言等。

贴脐方法 1：**熨脐法**

取麻子仁、赤芍、枳实、厚朴、大黄、栀子各 10 克，冰片少许。将上述药物混合，研磨成细粉末，取适量药末，加入蜂蜜调和成糊状，直接贴敷于肚脐上，用纱布覆盖，用热水袋熨 30 分钟。每日换药 1 次。

贴脐方法 2：**填脐法**

取厚朴花、玳玳花、枳壳、苍术各 30 克，大黄 20 克。将上述药物混合，研磨成细粉末，取适量药末，直接填入肚脐内。每日换药 1 次。

脾胃虚损型

症状表现：面部、颈部尤显肥胖，肌肉松弛，神疲乏力，四肢无力、形寒肢冷，喜欢睡觉，健忘，腹胀，便秘，动则气喘等。

贴脐方法 1：**敷脐法**

取半夏、陈皮、党参、茯苓、炒白术、甘草、焦三仙各 10 克，丁香、肉桂各少许。将上述药物混合，研磨成细粉末，取适量药末，倒入生姜汁调和成糊状，直接贴敷于脐部及其周围，用纱布覆盖，用胶布固定即可。每日换药 1 次。

贴脐方法 2：**敷脐法**

取半夏、干荷叶各 10 克，茯苓、泽泻各 15 克，焦神曲、焦麦芽、焦山楂各 3 克，牵牛子 5 克。将上述药物混合，研磨成细粉末，取适量药末，再用鲜荷叶捣烂取汁，然后与药末一起调和成膏状，贴敷于脐部，外用纱布覆盖，用胶布固定即可。每日换药 1 次。

肝郁气滞型

症状表现：肥胖，胸胁胀满，情志抑郁，容易激动，多食，少动，动则气短乏力，口臭，便秘，腹胀等。

贴脐方法 1：**填脐法**

取木香、乌药、槟榔、枳实、大黄、神曲各 10 克，丁香 5 克。将上述药物混合，研磨成细粉末，取适量药末，倒入醋调和成糊状，直接填入肚脐内，用纱布覆盖，用胶布固定即可。每隔 2 日换药 1 次。

贴脐方法 2：**熨脐法**

取川芎 15 克，三棱 10 克，柴胡、香附、丁香各 5 克，冰片 3 克。将除冰片之外的所有药物一起入锅，加入清水煎煮 3 次，去渣取汁，加热浓缩，烘干后研磨成细粉末，再将冰片单独研磨成细粉末，与上述药粉混合，装入布袋中，封口。将药袋贴敷于肚脐上，并用热水袋熨 30 分钟即可。每日治疗 1 次。

贴肚脐，中暑的急救之法

贾先生，40多岁，经常跑外地出差办理公司各项业务，虽说出门都是打车或者开车，很少走路，但炎炎夏日还是难以忍受酷暑下的高温。前天贾先生外出归来，便觉得口渴、头昏，回到家睡在空调房里，喝了不少冰饮料，症状却并未得到缓解。夜里，贾先生开始发热了，甚至有点轻度昏迷，这下可把全家人急坏了。立刻将其送往医院。

中暑属于西医学的一种常见病、急性病，多发于夏季与高温作业时，主要是指在高温环境中体温调节中枢功能出现障碍，汗腺功能衰竭、水及电解质丢失过多进而导致的以高热、虚脱、痉挛、昏迷为主要病理特征的全身性疾病。

从中医角度看，中暑属于“暑厥”、“暑风”、“闭证”等范畴，是一种时行的热性病，主要病症表现为：高热汗出或无汗、烦躁不安、口渴难耐、神昏、全身抽搐、恶心呕吐、头痛、腹痛、胸闷心悸、四肢无力、精神疲乏等。该病不仅高发于夏季，还多见于年老体弱者、产妇、高温作业者以及在烈日下暴晒的人群等。

中医认为，中暑之所以发生与体内元气亏虚有关。夏季气温高，人体的元气稍有不足，暑热之邪便可乘虚而入，最终导致中暑症状的出现。正因为如此，人们中暑后会呈现出不同的病理表现，有的人体温不超过38°，但仍感觉不舒服，只要稍作休息，远离高温环境，短时间内即可恢复正常；有的人则体温高于38°，血压下降，甚至连心跳都会加快，及时治疗还是能很快消暑的；可是有些人会持续高热，甚至昏迷，若不及时抢救，极有可能危及生命安全。

很明显，上述案例中的贾先生刚开始有点轻微的中暑不适，由于没有采取正确的消暑方式，反而加重了病情。对于有此问题的人们，我建议立即到正规医院接受治疗。而对于中暑初起的患者来说，贴脐疗法可起到急救作用。下面我给大家推荐一个有利于消暑的贴脐方：

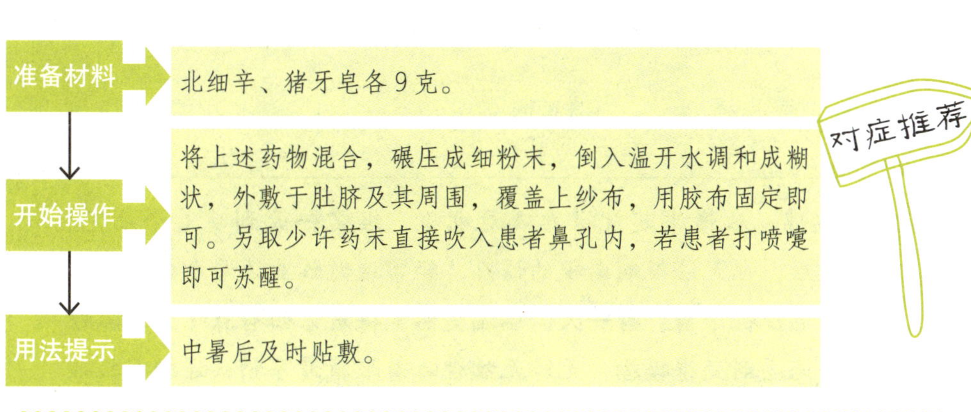

【搭配治疗】加贴太阳穴（取坐位，在头部，先找到眉梢与目外眦之间，然后向后量约1横指，位于其凹陷处），效果更佳。

其他对症贴脐方

中暑的病情有轻重缓急之分，在治疗上也可以从中暑的轻症与重症这一角度出发，对症用药，合理开方，科学贴脐。

轻度中暑型

症状表现：面色潮红或苍白，大汗淋漓，皮肤潮湿且发冷等。

贴脐方法：**熨脐法**

取生石膏30克，知母、薄荷、生甘草各10克。将上述药物加入清水煎煮，过滤，将药渣装入布袋中，趁热放在肚脐上熨之。

重度中暑型

症状表现：持续高热，无汗，面色潮红，血压下降，突然昏迷等。

贴脐方法：**涂脐法**

取硫黄、朴硝各15克，白矾、滑石各8克。将上述药物研磨成细粉末，过筛，加入面粉50克，倒入温开水调和成糊状，涂抹在肚脐上。

贴脐也能保护视力

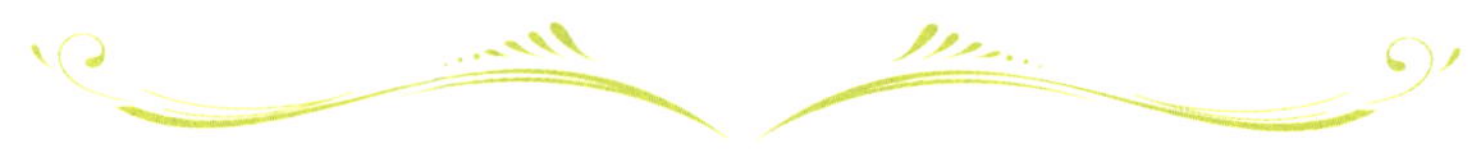

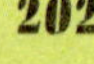

瑞瑞，从懂事起就很喜欢看电视，经常一天到晚看个没完。上学之后，也无法抵制电视的诱惑，经常边做作业边看电视，而且就坐在电视机跟前。有一天，瑞瑞突然觉得看东西有点吃力，黑板上的字迹逐渐变得模糊，无缘无故就眯着眼睛看事物，还经常搓揉双眼。很明显，小小年纪的他，已经患上了近视。是不是说一旦患上近视就要一辈子与眼镜脱不了关系了呢？

眼睛，古时候称之为“精明”。五脏的精华之气全集中在眼睛上。一个人看上去有没有神，全凭他的那双眼睛。我们形容一个人的双眼“炯炯有神”，那么他的身体必定健康，精气充足，脑子也灵光。换句话说，如果想要避免近视，让眼睛看得清楚，最根本的就是要养精气，使精气、精血充足。

从中医经络学角度看，肝的经脉上联于目系，而肝脏是主疏泄的。所以，双眼的视力是否正常，也与肝脏的疏泄功能、肝血的濡养作用息息相关。中医理论书籍中有云：“肝气通于目”“肝和则目能辨五色矣”，可见，肝与眼睛的关系密切。《诸病源候论》中说，“劳伤腑脏，肝气不足，兼受风邪，使精华之气衰弱，故不能远视。”也就是说，肝脏若是过于劳累，就会导致近视。日常生活中，若是我们的双眼盯着某一个点太长时间，肝脏必然要给双眼输送更多的血液，久而久之，肝脏将会消耗更多的血液供双眼使用，如果肝血耗伤过多，最终会导致视力下降。

上述案例中的瑞瑞之所以近视就是因为眼睛长期盯着电视而使肝脏受损，最终导致精血不足，火气难以降下来。下面这个中药贴脐方就比较适合用来养护双眼，具体配方如下：

准备材料 菊花 20 克，石决明、枸杞子、女贞子、桑葚各 10 克。

开始操作 将上述药物混合，碾压成细粉末，倒入温开水调和成糊状，外敷于肚脐及其周围，覆盖上纱布，用胶布固定即可。

用法提示 每日换药 1 次，连续治疗 1 个月。

对症推荐

【搭配治疗】加贴太冲穴（侧坐伸足或仰卧，在足背的第 1、2 跖骨间，找到跖骨底结合部，位于其前方的凹陷中）、灵道穴（仰掌，先找到尺侧腕屈肌腱桡侧缘，再找到腕横纹，向上量 1.5 寸），效果更佳。

其他对症贴脐方

近视眼，说白了就是看近物清晰，看远物模糊。这主要可分为两种情况，一是心阳不足导致的近视，二是肝肾两虚导致的近视。从这两方面入手，对症施治才可有效地提高视力。

心阳不足型

症状表现：看近物清楚、看远物模糊，全身无明显不适，只是稍微有些面色苍白、心悸、神疲乏力等。

贴脐方法：**熨脐法**

取人参、茯苓、菖蒲、远志、炙甘草、肉桂、当归各 10 克。将上述药物混合，研磨成细粉末，取适量药末，倒入生姜汁调和成糊状，敷于脐上，用纱布覆盖，用热水袋熨之即可。每日换药 1 次，连用 20~30 天。

肝肾两虚型

症状表现：视近怯远，眼前有黑花，伴有头晕耳鸣、多梦、腰膝酸软等。

贴脐方法：**敷脐法**

取熟地黄、山茱萸、山药、泽泻、茯苓、丹皮、枸杞子、菊花、肉桂各 5 克。将上述药物研磨成细粉末，取适量药末，倒入适量盐水调和成糊状，贴敷于脐部，用纱布覆盖，用胶布固定。每日换药 1 次，连用 20~30 天。

贴肚脐，戒烟酒

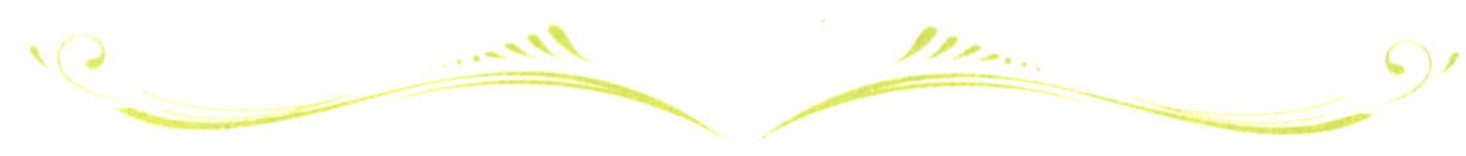

刘先生工作稳定、家庭和睦，还有一双活泼可爱的双胞胎儿子，羡煞不少同龄男人。可是，刘先生平日里特别喜欢喝酒，还好抽一口烟。随着年龄的增长，这两大嗜好越演越烈，每天自己独自一人都得喝2~3杯白酒，以前一天半包烟的量，现在已经急速增长至一天2包了。看似他的身体状况挺好的，实则他现在每天早晨起来都会咳嗽一阵，吐出几口浓痰才算舒服，着凉后咳嗽得更厉害，连嗓子与胸口都难受。最近单位体检，他还患有酒精肝。刘先生这才开始有点害怕，前来医院就诊。

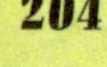

吸烟有害健康，每包烟上都会有这样的警示标语，可是吸烟爱好者们却总对此视而不见。那么，吸烟到底会损害身体哪个部位的健康呢？中医认为，肺主宣发与肃降，宣发专指肺气向上的生发与向外的布散；肃降则指肺气对体内的清洁作用与下降功能。换言之，肺部通过这种宣发与肃降作用，才得以将体内的浊气排出，并将精微物质输布于身体各处，甚至外达于皮毛。

从这一角度看，吸烟最大的受害者当属肺部。香烟中的有毒物质主要是焦油、尼古丁以及一氧化碳，这些物质极易在肺内浓缩而形成黏性物质，并导致肺部的黏液分泌量增多，最终导致大量的痰湿积聚在肺部，从而影响了肺脏的清肃功能，导致体内的浊气无法排出。另外，血液中也会增加烟毒，尤其是一氧化碳的增加，必然会降低血液向全身的输氧能力，对健康极其有害，尤其会诱发呼吸道疾病，产生口腔癌、肺癌、喉癌等严重病症。

像刘先生这种长期吸烟之人，最好经常使用清肺解毒的肚脐贴来外治，以达到清肺理气、解除烟毒的作用。具体配方如下：

对症推荐

准备材料 鱼腥草、藿香、半夏、生甘草、桔梗、射干、薄荷各 8 克。

开始操作 将上述药物混合，碾压成细粉末，倒入温开水调和成糊状，外敷于肚脐及其周围，覆盖上纱布，用胶布固定即可。

用法提示 每日换药 1 次，连续治疗 1 个月。

【搭配治疗】加贴肺俞穴（取坐位，先找到颈背交界处椎骨的最高点，即第 7 颈椎，再向下数 3 个椎骨，即第 3 胸椎棘突，棘突下旁开 1.5 寸处即是）、膻中穴（取坐位或仰卧位，先找到胸部正中线，再找两乳头连线的中点），效果更佳。

其他对症贴脐方

长期吸烟者，若是突然中断吸烟，在烟瘾的作用下，极易出现烦躁不安、呵欠连作、全身疲乏、昏昏欲睡、感觉迟缓等不适。而长期嗜酒者，若是突然中断饮酒，极易出现全身疲乏、软弱无力、打呵欠、流泪、流涕、厌食、恶心、呕吐、烦躁不安等不适。针对上述两种情况，完全可以使用贴脐方法来合理地对症治疗。

戒烟贴脐方

痰湿阻肺型

症状表现：胸闷，恶心，痰多，咽喉不适等。

贴脐方法：**填脐法**

取陈皮、半夏、茯苓、甘草、厚朴各 5 克。将上述药物混合，研磨成细粉末，过筛，直接填入肚脐内，塞满，用纱布封固即可。隔日换药 1 次。

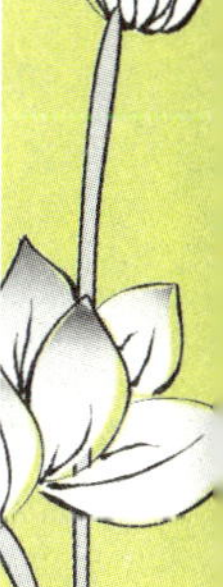

心脾两虚型

症状表现：精神萎靡，神疲乏力，焦虑不安，肌肉颤抖，感觉迟缓等。

贴脐方法：**敷脐法**

取党参、黄芪、白术、龙眼肉、木香、红枣各 10 克，砂仁 5 克。将上述药物混合，研磨成细粉末，取适量药末，加入生姜汁调和成糊状，直接贴敷于肚脐上，用胶布覆盖固定即可。每日换药 1 次，连续治疗 10 次为 1 个疗程。

忌酒不适症状贴脐方

痰湿困脾型

症状表现：全身疲乏，软弱无力，厌食，呕吐，腹痛，腹泻，舌体胖大等。

贴脐方法：**熨脐法**

取陈皮、厚朴、泽泻、藿香、砂仁、苍术、茯苓、甘草各 9 克。将上述药物混合，研磨成细粉末，取适量药末，倒入生姜汁调和成糊状，直接贴敷于脐部及其周围，用纱布覆盖，用热水袋熨之。30 分钟左右取下热水袋，8 小时左右取下药物，隔日治疗 1 次。

心肾两虚型

症状表现：腰膝酸软，精神萎靡不振，神疲乏力，烦躁不安，精神抑郁等。

贴脐方法：**敷脐法**

取黄芪、茯神、当归、柏子仁、枸杞子、女贞子、制首乌、杜仲各 8 克。将上述药物混合，研磨成细粉末，取适量药末，倒入盐水调和成糊状，直接贴敷于脐部及其周围，用纱布覆盖，用胶布固定即可。每日换药 1 次，连续治疗 10 次为 1 个疗程。

生活调理·专家说

1. 中药戒酒法：取瓜蒂 5 克，白酒 500 毫升。将瓜蒂浸泡于白酒中，密封保存，待 15 日左右即可饮用。长期服用，酒瘾明显减弱。

2. 戒烟按摩法：人体内有一戒烟穴，位于列缺穴与阳溪穴之间，距离桡骨茎突边缘 1 寸处。经常按摩此穴，可在一定程度上戒除烟瘾。

3. 戒烟的小偏方：将白萝卜洗净，切条，加入白糖、白醋及陈皮拌匀，用陈皮是为了去除萝卜味。萝卜中富含萝卜素，生吃之后再吸烟，烟便会觉得没味儿，久而久之，可有效地抑制烟瘾。

附录1 脐部护理方法

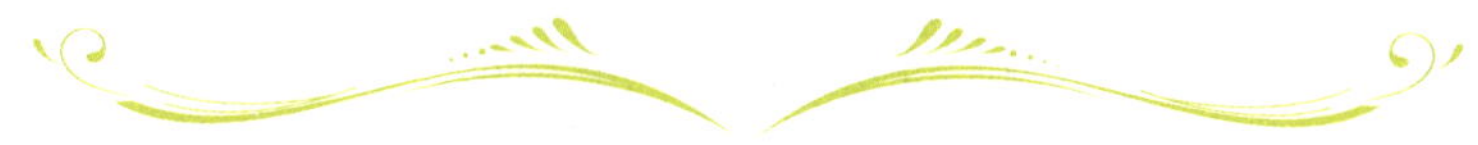

肚脐不仅位置特殊，脐部皮肤也最薄、最敏感，特别容易“生病”，比如不经常做清洁工作就很容易存污垢；不注意保护脐部，肚脐极易遭受意外损伤；不注意防风、防寒，肚脐还产生不适，等等。因此，做好脐部护理，对人体健康是极为重要的。

脐部护理的常见方法

肚脐，看上去就是一个小小的凹陷，就像一块平地上的小坑，坑上部的边缘被称为脐檐，坑底的局部小突起被称为脐乳突或脐珠，坑底与腹壁交界处的浅沟即为脐内沟。对于这样一个结构复杂的肚脐，我们可以按照以下四个步骤来认真护理。

♀ 保证脐部的干净卫生

夏日炎炎，出汗量大，身上的污垢一般都会随着汗液的排出而流入肚脐眼内，特别是那些喜欢穿露脐装的男男女女，由于腹部裸露在外，极易沾染尘垢。一旦发现脐部有污垢，不能用手直接抠，而应该用温水加中性沐浴液一起冲洗脐周及肚脐眼，以便很好地去除污垢，防止病菌滋生。每月至少清洗1次，用力不宜过大，以免弄伤脐部皮肤而感染细菌。

♀ 做好脐部的防寒、防风工作

脐部一旦受风或者受凉，极易影响肠胃道健康，引起感冒、腹胀、腹泻、腹痛、便秘等不适，故要注意脐部的保暖工作。

◎早晚天气比较凉爽、阴雨天气温相对较低，最好不要穿着露脐装。

◎电风扇、空调不宜对着脐部吹，也不要让肚脐对着开放的窗户。

◎穿露脐装时，骑车不宜太快，睡觉的时候最好在腹部盖上薄被。

◎月经期的女性，更要注意脐部保暖，以免受凉而使盆腔血管收缩，导致月经不调、痛经、闭经等妇科疾病。

♀ 避免脐部纹饰

很多年轻人穿露脐装还觉得不够，非得在脐部贴一些图案，甚至在脐周纹身，更有甚者会加肚脐环、肚脐扣等装饰物。事实上，这些吸引大众眼球的装饰物极易使脐部受到感染，给健康带来一定隐患。首先，贴饰会阻碍皮肤的正常排泄功能，极有可能引起湿疹、汗疹等不适；其次，纹饰的颜料通常都含有对人体有害的化学物质，对健康必然是有害无益；最后，在公共场所纹身，使用公用品来纹身均有可能传染某些疾病。

新生儿脐部护理的特殊方式

宝宝的脐带通常会在出生后的一周左右脱落，在这之后我们需要细心护理这一部位，关键之处就在于保证清洁与保持干燥。首先，在脐带脱落之前，不要让宝宝的排泄物接触到脐部，每次洗澡后都要及时进行脐部护理。等到脐带脱落以后，脐部的清洁工作还得继续坚持一段时间。

♀ 脐带脱落之前的护理工作

◎在给宝宝沐浴后，用干棉签蘸干脐窝里的水。取2~3根棉签，在浓度为75%的酒精中浸湿后取出，记得一定要将棉签完全浸湿。用手提起小线，宝宝脐带根部露出来后，用浸湿的棉签自内而外消毒脐带残端，然后依照“脐轮→脐窝→脐周”的顺时针方向由内向外擦拭2遍。

◎消毒后，用普通的无菌纱布包覆脐部；如果脐部较为干燥，在消毒后可不必再包纱布了。

◎如果宝宝脐部的干燥状况良好，则完成以上步骤后可给宝宝包上尿布或纸尿裤，需要注意的是，一定要记得将纸尿裤的边缘反折，避免直接压迫和摩擦到宝宝的脐部。

♀ 脐带脱落后的护理工作

每次给宝宝洗完澡后，同样需用干棉签蘸干脐窝里的水，然后继续用浓度为75%的酒精消毒，直至分泌物消失。

♀ 脐部护理的注意事项

◎在给宝宝护理脐部前一定要彻底洗手，避免手上带有细菌。

◎脐部护理次数原则上是在宝宝沐浴后护理1次。如果宝宝的脐部显得较潮湿或有发炎状况，一天需要护理2~3次。

◎不要让湿衣服或尿布捂住脐部，如果覆盖的衣物湿了要及时更换。

附录 2　古代贴脐常用药方

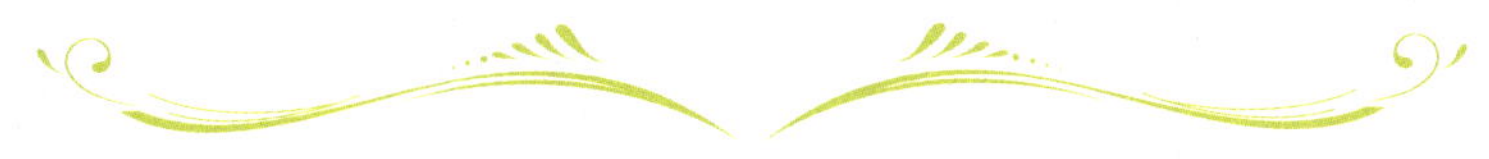

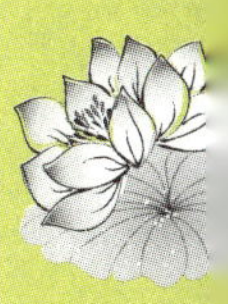

祖国医学博大精深，历史悠久，不仅治法独特，疗效也很显著。总所周知，古代中医用药大多来自于自然，治疗方式也可说是纯天然的疗法，得以千古流传，受到人们的认可与传颂。本文选录了部分古代脐疗药方，以便于读者了解其历史原貌。

彭祖接命丹

【处方】大附子 1 个（48~69 克），甘草、甘遂各 60 克，麝香 0.9 克，烧酒 1000 克。

【制法】

1. 将大附子切薄片，用纱布包裹；将甘草、甘遂捣碎。

2. 将这三味药材一起倒入烧酒中，浸泡半天，再用小火熬煮，至酒干为宜；立即将大附子取出备用，甘草、甘遂去掉不要。

3. 将附子片与麝香一起捣烂，制成 2 个药丸，自然晾干即可。

【用法】取 1 个药丸填入肚脐内，每 7 日换药 1 次。

【功效】温暖丹田，补肾壮阳，填精补髓，延年益寿。

长生延寿丹

【处方】人参、附子、胡椒各 21 克，夜明砂、没药、蛇骨、龙骨、五灵脂、白附子、朱砂、麝香各 9 克。

【制法】

1. 将上述药物混合，研磨成细粉末。

2. 取适量白面揉成条状，圈在肚脐之上。

3. 取上述药末适量填入面条围好的脐中，用手按紧，上面扎上数个孔，外面用槐树皮盖上，然后用艾条灸之，艾灸 50~60 壮时，全身大汗淋漓即可除病。

【用法】每隔 3~5 日治疗 1 次，若不出汗则病未除。

【功效】强身健体，延年益寿。

【备注】小心着凉、忌食生冷及油腻之物。

太乙真人熏脐法

【处方】麝香、龙骨、蛇骨、附子、木香、丁香、乳香、没药、雄黄、朱砂、五灵脂、夜明砂、胡椒、小茴香、青盐、两头尖各等量。

【制法】

1. 将麝香单独研磨成细粉末；将其余药物混合，一起研磨成细粉末。

2. 将麝香填入肚脐眼内，用荞麦面围在肚脐外一圈，再填入其他药粉，盖上槐树皮，用艾条灸之，至汗出即可。

【用法】每日治疗 1 次。

【功效】补虚损、延年益寿，善治虚劳、失血、阳虚遗精、白浊、阳痿、精神倦怠、女子白带、子宫冷等症状。

【备注】小心着凉，忌食油腻以及生冷之物，戒酒。如果患者害怕艾灸，可以用热水袋熨之。

彭祖小续命蒸脐秘方

【处方】乳香、没药、雄鼠粪（一头有尖者）、青盐、两头尖、川续断各 3 克，麝香 0.6 克。

【制法】

1. 将上述药物研磨成细粉末。

2. 饭后，仰卧，用荞麦面团捏一圈，放在肚脐上围一圈，将药末放入肚脐内，盖上槐树皮，然后用艾条灸之。

【用法】有病者每隔 3 日治疗 1 次，无病者每日治疗 1 次，至腹内作响为宜。

【功效】保护躯体、除却百病、调五脏等。善治女人月经不调、赤白带下，男人遗精白浊、阳事不举等。

【备注】治疗期间只服米汤，吃白肉、喝黄酒以助药力。

济众熏脐法

【处方】川乌、乳香、没药、雄鼠粪、续断各 0.6 克，麝香 0.3 克。

【制法】

1. 将前 5 味药材混合，研磨成细粉末。

2. 将麝香单独研磨成细粉末。

3. 将两者药末混合，饭后填入肚脐内，用荞麦面圈在肚脐外，盖上槐树皮，用艾条灸之即可。

【用法】每年中秋治疗 1 次，每隔 2 日换药 1 次，至脐内做声即可。

【功效】强身健体、延年益寿，善治虚劳、咳嗽吐血、自汗或盗汗、梦遗、早泄等。

蒸脐祛病延年法

【处方】大附子（去蒂）30 克，鹿茸（酥炙）、茯苓（人乳拌蒸）、川椒、莲肉各 1.8 克。

【制法】

1. 将大附子放入小孩的小便内浸泡一日一夜，然后炙干。

2. 将大附子与其他药物混合，一起研磨成细粉末，再加入人乳调和成如银元大小的饼状即可。

【用法】将药饼用针刺 30 个孔，再放在肚脐之上即可。

【功效】保健强壮，祛病抗病，延年益寿。

蒸脐治病法

【处方】五灵脂（生）、青盐（生）各 15 克，乳香、没药各 3 克，夜明砂（微炒）、葱头（干品）各 6 克，地鼠粪（微炒）、木通各 9 克，麝香少许。

【制法】

1. 将上药混合，研磨成细粉末。

2. 将荞麦面与水一起调和均匀制成圆圈，放在肚脐之上，然后取 6 克药末直接置于肚脐内，将剪成钱状的槐树皮放在药末之上，用艾条灸之。

【用法】一岁艾灸 1 壮，药与槐树钱要经常添换。

【功效】强壮脾胃，抗病祛病，长生耐老，诸邪不侵等。

封脐暖肚膏

【处方】附子、干姜、粟花、土木鳖、肉桂各 60 克，生姜、老葱各

240 克，丁香 9 克，麝香 3 克，黄丹 500 克，香油 1000 克。

【制法】

1. 将附子、干姜、栗花、土木鳖、生姜、老葱与香油一起入锅，小火慢煮，熬枯去渣，再加入黄丹制成膏状。

2. 将肉桂、丁香、麝香混合，研磨成细粉末，倒入药膏中搅匀即可。

【用法】每次取适量药膏直接贴敷于肚脐上，每隔 3 日换药 1 次。

【功效】温补肾元，温暖丹田，强壮元阳，止泻止痢。

千金封脐膏

【处方】肉桂、熟地黄、川附子、金樱子、当归、甘草、巴戟天、杜仲、干姜、胡椒、淫羊藿、独活、萆薢各 9 克，海马、鹿茸各 6 克，香油 740 克，黄丹 360 克，麝香、冰片各 1.2 克，儿茶、硫黄各 6 克。

【制法】

1. 将前 15 味药物倒入锅中，加入香油，熬煮至枯，去渣。

2. 加入黄丹，熬成膏状。

3. 将麝香、冰片、儿茶、硫黄一起研磨成细粉末，然后倒入药膏中搅匀即可。

【用法】贴脐即可。

【功效】专补虚损，可达返老还童、延年益寿之功。

蒸脐补气散

【处方】五灵脂、夜明砂、枯矾各 30 克，麝香 0.15 克。

【制法】

1. 将前 3 味药物混合，研磨成细粉末，分成 4 包，备用。

2. 每逢春分、秋分、夏至、冬至的前一天，先用温水将肚脐洗净，再将麝香直接纳入肚脐内，将荞麦面烘干后直接放在肚脐之上，再铺上一包药末，再将艾炷放在药末上，点燃，烧完用荞麦面做饼盖在肚脐之上，待药末冷却后取下荞麦面。

【用法】每日治疗 1 次，久久行之，不可间断。

【功效】强身健体，益气补虚。